全国高职高专护理类专业规划教材（第二轮）

U0746357

人体解剖学与组织胚胎学

（第2版）

（供护理及助产类专业使用）

主　编　汲　军

副主编　邓仁川　庞振英　方安宁

编　者（以姓氏笔画为序）

方安宁（安徽医学高等专科学校）

邓仁川（四川护理职业学院）

汲　军（长春医学高等专科学校）

张　斌（安顺职业技术学院）

宋佰慧（长春医学高等专科学校）

庞振英（长春医学高等专科学校）

修丽莉（福建卫生职业技术学院）

袁　鹏（天津医学高等专科学校）

徐凌志（长春科技学院）

唐　利（四川护理职业学院）

中国健康传媒集团

中国医药科技出版社

内容提要

本教材为"全国高职高专护理类专业规划教材（第二轮）"之一，系根据本套教材的编写指导思想和原则要求，结合专业培养目标和本课程的教学目标、内容与任务要求编写而成。本教材具有专业针对性强、紧密结合岗位知识和职业能力要求、理论与临床密切联系等特点；内容主要包括上、下两篇共三十二章。上篇主要介绍人体解剖学内容，下篇主要介绍组织学与胚胎学内容。本教材为书网融合教材，即纸质教材有机融合电子教材，教学配套资源（PPT、微课、视频等），题库系统，数字化教学服务（在线教学、在线作业、在线考试）。

本教材主要供高职高专院校护理及助产类专业使用。

图书在版编目（CIP）数据

人体解剖学与组织胚胎学/汲军主编 . —2 版 . —北京：中国医药科技出版社，2019.7

全国高职高专护理类专业规划教材（第二轮）

ISBN 978 - 7 - 5214 - 0899 - 7

Ⅰ. ①人… Ⅱ. ①汲… Ⅲ. ①人体解剖学 - 高等职业教育 - 教材 ②人体组织学 - 人体胚胎学 - 高等职业教育 - 教材 Ⅳ. ①R32

中国版本图书馆 CIP 数据核字（2019）第 116206 号

美术编辑　陈君杞
版式设计　友全图文

出版　**中国健康传媒集团** ｜ 中国医药科技出版社

地址　北京市海淀区文慧园北路甲 22 号

邮编　100082

电话　发行：010 - 62227427　邮购：010 - 62236938

网址　www. cmstp. com

规格　889 × 1194 mm $^1/_{16}$

印张　24 $^1/_4$

字数　494 千字

初版　2015 年 8 月第 1 版

版次　2019 年 7 月第 2 版

印次　2022 年 5 月第 2 次印刷

印刷　三河市万龙印装有限公司

经销　全国各地新华书店

书号　ISBN 978 - 7 - 5214 - 0899 - 7

定价　**88.00 元**

获取新书信息、投稿、为图书纠错，请扫码联系我们。

数字化教材编委会

出版说明

"全国高职高专护理类专业规划教材"于 2015 年由中国医药科技出版社出版，全套教材共 27 门，是针对全国高职高专医药院校护理类专业教育教学需求和复合型临床人才培养目标要求而编写，自出版以来得到了各院校的广泛欢迎。为了进一步提升教材质量，使教材更好地服务于院校教学，同时为了进一步贯彻落实国务院办公厅《关于深化医教协同进一步推进医学教育改革与发展的意见》（〔2017〕63 号）等有关文件精神，不断推动职业教育教学改革，推进信息技术与医学教育融合，加强医学人才培养，使职业教育切实对接岗位需求，教材内容与形式及呈现方式更加契合现代职业教育需求，培养具有整体护理观的护理人才，在教育部、国家卫生健康委员会、国家药品监督管理局的支持下，中国医药科技出版社组织了本套教材的修订工作，并由全国近百所高职高专院校及附属医疗机构 260 余名专家、教师精心编撰，即将付梓出版。

本轮教材共包含 27 门，其中 24 门教材为新修订教材（第二版），主要特点如下。

一、内容精练，专业特色鲜明

本轮教材建设对课程体系进行科学设计，整体优化；对上版教材中不合理的内容框架进行适当调整；内容上吐故纳新，力求达到基础学科与专业学科紧密衔接、主干课程与相关课程合理配置的目标。教材内容精练、针对性强，具有鲜明的专业特色和高职教育特色。

二、对接岗位，强化能力培养

本轮教材强化以岗位需求为导向的理实教学，注重理论知识与护理岗位需求相结合，对接职业标准和岗位要求。每门教材在由教学一线经验丰富的教师组成编写团队的基础上，吸纳了多位具有丰富临床经验的医护人员参与编写，满足培养应用型人才的需求。在教材正文适当插入临床案例，起到边读边想、边读边悟、边读边练，做到理论与临床护理岗位相结合，强化培养学生临床思维能力和护理操作能力；同时注重护士人文关怀素养的养成，注重吸收临床护理新技术、新方法、新材料，体现教材的先进性。

三、对接护考，满足考试需求

本轮教材内容和结构设计，与国家护士执业资格考试紧密对接，在国家护士执业资格考试相关课程教材中以"考点提示"和"目标检测"的形式插入护士执业资格考试考点与真题，为学生学习和参加护士执业资格考试奠定基础，提升学习效率。

四、书网融合，学习便捷轻松

全套教材为书网融合教材，即纸质教材与数字教材、配套教学资源、题库系统、数字化教学服务有机融合。通过"一书一码"的强关联，为读者提供全免费增值服务。按教材封底的提示激活教材后，读者可通过 PC、手机阅读电子教材和配套课程资源，并可在线进行同步练习，实时反馈答案和解析。同时，读者也可以直接扫描书中二维码，阅读与教材内容关联的课程资源（"扫码学一学"，轻松学习 PPT 课件；"扫码练一练"，随时做题检测学习效果），从而丰富学习体验，使学习更便捷。教师可通过 PC 在线创建课程，与学生互动，开展在线课程内容定制、布置和批改作业、在线组织考试、讨论与答疑等教学活动，学生通过 PC、手机均可实现在线作业、在线考试，提升学习效率，使教与学更轻松。此外，平台尚有数据分析、教学诊断等功能，可为教学研究与管理提供技术和数据支撑。

本轮教材修订在组织、编写和审定过程中，得到众多专家的悉心指导和相关院校的大力支持，在此一并致谢！

改革创新的过程也是探索提升的过程，目标的提出至目标的实现是一个漫长、曲折的过程。在此殷切希望各医药卫生类院校师生和广大读者在使用中对教材进行检验，并提出宝贵意见，使本套教材日臻完善，为促进我国高职高专护理类专业教育教学改革和人才培养做出积极贡献。

中国医药科技出版社
2019 年 5 月

全国高职高专护理类专业规划教材（第二轮）
建设指导委员会

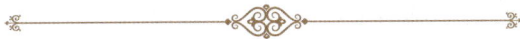

张　庆（济南护理职业学院）

张　荣（毕节医学高等专科学校）

张　健（长春医学高等专科学校）

张　敏（安徽医学高等专科学校）

张　德（四川护理职业学院）

张亚军（内蒙古医科大学继续教育学院）

陈　燕（惠州卫生职业技术学院）

陈秋云（漳州卫生职业学院）

陈顺萍（福建卫生职业技术学院）

陈晓玲（安徽卫生健康职业学院）

陈瑄瑄（漳州卫生职业学院）

林建兴（漳州卫生职业学院）

林斌松（漳州卫生职业学院）

周卫凤（安徽医学高等专科学校）

周谊霞（贵州医科大学）

庞　燕（四川护理职业学院）

洪　霞（福建卫生职业技术学院）

郭永洪（云南工商学院）

黄小凤（漳州卫生职业学院）

谌　秘（南昌大学第四附属医院）

谢万兰（襄阳职业技术学院）

薛　梅（天津医学高等专科学校）

前 言 / PREFACE

为了更好地贯彻落实《国务院关于加快发展现代职业教育的决定》等文件精神，推动护理高职高专教育的发展，培养护理类高级技能型人才，在全国高职高专护理类专业规划教材建设指导委员会指导下，根据护理岗位需要、专科层次护理教学需求，在总结汲取前版教材成功经验的基础上，编写了本教材。

本版教材在保证各系统、器官基本知识完整性的前提下，注重与护理专业技能及临床医学知识的衔接与联系，突出了护理专业的特点。在教材编写结构上，全书共32章，分上篇人体解剖学和下篇组织学与胚胎学，其中人体解剖学以系统解剖学为主，适当介绍某些部位的局部解剖学内容；组织学主要介绍基本组织、主要器官的微细结构；胚胎学只介绍人体胚胎学概要。在教材编写内容上，紧密对接国家护士执业资格考试要求，考虑护理专科教学实际需求，遵循"必需，够用"原则，对教材内容进行取舍，对护理应用较少的内容适当删减和压缩，减少文字增加解剖图；对涉及护理技术操作的解剖应用基础内容，予以足够体现（如人体常用骨性标记、肌性标记等）满足未来护理岗位操作需求。在教材编写体例上，每章前设"要点导航"引领教学内容，后设"思考题"提升教学要点，在正文相应内容中增加"知识拓展""知识链接""护理应用"等栏目，补充相关的临床医学知识和护理应用知识等，激发学生学习兴趣，拓展知识面。本教材为书网融合教材，即纸质教材有机融合电子教材，教学配套资源（PPT、微课、视频等），题库系统，数字化教学服务（在线教学、在线作业、在线考试）。

本教材参考了国内部分《人体解剖学》《护理应用解剖学》《人体解剖学与组织胚胎学》《正常人体结构学》《基础医学概论》等相关教材，特向各教材的编写专家团队表示崇高的敬意。本教材中的名词以全国自然科学名词审定委员会2014年公布的《人体解剖学名词》（第2版）和组织学与胚胎学名词》（第2版）为准。

本教材在编写过程中，得到了编者所在院校领导及专家们的大力支持，在此一并致谢。鉴于编者学术水平、精力有限，编写时间仓促，本书不足之处，恳请同行专家和广大师生给予批评指正。

编 者
2019 年 3 月

目　录 / CONTENTS

脉管系统

感觉器

神经系统

下篇　组织学与胚胎学

基本组织

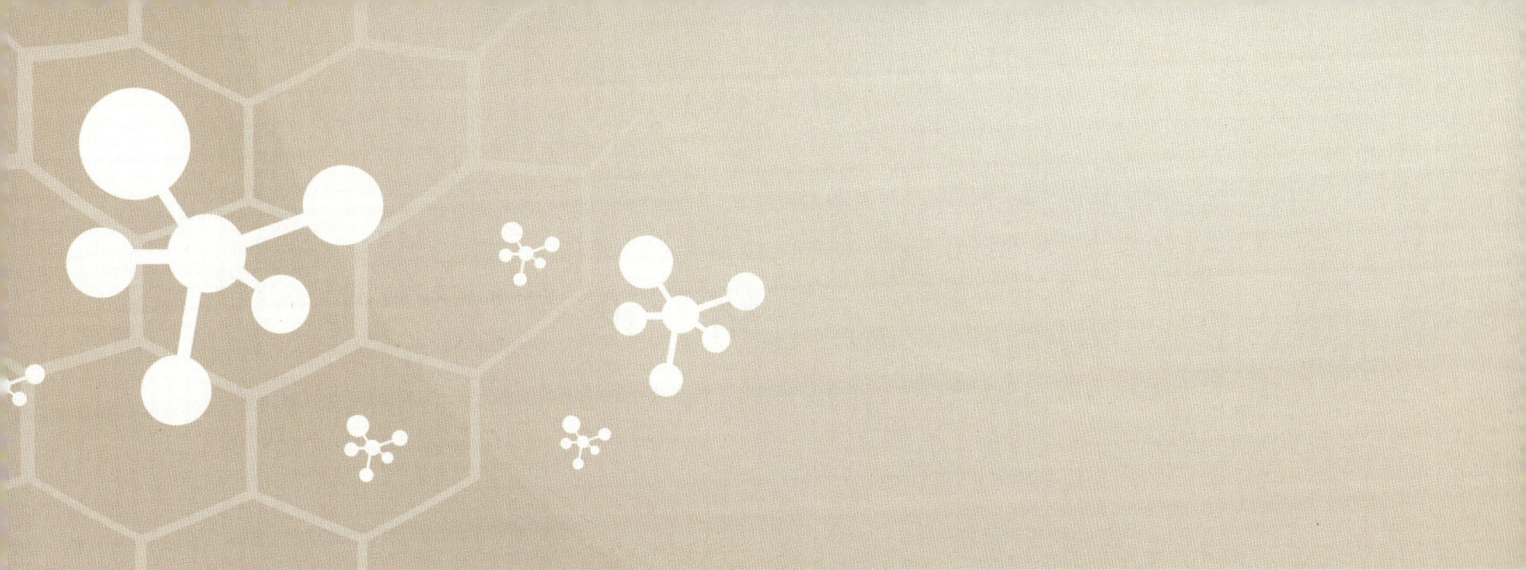

上篇

人体解剖学

绪　论

一、人体解剖学的定义及其在护理专业教学中的地位

人体解剖学（human anatomy）是研究正常人体器官位置、形态和结构的科学，是各医学专业教育中一门重要的基础课程。

护理专业的学习，必须首先充分认识人体形态结构、位置，才能正确理解人的生理功能和病理现象，才能学习人体的正常和异常、生理和病理变化，进而学习针对病人的护理评估，学习正确的诊断、治疗和护理措施，从而成长为合格的医学护理工作者。此外，人体解剖学与医学各专业联系密切，医学中近 1/3 以上的名词来源于解剖学。因此，有针对性地了解人体解剖学基本知识，对后续基础课程、专业课程的学习和护理专业工作具有奠基意义。

二、人体解剖学的分科

传统的人体解剖学主要包括系统解剖学和局部解剖学。系统解剖学（systematic anatomy），是按照人体功能系统来研究各器官的形态结构的学科。局部解剖学（regional anatomy），是按照人体结构的部位，着重研究各局部结构的形态、层次及毗邻关系的学科。但随着科学与技术的进步，解剖学的研究已向多学科、应用性方向进展，如生长（或年龄）解剖学，指研究不同年龄人体形态结构特征的科学；X 线解剖学，是应用 X 线来研究人体形态特征的科学；运动解剖学，是结合体育运动研究人体形态结构的科学；断层解剖学，指应用断层方法研究人体形态结构及其相关功能的科学；护理应用解剖学，是基于系统解剖学和局部解剖学，侧重从护理专业所涉及的器官位置、形态、结构和毗邻关系进行探索的学科。

三、人体的器官、系统和分部

形态、结构、功能相似的细胞和细胞间质构成的细胞群体称为组织。人体的基本组织包括上皮组织、结缔组织、肌肉组织和神经组织。几种不同的组织组合在一起形成具有一定形态特征和生理功能的结构称器官。一些在功能上有密切联系的器官，联合起来完成一

定的生理机能，构成系统，如运动系统、消化系统、呼吸系统、泌尿系统、生殖系统、感觉系统、脉管系统、神经系统、内分泌系统等。各系统在神经、体液的调节下，相互协调、互相制约，适应外界环境的变化和维持体内、外环境的协调，实现各种复杂的生命活动，共同构成一个完整的人体。

人体通常可分为头、颈、躯干、上肢和下肢五部分。头部又可分为颅、面部；颈部可分为颈、项部；躯干分为胸、腹、盆、会阴和背部；上肢分为肩、上臂、前臂和手四部，下肢又分为臀、大腿、小腿和足四部分。

四、人体解剖学的基本术语

（一）解剖学姿势

为准确描述人体各个部位或器官、结构的位置关系，人体解剖学规定了统一的标准姿势，称解剖学姿势（anatomical position）。即身体直立，面向前，两眼平视前方，两上肢下垂于躯干两侧，掌心向前，下肢并拢，足尖朝前。在描述人体各个部位、器官、结构的位置及其相互关系时，不论标本或模型处于何种位置，均以解剖学姿势为标准。

（二）方位术语

遵照解剖学姿势，规定了一些表示方位的术语，用以正确描述各结构的相互位置关系。

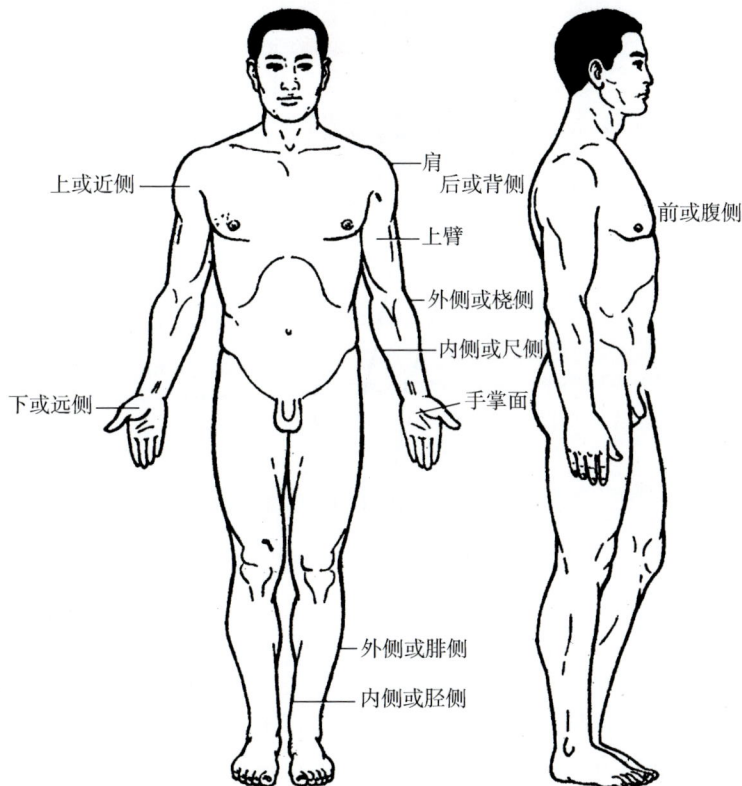

方位术语

1. 上（superior）和下（inferior）　　用以描述高低关系，近头者为上，近足者为下。

2. 前（anterior）和后（posterior）　　用以描述前后关系，近腹侧者为前（也称腹侧），近背侧者为后（也称背侧）。

3. 内侧（medial）和外侧（lateral） 用以描述各部位距正中矢状面的距离，近正中矢状面者为内侧，反之为外侧。在前臂外侧称桡侧（radial），内侧称尺侧（ulnar）；在小腿外侧称腓侧（fibular），内侧称胫侧（tibial）。

4. 内（internal）和外（external） 用以描述空腔器官中结构位置关系，近腔者为内，反之为外。

5. 浅（superficial）和深（deep） 用以描述结构与皮肤表面距离关系，距皮肤表面近者为浅，反之为深。

6. 近侧（proximal）和远侧（distal） 用以描述四肢方位。接近躯干的一端为近侧，远离躯干的一端为远侧。

（三）人体的常用轴和面

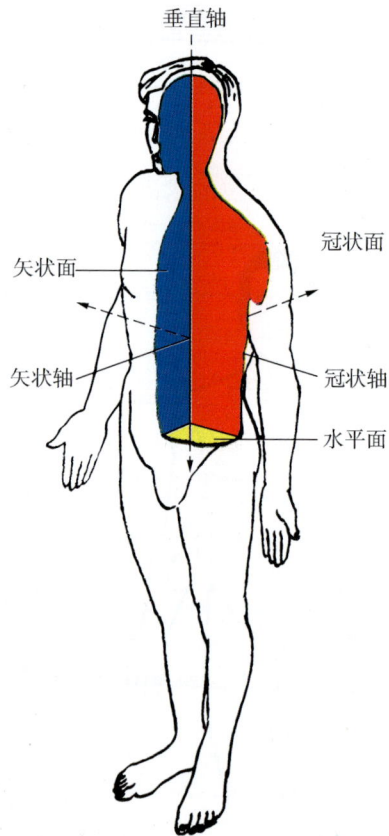

人体的轴与面

1. 根据解剖学姿势，人体可设置互相垂直的三种轴，其常用于描述关节运动。

（1）矢状轴 为前后方向，是与人体长轴和冠状轴相垂直的水平线。

（2）冠状轴 为左右方向，是与人体长轴和矢状轴相垂直的水平线。

（3）垂直轴 为上下方向，是与人体长轴平行、与水平线相垂直的轴。

2. 在观察人体器官的形态结构时，常将其切成不同的平面。人体可设立三种互相垂直的面。

（1）矢状面 指沿前后方向垂直纵切，将人体分为左、右两部分的切面。经过人体正中的矢状面称为正中矢状面。

（2）冠状面（又称额状面）　指沿左右方向垂直纵切，将人体分成前、后两部分的切面。

（3）水平面（又称横切面）　指沿水平面，将人体分成上、下两部分的切面。在描述器官时，一般以其自身长轴为标准，与长轴平行的切面称纵切面，与长轴垂直的切面称横切面。

五、学习人体解剖学的基本观点和方法

学习人体解剖学，首先要有明确的学习目的，正确的学习态度，必须具备以下基本观点和方法。

1. 进化发展　无论是体质人类学还是分子人类学都已证实，人类是经过漫长岁月进化发展形成，人体的发生反映了种系发展的过程。学习人体解剖学，必须适度联系种系发生、个体发生和个体差异的知识，以全面理解器官的位置、形态和结构。用进化论的观点来认识人体器官结构，才能更好地认识人体。

2. 局部与整体相统一　人是一个完整、协调的整体，为便于学习研究，在学习人体解剖学时必须始终注意各局部的形态和功能在整体中的地位和影响，同时也要从整体的观点来认识局部，才能更好地掌握局部与整体的关系。

3. 形态与功能相适应　器官的形态结构是功能的基础，功能的变化影响着形态结构的变化。形态与功能相互联系、相互依存。因此，学习器官的形态结构，必须适当联系功能，才能真正理解、掌握人的形态结构。

4. 理论与实践相结合　人体解剖学是一门形态科学，学习中必须重视观察模型、标本，必须重视观察活体，必须注意听课、实验的结合。此外，必须重视与护理应用的联系，重点掌握操作技术的解剖学要点，逐步学会利用所学的人体解剖学知识服务于护理专业应用。

六、人体器官的正常、异常和畸形

在解剖时，常可见到器官形态、血管和神经的分支、行径等与书本描述的不一致，可有多种类型。人体各器官的形态、结构、位置和大小等，在统计学上出现率占50%以上者，称为正常。在统计学上出现率在40%以下者，称为变异。统计学上出现率极低，且影响正常生理功能或美观者，称为异常或畸形。

知识链接

数字虚拟人

即运用数字技术，用电脑完整地模拟出一个虚拟的人体，然后对这个虚拟的人体进行医学等科学研究。

流程：选取一具尸体，将尸体冷冻，用精密切削刀将尸体横向切削成0.2mm薄片，并利用数码相机和扫描仪对已切片的切面进行拍照、分析，之后将数据输入电脑，最后由电脑合成三维的立体人类生理结构数字模型。医学应用：可以在虚拟人身上试验新药；可以在虚拟人体模型上培训外科医生；可以用虚拟人来试验核武器、化学武器、生物武器的威力；还可以对虚拟人做放射治疗试验。

思考题

1. 人体由哪九大系统组成?
2. 简述解剖学姿势。
3. 思考人体解剖学在护理专业中的地位。

（汲　军）

运动系统

第一章

骨 学

学习目标

1. 骨的基本结构。
2. 躯干骨和颅骨的组成、主要骨性结构及体表标志。
3. 颅的整体观（前面观、侧面观、底面观）。
4. 上、下肢骨的组成，主要骨性结构及体表标志。

第一节 概 述

骨（bone）是一种器官，主要由骨组织（骨细胞、胶原纤维和基质）构成，具有一定的形态和构造。成人有 206 块骨，按部位分为躯干骨、颅骨、上肢骨和下肢骨，其中躯干骨和颅骨合称为中轴骨。骨的功能除支持、保护和运动外，还有造血和储备钙、磷的作用（图 1 –1）。

一、骨的形态和分类

按形态，骨可分为长骨、短骨、扁骨和不规则骨四种。

（一）长骨

长骨分布于四肢，呈长管状，分一体两端。体亦称骨干，骨质致密，围成骨髓腔，容纳骨髓。两端膨大称骺，其表面为光滑的关节面。

（二）短骨

短骨近似立方形，多成群分布，常位于连结牢固并运动较为复杂的部位，如腕骨和跗骨。

（三）扁骨

扁骨呈板状，主要分布于颅顶、胸部和盆部。构成体腔的壁，起保护作用，如颅骨保

扫码"学一学"

护脑，胸骨和肋骨保护心、肺等。

（四）不规则骨

不规则骨形状不规则，主要分布于躯干、颅底和面部，如椎骨、颞骨和上颌骨等。

二、骨的构造

骨由骨质、骨膜、骨髓三部分组成（图1-2）。

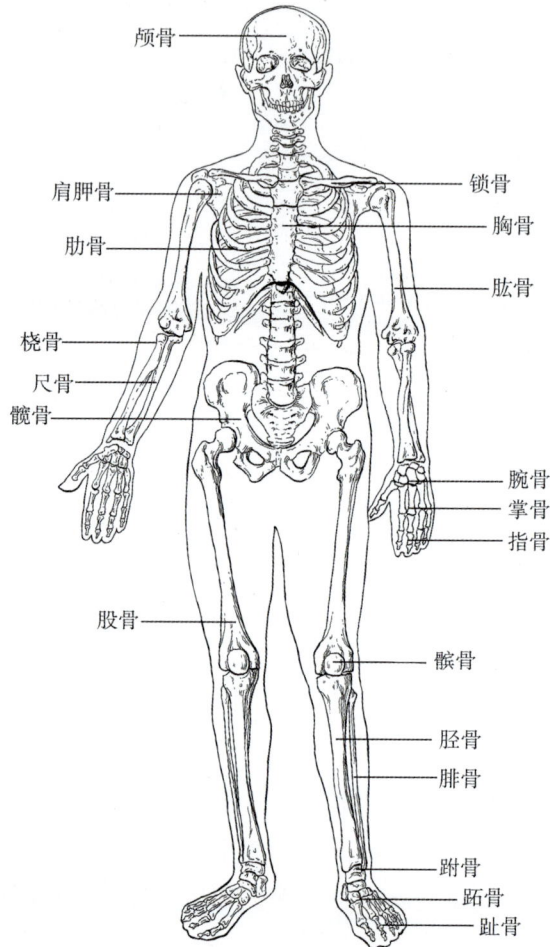

图1-1　全身骨骼（前面）

（一）骨质

骨质由骨组织构成，按其结构分为骨密质和骨松质。骨密质质地致密，抗压抗扭曲性强，配布于骨的表层。骨松质呈海绵状，由大量骨小梁交织排列而成，配布于骨的内部。骨小梁排列的方向与骨所承受的张力和压力的方向一致，因而能承受较大的重量。颅盖骨表层为密质，分别称外板和内板，两板之间的松质称板障。短骨和长骨的骨骺，外周是薄层的骨密质，内部为大量的骨松质。

（二）骨膜

骨膜由纤维结缔组织构成，包裹除关节面以外的新鲜骨的表面，含有丰富的血管、神经和淋巴管，对骨的营养、再生和感觉有重要的作用。骨膜分为内、外两层，外层厚而致密，有许多胶原纤维束穿入骨质，使之固着于骨面。内层疏松，有成骨细胞和破骨细胞，分别具有产生新骨质和破坏旧骨质的作用。

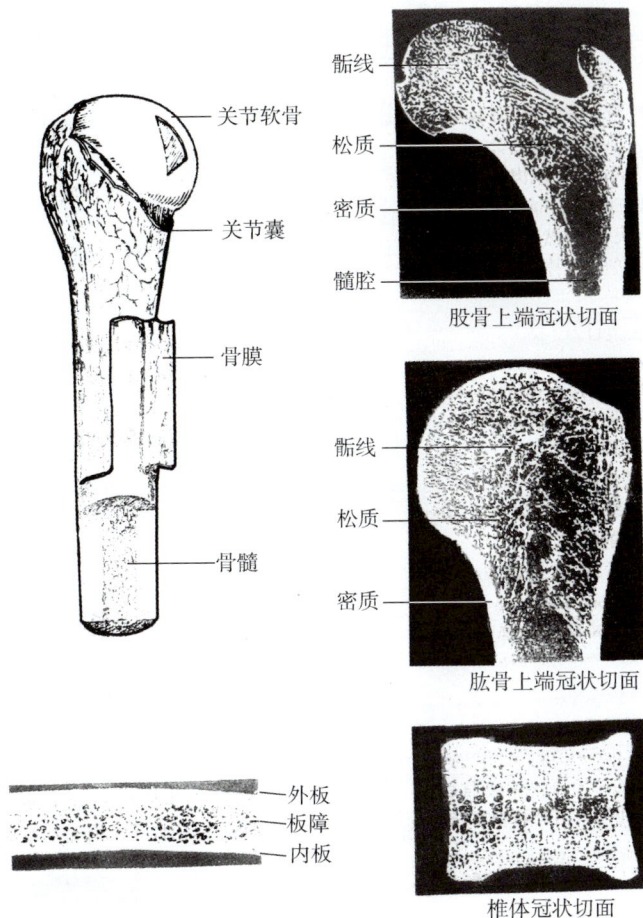

图 1 - 2 骨的构造

（三）骨髓

骨髓充填于骨髓腔和骨松质间隙内，分为红骨髓和黄骨髓。红骨髓内含大量不同发育阶段的红细胞和其他幼稚型的血细胞，具有造血功能，胎儿及幼儿的骨内全是红骨髓，自 5 岁后，长骨内的红骨髓逐渐被脂肪组织取代，呈黄色，称黄骨髓，失去造血功能。在成人长骨的骺、短骨和扁骨的骨松质中终身保留红骨髓，因此，临床怀疑造血功能有问题时，常在髂骨、胸骨等处进行骨髓穿刺取样。

知识链接

骨髓穿刺术的解剖学基础

骨髓穿刺术是用骨髓穿刺针穿至骨松质内，抽出红骨髓做细胞学检查、骨髓培养或寄生虫检查等的诊断技术。

骨髓穿刺的选择部位主要有：①髂后上棘：在骶椎两侧，臀部上方突出的部位。②髂前上棘：在髂前上棘后 1～2cm 处，此处骨面较平，易于固定，操作方便，无危险。③胸骨：在胸骨柄或胸骨体相当于第 1～2 肋间隙与前正中线相交处。胸骨内骨髓含量丰富，当其他部位穿刺失败时，需做胸骨穿刺。④腰椎棘突：在腰椎棘突处，一般取第 3、4 腰椎棘突为穿刺点。

三、骨的化学成分和物理特性

骨的物理性质主要取决于其化学成分，骨的化学成分由有机物和无机物组成。有机物主要是骨胶原纤维和黏多糖蛋白，使骨具有韧性和弹性。无机物主要是磷酸钙和碳酸钙，使骨具有硬度和脆性。一生中骨的有机物和无机物不断变化：年幼者有机质的比例高，韧性大，易变形；年龄愈大，其无机物的比例愈高。因此，老年人易发生骨折。

四、骨的发生和生长

骨由胚胎中胚层的间充质发育而成，骨的发生有两种方式：①膜化骨，间充质先增殖成结缔组织膜，然后由膜骨化形成骨，如颅盖骨都是膜化骨形成；②软骨化骨，间充质先发育成软骨，再由软骨改建成骨，如躯干骨、四肢骨等都是软骨化骨形成（图1-3）。

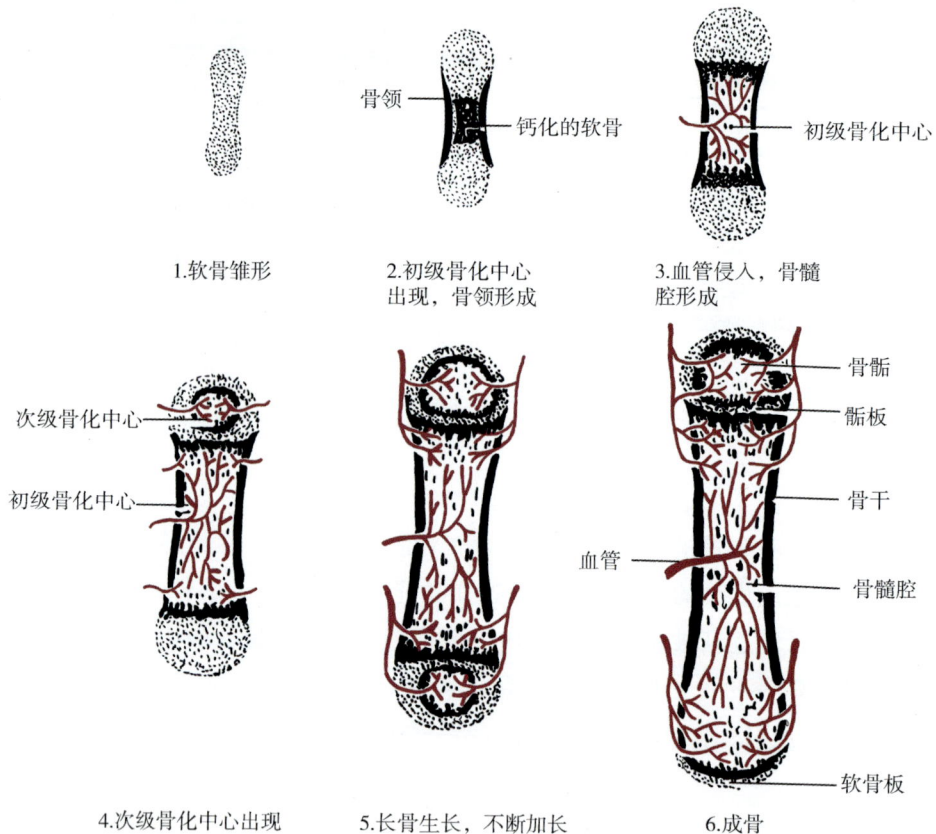

图注：骨领　钙化的软骨　初级骨化中心
1.软骨雏形　　2.初级骨化中心出现，骨领形成　　3.血管侵入，骨髓腔形成

次级骨化中心　初级骨化中心　　血管　　骨骺　骺板　骨干　骨髓腔　软骨板
4.次级骨化中心出现　　5.长骨生长，不断加长　　6.成骨

图1-3　长骨的发生

知识链接

骺软骨和骺线

骨干与骨骺相邻的部分称干骺端，幼年时保留一层软骨，称骺软骨。骺软骨细胞不断分裂增殖和骨化，使骨不断加长。至17～25岁，骺软骨停止增殖并完全骨化，骨干与骺融合，形成薄层较致密的骨质，称骺线。骺线形成后，骨的长度就不再增加。

第二节 中轴骨

一、躯干骨

成人躯干骨包括24块椎骨（颈椎7块、胸椎12块、腰椎5块），1块骶骨，1块尾骨，1块胸骨和12对肋。

（一）椎骨

1. 椎骨的一般形态 椎骨属不规则骨，由前方短圆柱形的椎体和后方板状的椎弓构成，两者围成椎孔，各个椎骨的椎孔相连形成椎管，容纳脊髓。

（1）椎体 是椎骨负重的主要部分，表面密质较薄，内部充满松质，上、下面皆粗糙，借椎间盘与相邻椎骨相连。椎体受暴力外伤时，可被压缩，形成压碎性骨折。

（2）椎弓 是弓形骨板，椎弓与椎体相接的部分较细称椎弓根，其上缘有椎上切迹，下缘有椎下切迹，相邻椎骨的椎上、下切迹围成椎间孔，有脊神经和血管通过。两侧椎弓根向后内扩展变宽，称椎弓板，在中线汇合。自椎弓板发出7个突起：即向后或后下方伸出的棘突，向两侧伸出的横突，还有伸向上方的一对上关节突和伸向下方的一对下关节突（图1-4）。

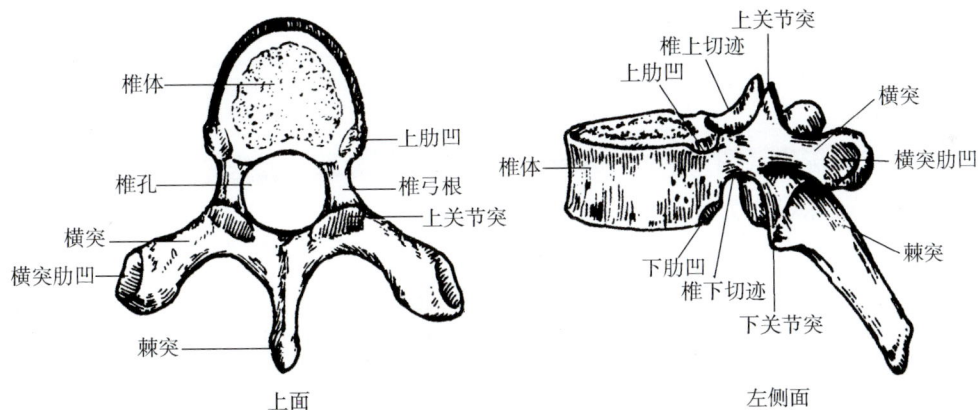

图1-4 胸椎

2. 各部椎骨的主要特征

（1）颈椎（cervical vertebrae） 椎体相对较小，呈椭圆形（图1-5）。横突根部有横突孔，内有椎动脉和椎静脉通过。第2～6颈椎棘突短，末端有分叉。第1颈椎又称寰椎（图1-6），呈环状，无椎体、棘突和关节突。由前弓、后弓和两个侧块组成。前弓短，其后面正中部有一小关节面称齿突凹。侧块上、下各有一关节面，上关节面较大，与枕髁形成寰枕关节。此外，前弓后面正中有一小关节面，称为齿突凹。

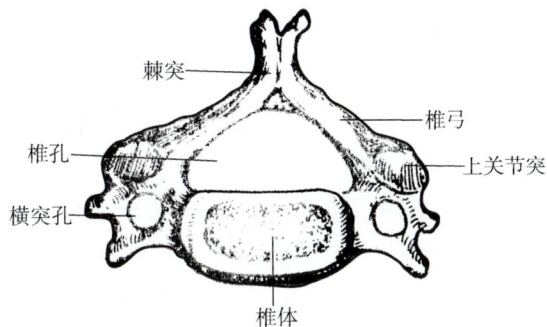

图1-5 颈椎

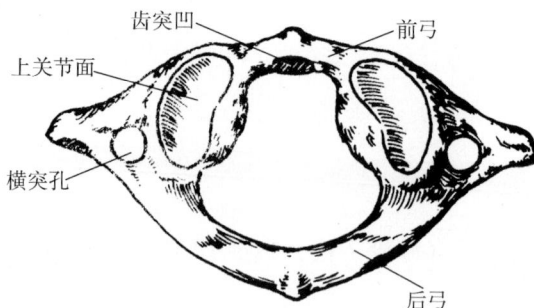

图 1-6　寰椎

第 2 颈椎又称枢椎（图 1-7），在椎体上方伸出一个突起称齿突，与寰椎齿突凹相关节。

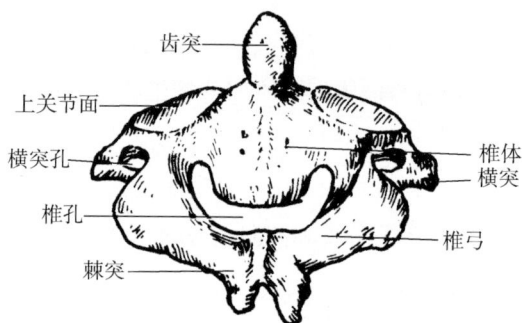

图 1-7　枢椎

第 7 颈椎又称隆椎（图 1-8），棘突较长，末端不分叉，低头时，在颈后正中线上易于看到和摸到，临床可作为计数椎骨序数的骨性标志。

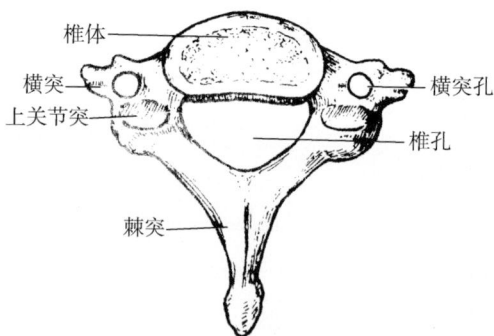

图 1-8　隆椎

（2）胸椎（thoracic vertebrae）　椎体呈心形，椎孔较小。由于胸椎两侧与肋骨相接，故椎体两侧的上、下缘各有一小的关节凹，分别称上肋凹和下肋凹，横突末端前方有横突肋凹。胸椎棘突长，伸向后下方，呈叠瓦状排列（图 1-4）。

（3）腰椎（lumbar vertebrae）　在全部椎骨中椎体最大，椎孔较大呈三角形（图 1-9）。棘突呈板状水平伸向后方，棘突间隙较宽，临床腰椎穿刺即从棘突间隙进针。

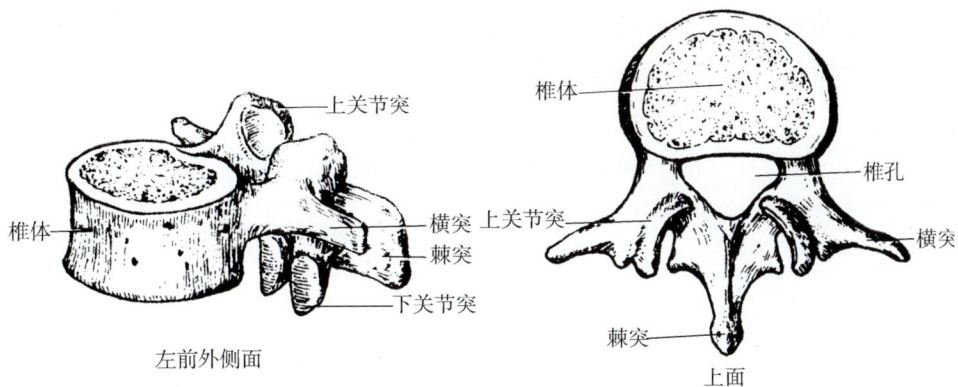

图 1 – 9 腰椎

（4）骶骨（sacrum） 由五块骶椎长合而成，呈三角形，底向上，与第 5 腰椎体相接，底的前缘中部向前突出，称岬。尖向下，接尾骨。骶骨前面（盆面）光滑有 4 对骶前孔。背面粗糙隆凸，沿中线有棘突融合而成的骶正中嵴，其外侧有 4 对骶后孔，骶前、后孔分别有骶神经的前支和后支通过（图 1 – 10）。

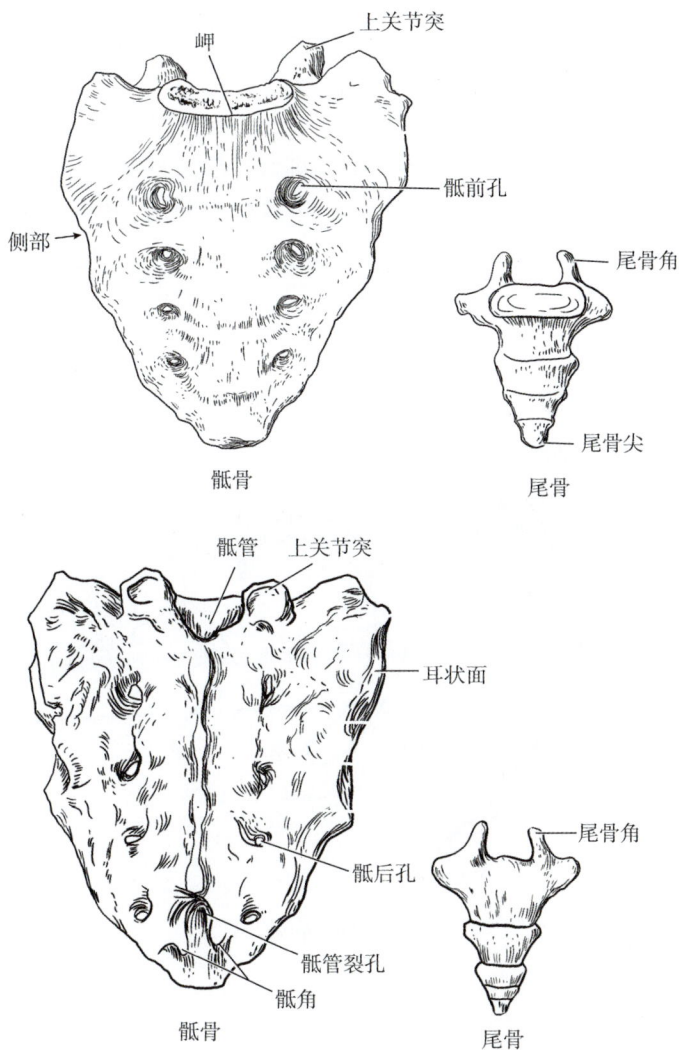

图 1 – 10 骶骨和尾骨

骶正中嵴下端有形状不整齐的开口称骶管裂孔，向上通骶管，其两侧有明显的突起称骶角，可作为骶管裂孔的定位标志。骶骨的侧面上有耳状面与髂骨的耳状面构成骶髂关节。

（5）尾骨（coccyx）　由 3~4 块退化的尾椎融合而成。上接骶骨，下端游离为尾骨尖（图 1-10）。

知识链接

椎骨的变异

脊柱各段之间的椎骨形态变化，是逐渐过渡的。在过渡处常发生变异，如腰椎和骶骨的节数可互有增减，形成腰椎骶化或骶椎腰化，这类变异可导致慢性腰痛。

椎骨的骨化可因某些因素的影响而造成畸形，如椎弓由左、右各一骨化点骨化，最后在正中线愈合而形成，但于腰下部和骶部，常见两侧椎弓骨化点不愈合，造成椎管后壁裂缝或敞开，仅由软组织覆盖，这种异常叫脊柱裂，严重者有脑膜膨出甚至神经功能障碍。

（二）肋

肋（ribs）共 12 对，由肋骨和肋软骨构成。

肋骨为弓形的扁骨，分为前端、体和后端三部分。肋骨前端接肋软骨（图 1-11）。体扁而长，分为内、外两面和上、下两缘，内面近下缘处有肋沟，内有肋间血管和神经走行。肋骨后端由肋头、肋颈和肋结节构成。肋头与胸椎椎体的上、下肋凹相关节，肋结节与横突肋凹相关节。

肋软骨由透明软骨构成，连于肋骨前端。第 1~7 对肋的肋软骨与胸骨直接相连，称为真肋；第 8~10 对肋称为假肋；第 11~12 肋前端游离于腹肌中，称为浮肋。

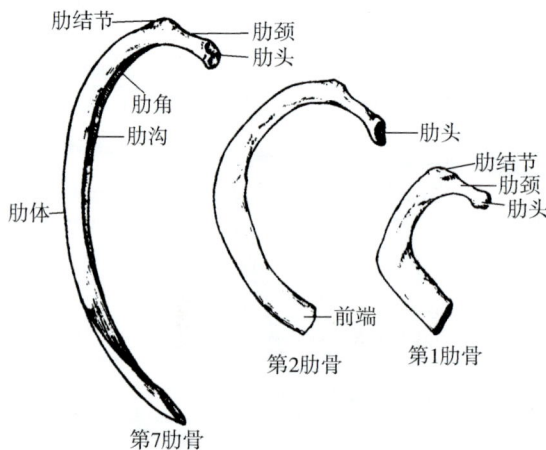

图 1-11　肋骨

（三）胸骨

胸骨（sternum）为位于胸前正中的扁骨，从上而下可分为胸骨柄、胸骨体和剑突三部分（图 1-12）。胸骨柄上缘中部为颈静脉切迹，两侧为锁切迹，与锁骨相关节。胸骨体外侧为与第 2～7 肋软骨相接触的肋切迹。胸骨柄与体相接处微向前突，称胸骨角，两侧平对第二肋软骨，是计数肋的标志。剑突窄而薄，末端游离。

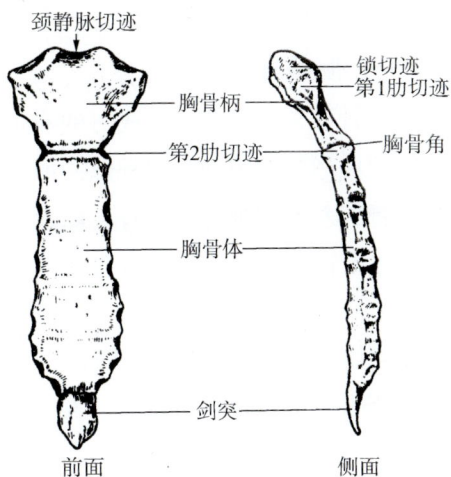

图 1-12 胸骨

二、颅骨

颅骨（cranial bones）共 23 块，由骨连结相连成颅，容纳和保护脑、感觉器以及消化系统和呼吸的起始部。以眶上缘和外耳门上缘为界可将颅分为上方的脑颅和下方的面颅（图 1-13，图 1-14）。

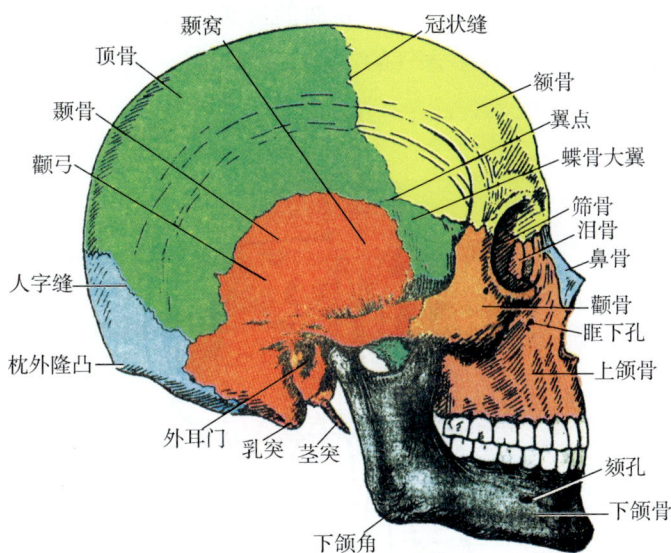

图 1-13 颅骨（右侧面）

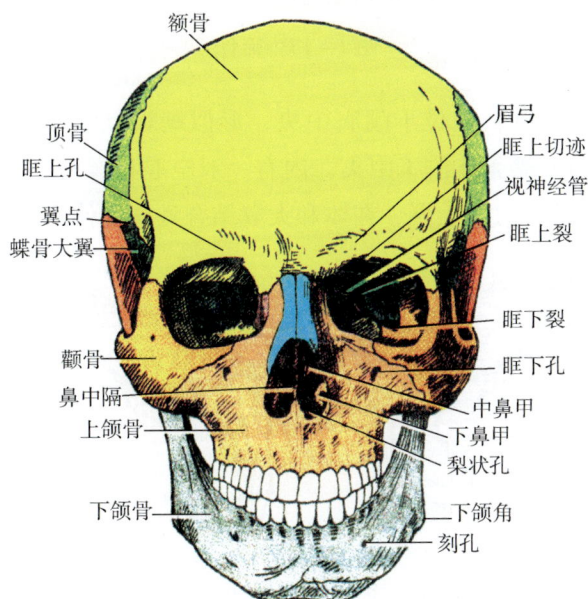

图 1-14 颅骨（前面）

（一）脑颅骨

脑颅骨共 8 块，其中不成对的有额骨、筛骨、蝶骨和枕骨；成对的有顶骨和颞骨。它们共同围成颅腔，容纳和保护脑。颅腔的顶称颅盖，底称颅底。构成颅盖的骨自前向后依次是额骨，左、右顶骨，枕骨，以及顶骨外下方的颞骨。其中额骨、枕骨和颞骨还分别从前、后以及两侧弯向内下，参与颅底的构成。位于颅底中央的是蝶骨，蝶骨中部的前方为筛骨。

主要脑颅骨的结构叙述如下。

1. 筛骨（ethmoid bone） 呈"巾"字形，位于鼻腔上方，两眶之间，是一块脆弱的含气骨，分为三部分（图 1 - 15）。①筛板：是具有许多筛孔的水平骨板，构成鼻腔的顶。②垂直板：为筛骨正中向下伸出的骨板，构成鼻中隔的前上部。③筛骨迷路：位于垂直板的两侧，迷路的内侧壁上有上、下两个向下卷曲的薄骨片，即上鼻甲和中鼻甲。迷路的外侧壁为眶的内侧壁。迷路内部有许多含气的空腔，称筛窦。

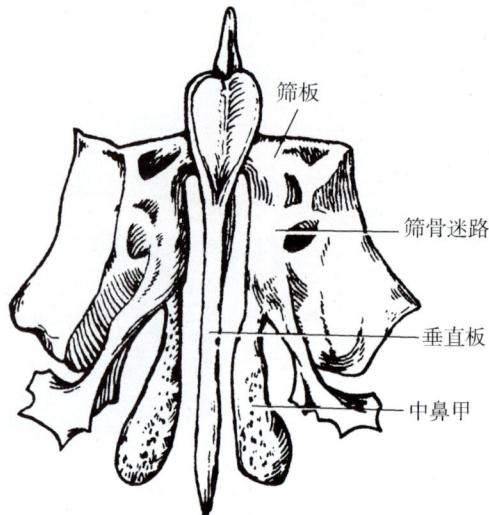

图 1 - 15　筛骨

2. 蝶骨（sphenoid bone） 位于颅底中央，形似蝴蝶，可分为蝶骨体、小翼、大翼、翼突 4 部分（图 1 - 16）。蝶骨体位于中央，内有一对空腔称蝶窦。自体伸出三对突起，前上方一对称小翼，两侧的一对为大翼，在体和大翼结合处向下伸出一对翼突。

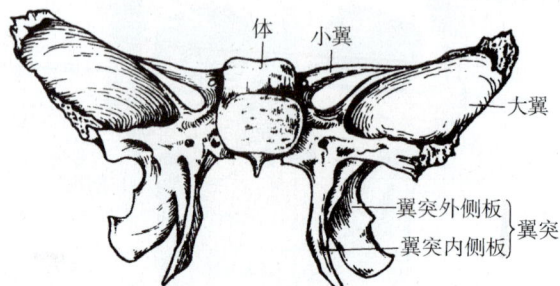

图 1 - 16　蝶骨

3. 颞骨（temporal bone） 位于颅的侧面，形状不规则（图1-17）。颞骨外面的下部有一圆形的孔，称外耳门。以外耳门为中心分为三部分，其前上方形似鳞状的骨片，称鳞部；下后方的环形薄骨片为鼓部；颞骨的内面，伸向前内方的三棱锥形突起称岩部，近尖端处有光滑的三叉神经压迹。岩部后下为乳突，内含许多大小不等的腔隙，称乳突小房。

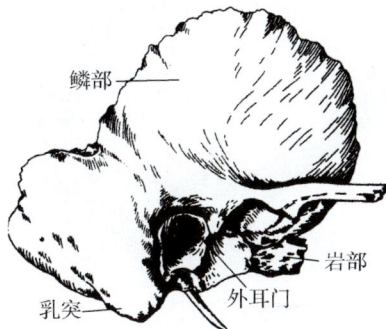

图1-17 颞骨

（二）面颅骨

面颅骨（图1-14）有15块，其中成对的有上颌骨、鼻骨、颧骨、泪骨、腭骨和下鼻甲骨；不成对的有犁骨、下颌骨和舌骨。一侧面颅骨以上颌骨为中心，排列在它的四周，内上方有鼻骨和泪骨；外上方有颧骨；内侧有犁骨和下鼻甲，犁骨构成鼻中隔的下部和后部，下鼻甲骨位于鼻腔外侧壁的下部；后部有腭骨；下方有下颌骨，两者共同构成颜面的大部分。主要面颅骨叙述如下。

1. 下颌骨（mandible） 呈蹄铁形（图1-18），分为中部的下颌体及两侧的下颌支，二者相交处为下颌角。下颌体上缘为牙槽弓，弓上有窝，有容纳牙根的牙槽。下缘称下颌底，下颌体的前外侧面有一对颏孔，体后正中有突起的颏棘，体内面下部有一三角形浅窝称下颌下腺凹。下颌支向上有两个突起，前方称冠突，后方称髁突。髁突上端有膨大的下颌头以及下端较细的下颌颈。下颌支内面中央有一开口向后上方的下颌孔，向下经下颌管通颏孔。

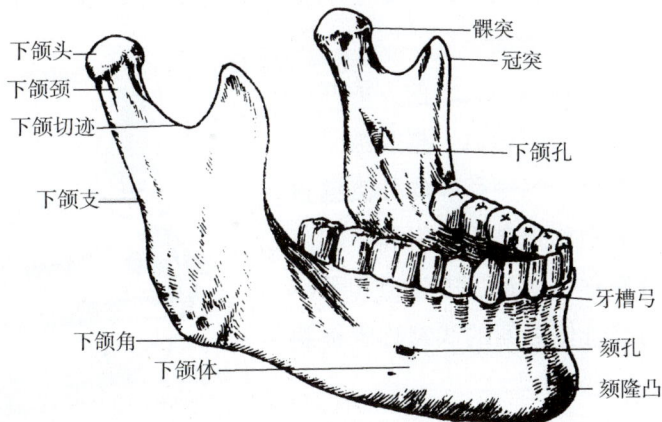

图1-18 下颌骨（外侧面）

2. 舌骨（hyoid bone） 位于下颌骨下后方，呈蹄铁形（图1-19），中部较宽厚为舌骨体，自体向后伸出一对大角，体和大角结合处向后上伸出一对小角。舌骨体和大角都可在体表摸到。

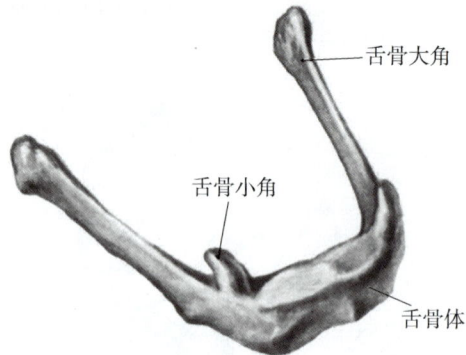

图1-19 舌骨

（三）颅的整体观

1. 颅的顶面观 颅顶又称颅盖，有三条缝。额骨与两顶骨连接处是冠状缝；位于正中两顶骨之间的称矢状缝；后方顶骨与枕骨之间的为人字缝。

2. 颅的侧面观 颅的侧面（图1-13）中部有外耳门，向内通外耳道，自外耳门向前有一骨梁，称颧弓。颧弓将颅的侧面分为上方的颞窝和下方的颞下窝。颞窝内，额骨、顶骨、颞骨和蝶骨大翼4骨相交处常形成H形的缝，称翼点，此处骨质薄弱，内有脑膜中动脉通过。

3. 颅的前面观 颅的前面主要由面颅骨组成，构成颜面基本轮廓，并围成眶和骨性鼻腔（图1-14）。

（1）眶 为四面锥体形的腔，容纳眼球和眼附器，尖向后内有视神经管与颅中窝相通；眶上、下缘分别称眶上缘和眶下缘，眶上缘的内、中1/3交界处有一眶上切迹或眶上孔，眶下缘中点下方有眶下孔。眶有四个壁：内侧壁前下部有泪囊窝，此窝向下经鼻泪管通鼻腔；上壁前部外侧面有一容纳泪腺的泪腺窝；下壁中部有眶下沟，此沟向前经眶下管与眶下孔相通；外侧壁最厚。上壁与外侧壁之间的后方为眶上裂，下壁与外侧壁之间的后方为眶下裂。

（2）骨性鼻腔 位于面颅中央，前方的开口称梨状孔，后方借鼻后孔与咽相通。鼻腔被骨性鼻中隔分为左、右两部分。每侧鼻腔的外侧壁自上而下有三个突起，分别称上鼻甲、中鼻甲和下鼻甲，各自的下方分别称上鼻道、中鼻道和下鼻道。在上鼻甲后方与蝶骨体之间的浅窝称蝶筛隐窝（图1-20）。

鼻旁窦包括上颌窦、额窦、筛窦和蝶窦。它们是位于同名骨内的含气空腔，对减轻颅骨重量和发音共鸣起一定的作用。其中筛窦又分为前、

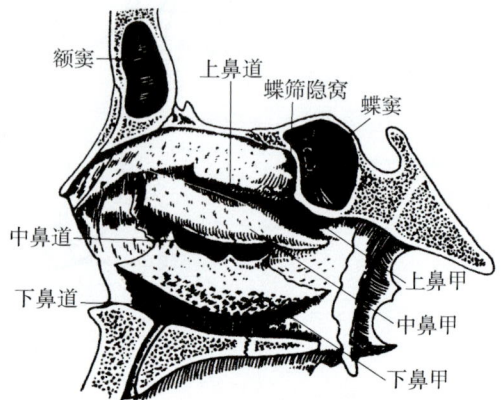

图1-20 鼻腔外侧壁

中、后三群。上颌窦、额窦、筛窦的前、中群均开口于中鼻道，筛窦后群开口于上鼻道，蝶窦开口于蝶筛隐窝。

4. 颅底内面观 颅底内面由前向后分为三个窝（图1-21）。

（1）颅前窝 小而浅，容纳大脑额叶，正中有一向上的突起称鸡冠，鸡冠两侧的水平骨板称筛板，筛板有许多小孔称筛孔。

（2）颅中窝 主要容纳大脑颞叶，窝的中央为蝶骨体，其上方呈马鞍形的结构为蝶鞍，蝶鞍正中的凹陷称垂体窝，容纳垂体。垂体窝前外侧有视神经管，通入眶腔。垂体窝两侧由前向后依次有眶上裂、圆孔、卵圆孔和棘孔。蝶骨体与颞骨岩部尖端之间有一破裂孔。

（3）颅后窝 大而深，位置最低，容纳小脑和脑干。中央有枕骨大孔，孔前方的斜面称斜坡，孔后上方有一十字形的隆起称枕内隆凸，在其两侧连有横窦沟，横窦沟至颞骨则弯向前下呈S形称乙状窦沟，再经颈静脉孔出颅。枕骨大孔前外侧缘上方有舌下神经管内口。颅后窝的前外侧有内耳门及内耳道。

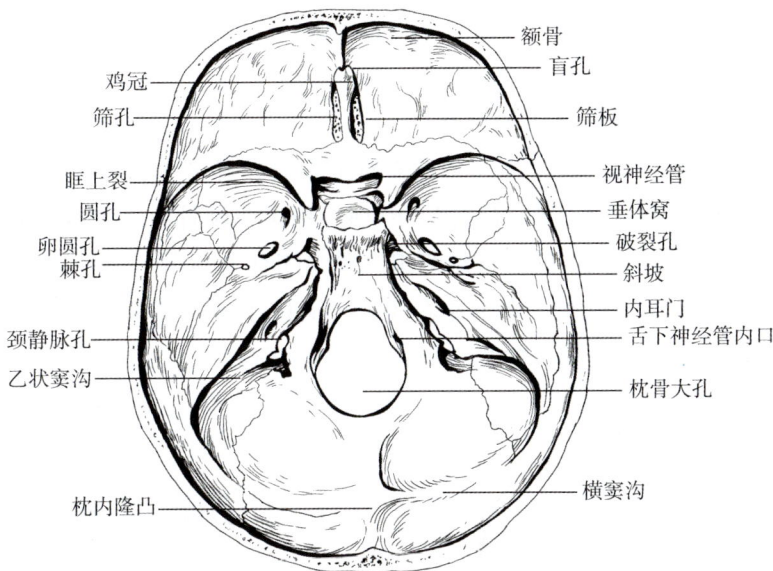

图1-21 颅底内面

5. 颅底外面观（图1-22）

（1）颅底前部 由上颌牙槽弓和骨腭组成。骨腭位于左右上颌骨的牙槽突之间，分隔口腔与鼻腔。骨腭前部正中的孔称为切牙孔。骨腭后部两侧的孔称为腭大孔。

（2）颅底中部 可见鼻后孔两侧的蝶骨翼突，翼突根部的后内方有破裂孔和颈动脉管。在颈动脉管的后外侧有颈静脉窝，窝的内侧有颈静脉孔。在翼突的根部的后外方有卵圆孔和棘孔。

（3）颅底后部 正中有枕骨大孔，枕骨大孔的两侧有枕髁，枕髁的前上方有舌下神经管外口通舌下神经管。在后部的外侧有乳突，乳突的前内侧有茎突及茎乳孔。在茎突的前外侧有下颌窝和关节结节。

有半球形的朝向后上内侧的肱骨头，与肩胛骨的关节盂构成肩关节。肱骨头周围的环状浅沟称解剖颈。颈的外侧和前方各有一隆起，分别称为肱骨大结节和肱骨小结节，两结节向下延伸的骨嵴，分别称大结节嵴和小结节嵴，两者之间的纵沟为结节间沟，内有肱二头肌长头肌腱通过。肱骨上端与肱骨体交界处称外科颈，此处易发生骨折。

肱骨体外侧面中部有一"V"形的粗糙隆起，称三角肌粗隆，是三角肌的附着处。体的后面有由内上斜向外下的浅沟，称桡神经沟，桡神经走行其间，此处骨折时易损伤桡神经。

肱骨下端宽扁，略向前弯曲。末端有两个关节面，内侧的形如滑车，称肱骨滑车，外侧有呈半球形的肱骨小头。滑车与小头前上方各有一窝，分别称冠突窝和桡窝。肱骨滑车后面上方有一个深窝称鹰嘴窝。肱骨下端两侧各有一突起，分别称内上髁和外上髁，二者是上肢重要的骨性标志。内上髁后面有一浅沟称尺神经沟，其中有尺神经经过，肱骨内上髁骨折时易损伤尺神经。

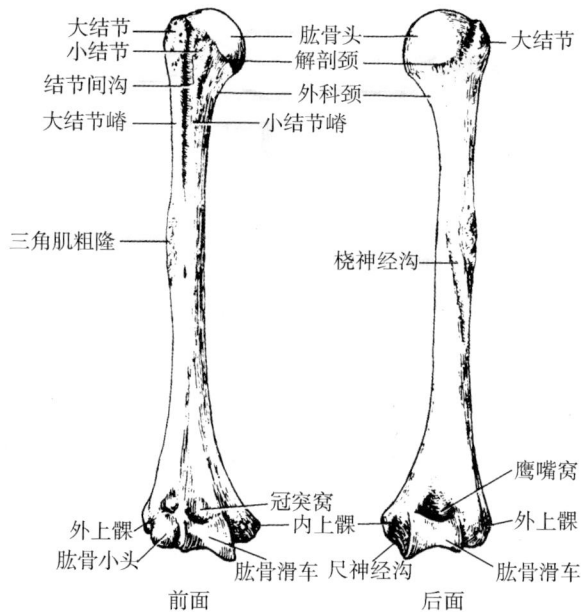

图 1-26 肱骨

2. 尺骨（ulna） 位于前臂内侧，上端粗大、下端细小，中部为尺骨体。上端前面有一半圆形深凹，称滑车切迹，与肱骨滑车形成肱尺关节。切迹后上方的突起称鹰嘴，前下方的突起称冠突。冠突的外侧面有一关节面称桡切迹；冠突前下方的粗糙隆起称尺骨粗隆。尺骨体稍弯曲，呈三棱柱状。外侧缘薄而锐利称骨间嵴，为前臂骨间膜的附着处。下端有球形的尺骨头，尺骨头的后内侧向下的突起称尺骨茎突（图 1-27）。

3. 桡骨（radius） 位于前臂的外侧，上端小，下端膨大，中部为桡骨体。上端形成扁圆形的桡骨头，头的上面有关节凹称桡骨头凹，与肱骨小头形成肱桡关节。桡骨头周缘有环状关节面，与尺骨的桡切迹形成桡尺近侧关节。桡骨头下方缩细的部分为桡骨颈，颈下方向前内侧的粗糙隆起称桡骨粗隆。桡骨体呈三棱柱形，内侧缘锐利，称骨间嵴。下端下面有腕关节面，下端内侧有凹形的关节面称尺切迹。桡骨下端外侧向下的突起称桡骨茎突（图 1-27）。

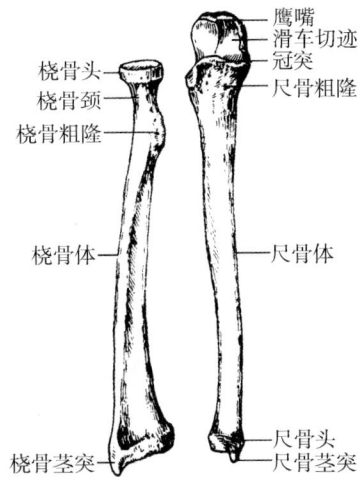

图 1 – 27　桡骨与尺骨

4. 手骨　包括 8 块腕骨、5 块掌骨、14 块指骨（图 1 – 28）。

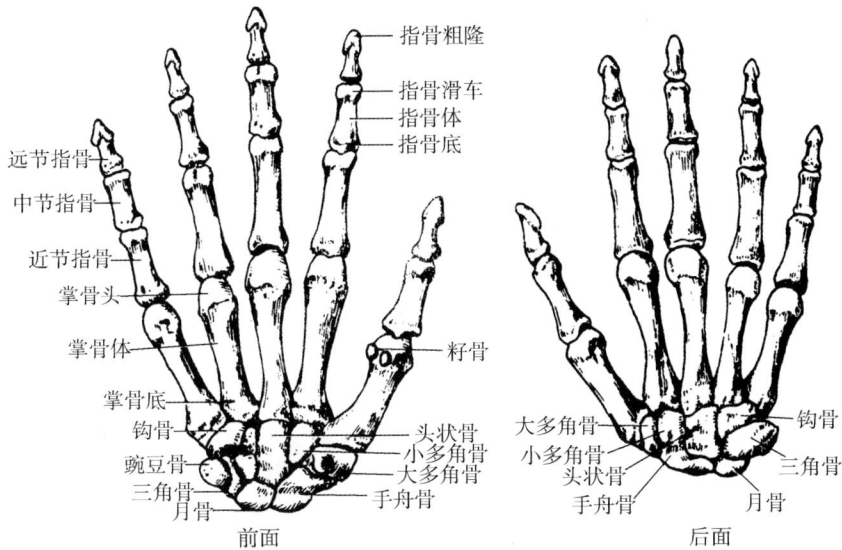

图 1 – 28　手骨

（1）腕骨（carpal bones）　属于短骨，排成两列，每列 4 块，均以其形状命名。近侧列由桡侧向尺侧依次为手舟骨、月骨、三角骨和豌豆骨；远侧列为大多角骨、小多角骨、头状骨和钩骨。近侧列腕骨（除豌豆骨外）共同形成一椭圆形的关节面，与桡骨的腕关节面及尺骨下端的关节盘构成桡腕关节。

（2）掌骨（metacarpal bones）　属长骨，共 5 块。由桡侧向尺侧依次为第 1 ~ 5 掌骨。掌骨的近侧端为掌骨底，与远侧列腕骨相关节；中部稍向背侧弯曲为掌骨体；远侧端呈球形为掌骨头，与指骨相关节。

（3）指骨（phalanges of fingers）　为小型长骨，共 14 块。拇指为两节，其余各指为 3 节，由近侧向远侧依次为近节、中节和远节指骨。每节指骨均分为指骨底、指骨体和指骨滑车，远节指骨末端掌面膨大且粗糙，称为远节指骨粗隆。

2. 髌骨（patella） 包埋于股四头肌腱内，呈扁三角形，底朝上，尖向下，前面粗糙，后面为关节面，与股骨髌面相关节（图1-31）。

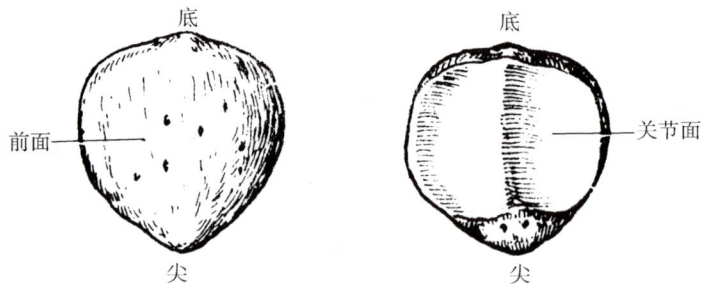

图1-31 髌骨

3. 胫骨（tibia） 位于小腿内侧，分为一体两端。上端膨大，形成与股骨内、外侧髁相对应的内侧髁和外侧髁，两髁之间向上的隆起，称髁间隆起。外侧髁的后外侧有一关节面，称腓关节面。胫骨上端前面的粗糙隆起称胫骨粗隆。胫骨体呈三棱柱形，其前缘锐利称前嵴，体的内侧面光滑平坦无肌肉覆盖，在皮下可触及。胫骨下端稍膨大，内侧伸向下的突起称内踝，外侧有与腓骨相接的三角形隐凹，称腓切迹（图1-32）。

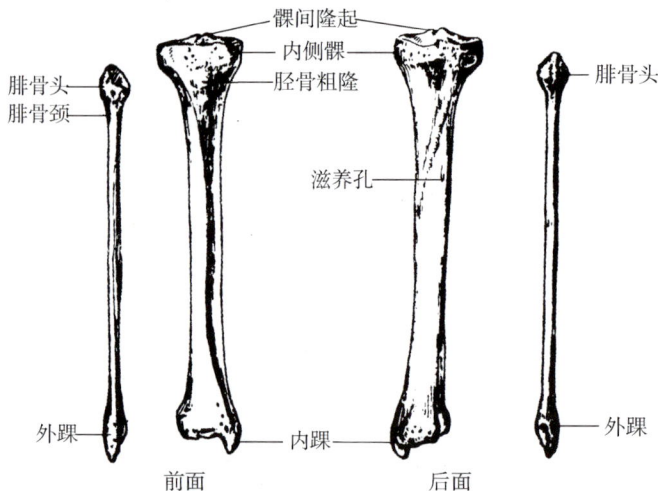

图1-32 胫骨与腓骨

4. 腓骨（fibula） 位于小腿的后外侧，细而长，分为一体两端。上端稍膨大称腓骨头，有腓骨头关节面与胫骨相关节，头下方缩细为腓骨颈，腓骨体形状不规则，下端稍膨大称外踝，其内侧有外踝关节面（图1-32）。

5. 足骨 包括7块跗骨、5块跖骨、14块趾骨（图1-33）。

（1）跗骨（tarsal bones） 有7块，属短骨，分成前、中、后三列。后列为上方的距骨和下方的跟骨；中列为足舟骨；前列由内侧向外侧依次为内侧楔骨、中间楔骨和外侧楔骨及骰骨。

距骨上面有前宽后窄的关节面称距骨滑车，与胫骨和腓骨的下端构成距小腿关节（踝关节）。跟骨后端隆起称跟骨结节。

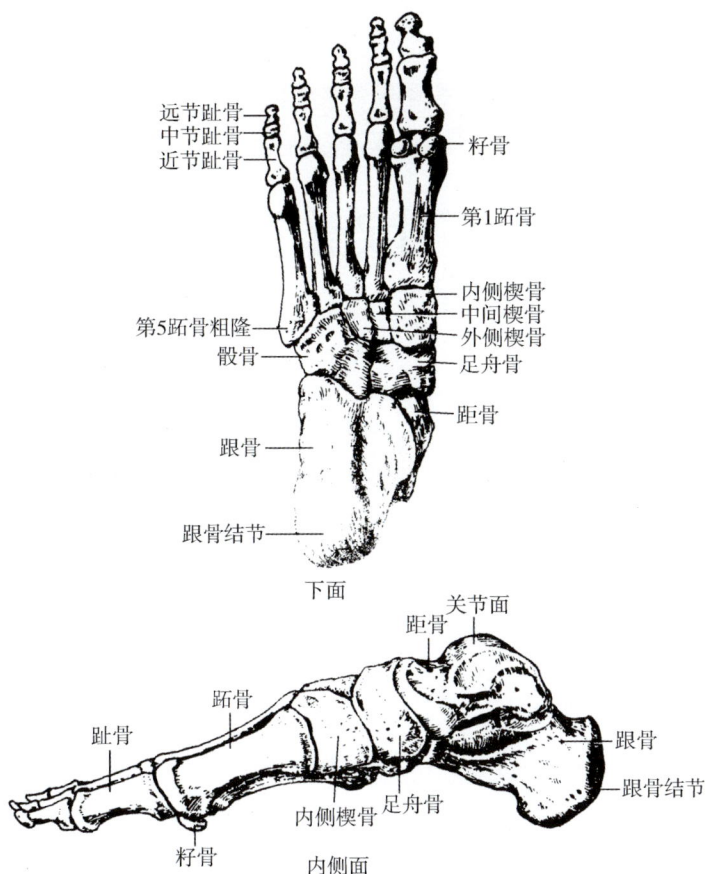

图 1-33 足骨

（2）跖骨（metatarsal bones） 属于长骨，相当于手的掌骨。每块跖骨可分一体两端，近侧端称为跖骨底，中间部称为跖骨体，远侧端称为跖骨头。

（3）趾骨（phalanges of tose） 共 14 块，属于长骨，各节趾骨的名称和结构均与手指骨相同。即每块趾骨可分一体两端，近侧端称趾骨底，中部称趾骨体，远侧端称趾骨滑车。

思考题

1. 什么叫椎管？其主要内容物是什么？临床腰椎穿刺常在何处进行？为什么？

2. 从体表如何确定棘突和肋骨的序数？

3. 颅骨分几部？分别包括哪些骨？颅底的内面有哪些主要的孔和裂？

4. 新生儿颅骨有何特征？

（汲 军）

扫码"练一练"

第二章

骨连结

学习目标

1. 关节的基本结构及辅助装置。
2. 椎间盘的构成、脊柱的构成与生理性弯曲、胸廓的组成。
3. 骨盆的构成、分部、骨盆上口和下口的围成。
4. 颞下颌关节、肩关节、肘关节、腕关节、髋关节、膝关节、踝关节的构成、结构特点及其运动。

第一节 概 述

骨与骨之间的连结，称为骨连结。按人体各部骨连结的构造、连结方式的不同，可分为直接连结和间接连结两类（图2–1）。

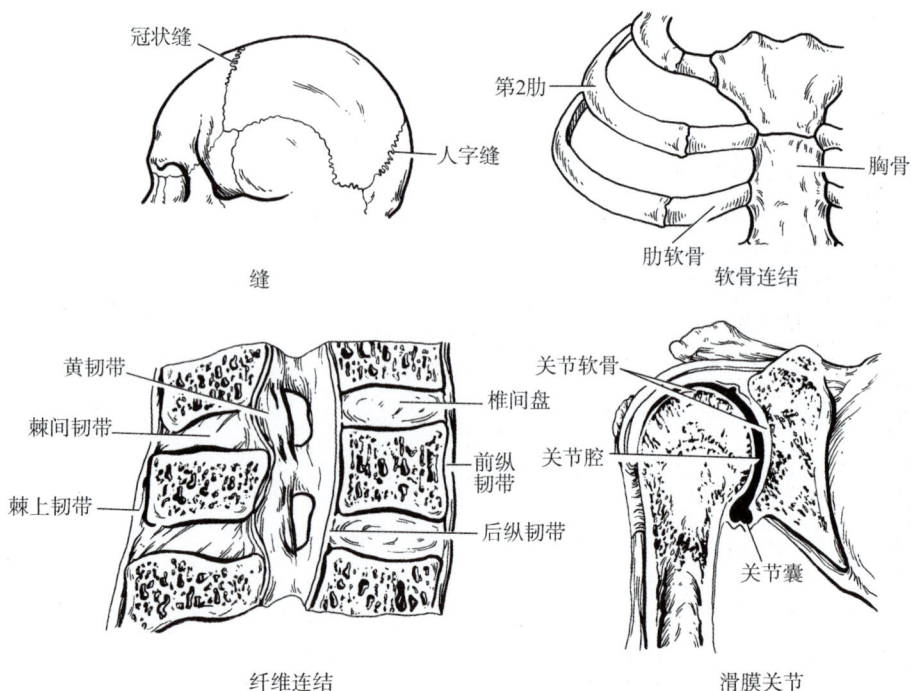

图 2–1 骨连结的分类

一、直接连结

直接连结是指骨与骨之间借纤维结缔组织、骨或软骨连结在一起，较牢固，不活动或少许活动。多位于颅骨、躯干骨之间，以支持体重和保护脑。这类型连结可分为纤维连结、软骨连结和骨性结合（图2-1）。

（一）纤维连结

纤维连结是指骨与骨之间以纤维结缔组织相连结。当纤维结缔组织形成韧带，称韧带连结，如脊柱的棘间韧带和黄韧带等。当两骨间距很窄，由薄层致密结缔组织相连时，称缝，如颅骨的冠状缝和矢状缝等。如果缝骨化，则成为骨性结合。

（二）软骨连结

软骨连结是指骨与骨之间借软骨相连结。幼年时期可见透明软骨结合，如长骨骨干与骺之间的骺软骨，随着年龄的增长，可骨化形成骨性结合。除此，还有纤维软骨结合，使骨间可有轻微的活动，如肋软骨、椎间盘及耻骨联合等。

（三）骨性结合

骨性结合是两骨之间以骨组织连接，如骶椎之间骨性结合成骶骨，髂、坐、耻三骨骨性结合成髋骨。常由纤维连结或透明软骨结合骨化而成。

二、间接连结

间接连结又称滑膜关节（synovial joint），简称关节（joint），是骨连结的最高分化形式，是指骨与骨之间相互分离，内有充满滑液的腔隙，周围借结缔组织囊相连，具有较大的活动性。人体大部分骨的连接都属于此种类型。

（一）关节的基本结构

关节的基本结构包括关节面、关节囊和关节腔三部分（图2-2）。

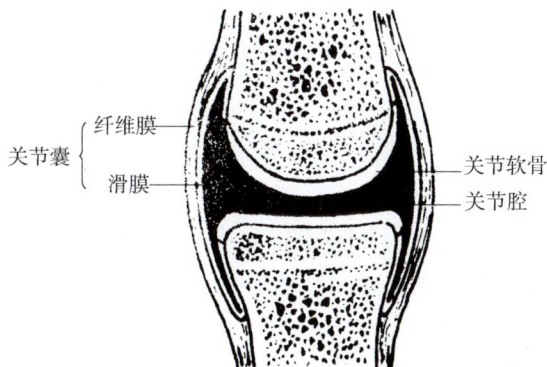

图2-2 关节的基本结构

1. 关节面（articular surface） 是组成关节的相对骨面。每一关节至少包括两个关节面，关节面多为一凸一凹，凸者称为关节头，凹者称为关节窝。关节面覆盖一层关节软骨。关节软骨富有弹性，表面光滑，可减少运动时关节面之间的摩擦，缓冲震荡。

2. 关节囊（articular capsule） 由结缔组织构成的膜性囊，附着于关节面的周缘及其附近的骨面上，密闭关节腔。可分为内、外两层。

（1）纤维膜 关节囊的外层称为纤维膜，由致密结缔组织构成，富含神经和血管，厚薄与关节的活动和负重大小相关。上肢关节运动灵活，纤维膜一般薄而松弛；而下肢负重较大，关节相对稳固，其纤维膜坚韧而紧张。

（2）滑膜 关节囊的内层称为滑膜，由疏松结缔组织构成，边缘附着于关节软骨周缘。滑膜富含血管，能分泌滑液。滑液无色透明，可增加润滑，减少关节的摩擦，并为关节提供营养。

3. 关节腔（articular cavity） 为滑膜与关节软骨所围成的密闭腔隙，关节腔内含有滑液，呈负压状态，对维持关节的稳固起一定作用。

（二）关节的辅助结构

除关节的基本结构外，有些关节还有一些辅助结构。

1. 韧带 连于相邻两骨，由致密结缔组织构成，分为囊内韧带和囊外韧带两种。能加强关节的稳固性和限制关节过度活动。

2. 关节盘 由纤维软骨构成，位于两骨的关节面之间，将关节腔分为上下两部，具有增加关节稳固性和灵活性，如颞下颌关节。不完整的关节盘称为半月板，不完全分隔关节腔，如膝关节的半月板。关节盘具有一定的弹性，可减少外力对关节的震荡。

3. 关节唇 关节唇呈环状，由纤维软骨构成，附于关节窝周缘，可加大加深关节窝，增大关节面，使关节更加稳固，如髋关节。

（三）关节的运动形式

关节的运动主要表现为围绕某一关节的运动轴所产生的运动。大多数关节沿 3 个互相垂直的轴运动。

1. 屈和伸 当关节沿冠状轴运动，两骨之间角度减小，称为屈；相反时，称为伸。但膝关节以下的运动环节相反，足尖上抬、足背向小腿前面靠拢为踝关节的伸，称背屈，反之为踝关节的屈，称跖屈。

2. 外展和内收 当关节沿矢状轴运动，使运动骨远离正中矢状面的方向运动，称为外展；相反时，称为内收。

3. 旋转 运动骨围绕垂直轴进行旋转，骨的前面转向内侧称旋内，转向外侧称旋外。在前臂，手背转向前方的运动称旋前，手背转向后方的运动称旋后。

4. 环转 以关节的中心为轴心，运动骨的近端在原位转动，远端做圆周运动，称为环转运动，实际上是屈、展、伸、收依次结合的连续动作。

第二节 中轴骨的连结

中轴骨的连结包括躯干骨的连结和颅骨的连结。

一、躯干骨的连结

躯干骨的连结包括椎骨、骶骨及尾骨间连结形成的脊柱和胸椎、肋及胸骨连结形成的

胸廓。

（一）脊柱

成人脊柱由 7 块颈椎、12 块胸椎、5 块腰椎、1 块骶骨和 1 块尾骨及其之间的骨连结共同组成，构成人体的中轴。

1. 椎骨间的连结 主要有软骨、韧带和关节。可分为椎体间的连结和椎弓间的连结。

（1）椎体间的连结

椎间盘（intervertebral discs）：位于相邻两椎体之间的纤维软骨盘，成人有 23 个椎间盘。椎间盘由两部分构成（图 2-3），周围部称纤维环，由同心圆状排列的纤维软骨构成，紧密连接两个相邻的椎体；椎间盘的中央部称髓核，是柔软而富有弹性的胶状物。椎间盘既坚韧又富有弹性，可承受压力，吸收震荡，牢固连结椎体，具有"弹性垫"缓冲作用。椎间盘厚薄不一，腰部最厚，颈部次之，故腰、颈部脊柱活动度较大。过度的劳损、体位骤变、猛烈弯腰时，可引起纤维环破裂，使髓核向纤维环外突出，突入椎管或椎间孔，压迫脊髓或脊神经，形成椎间盘突出症，是成人常见的腰腿痛病因之一。

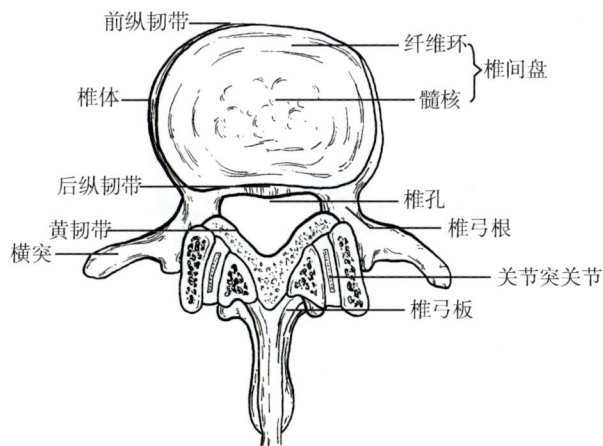

图 2-3 椎间盘（上面观）

前纵韧带：附着于各椎体和椎间盘的前面，宽而坚韧，可防止脊柱过度后伸和椎间盘前脱（图 2-3，图 2-4）。

后纵韧带：附着于各椎体和椎间盘的后面，参与构成椎管前壁，可防止脊柱过度前屈和椎间盘向后突出（图 2-3）。

（2）椎弓间的连结（图 2-4）

黄韧带：是连结相邻两椎弓板之间的黄色弹性纤维，坚韧而富有弹性，参与构成椎管后壁，并限制脊柱过度前屈。

棘间韧带：连结相邻两棘突之间，由致密结缔组织组成，有限制脊柱前屈的作用。

棘上韧带和项韧带：棘上韧带起自第 7 颈椎棘突，向上移行为项韧带，向下连于胸、腰、骶椎各棘突末端，由弹性纤维构成。前方与棘间韧带相融合，有限制脊柱前屈的作用。项韧带连接在枕外隆突与 6 个颈椎棘突末端之间，呈三角形。

关节突关节：由相邻椎骨的上、下关节突的关节面构成。

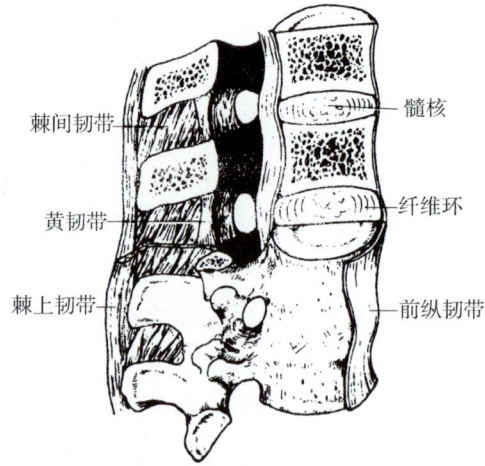

图2-4　椎骨间的连结

（3）特殊椎骨的连结　有寰椎与枕骨之间的寰枕关节及寰椎与枢椎之间的寰枢关节，这两个关节与头部运动有关。

2. 脊柱的整体观及其运动（图2-5）

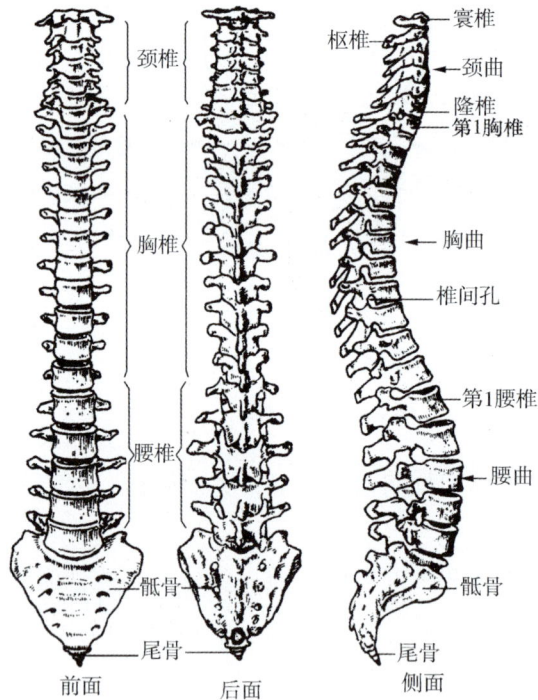

图2-5　脊柱

脊柱的长度与性别、年龄、姿势等有关。

（1）脊柱前面观　椎体从上向下逐渐增大，至骶骨耳状面以下，由于重力转移传至下肢，所以骶、尾骨椎体又逐渐变小。

（2）脊柱后面观　各部椎骨的棘突连贯成纵嵴，位于背部正中线上。颈椎棘突短呈水平位，但第7颈椎棘突长而突出；胸椎棘突细长斜向后下方呈叠瓦状；腰椎棘突呈宽板状，水平向后，间隙较宽，故临床上常选腰部做腰椎穿刺术。

（3）脊柱侧面观 成人脊柱有颈、胸、腰、骶四个生理性弯曲。其中颈曲和腰曲凸向前，为出生后代偿性弯曲；胸曲和骶曲凸向后，在胚胎时已形成。脊柱的生理性弯曲可保护脑和脊髓以及胸腹腔脏器，对维持人体的重心稳定和减轻震荡具有重要作用。

（4）脊柱的运动 脊柱可做屈、伸、侧屈、旋转和环转等运动。运动幅度较大的部位在下颈部和下腰部，故临床上脊柱损伤也多见于这两处。

（二）胸廓

胸廓由 12 块胸椎、12 对肋、1 块胸骨及之间的连结共同构成（图 2-6）。

1. 胸廓的连结 肋的后端与胸椎构成肋椎关节。肋的前端：上 7 对肋以肋软骨与胸骨肋切迹构成连结；第 8~10 对肋的前端借肋软骨依次与上位肋软骨相连形成肋弓；第 11 和第 12 对肋的前端游离于腹肌中，不与胸骨相连。

2. 胸廓的整体观 胸廓有四壁两口。四壁即前壁、后壁和左、右侧壁，两口即上、下两口。胸廓上口较狭小，由胸骨柄上缘、第 1 肋和第 1 胸椎体共同围成，是胸腔和颈部的通道。胸廓下口宽阔，由第 12 胸椎、第 11 与第 12 对肋前端、肋弓和剑突共同围成。相邻两肋之间的间隙称为肋间隙。两侧肋弓之间的夹角称胸骨下角。

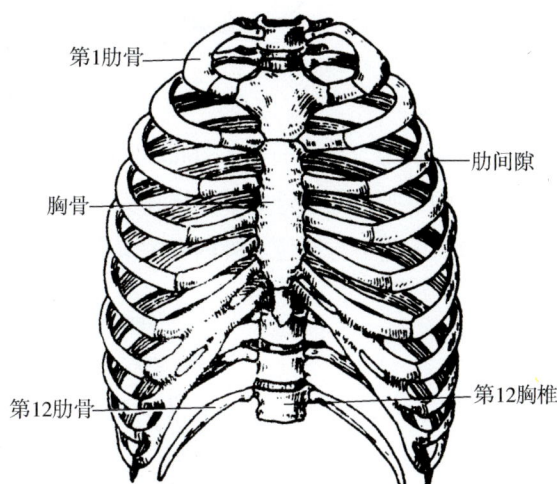

图 2-6 胸廓（前面）

3. 胸廓的运动 胸廓主要参与呼吸运动，吸气时，在肌作用下，肋的前部抬高，伴以胸骨上升，从而加大胸廓前后径。肋上抬时，肋体向外扩展，加大胸廓横径，使胸腔容积增大。呼气时正好相反。

知识链接

胸廓形状的变化

胸廓的形状、大小因年龄、性别、营养等情况而不同。新生儿胸廓呈桶状，随年龄及呼吸运动，横径渐增大。成人胸廓近似圆锥形，横径较长，前后径较短，上部狭小，下部宽阔。成年女性的胸廓较男性略圆而短；经常进行体育锻炼的人，胸廓较为宽阔。佝偻病儿童胸廓前后增大，胸骨突出，表现为"鸡胸"。肺气肿患者胸廓各径都增大表现为"桶状胸"。

二、颅骨的连结

颅顶各骨之间多借缝相连，有矢状缝、冠状缝、人字缝等。新生儿颅顶各骨尚未完全发育，骨与骨之间的间隙由结缔组织封闭，将间隙称为颅囟（图 2-7）。主要有位于矢状缝与冠状缝交汇处的前囟和位于矢状缝与人字缝交汇处的后囟。颅底部分骨具有软骨连结，随着年龄的增长，缝和软骨连结可转化成骨性结合。

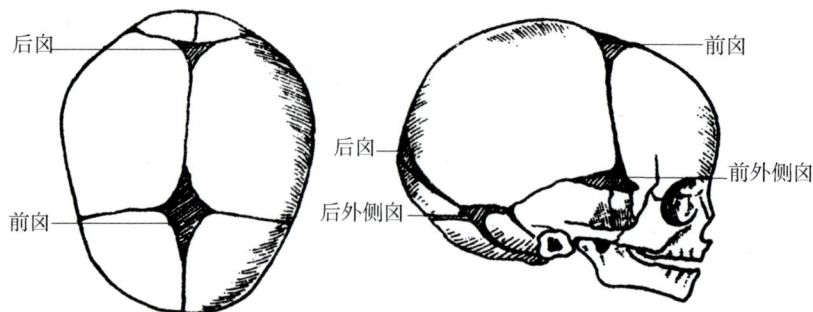

图2-7　新生儿颅

颞下颌关节（temporomandibular joint），也称下颌关节，是颅骨连结中唯一可动的滑膜关节。由下颌骨的下颌头与颞骨的下颌窝和关节结节构成（图2-8）。关节囊松弛，前下部较薄弱，故下颌关节易向前下方脱位。囊内有关节盘，将关节腔分为上、下两部分。

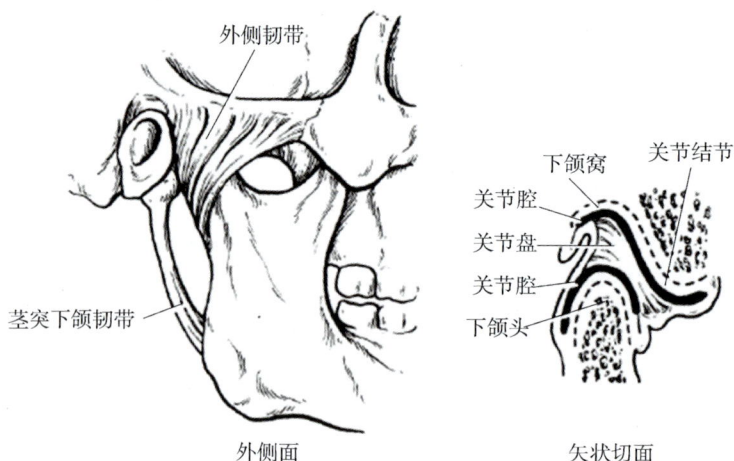

图2-8　颞下颌关节（右侧）

颞下颌关节两侧必须同时运动。此关节能做下颌骨上提与下降（闭口与张口）、前进与后退以及侧方运动。张口时下颌体下降，下颌头和关节盘向前运动，至关节结节下方，对于个别关节囊过分松弛的人，当张口过大，下颌头可滑至关节结节前方而不能退回，造成下颌关节脱位，口不能闭合。

📋 知识链接

囟的闭合时间

前囟在生后1~2岁闭合，后囟在生后不久就闭合。护理婴幼儿时需注意，囟门闭合的早、迟是衡量颅骨发育的重要指标。闭合过早或过迟均需考虑为生长发育异常的表现。囟门早闭时，须测量其头围大小，如果头围大小低于正常值，需进一步确定是否脑部发育不良；囟门迟闭多见于佝偻病、脑积水、呆小症等情况。

第三节 四肢骨的连结

一、上肢骨的连结

上肢骨的连结包括上肢带骨的连结和自由上肢骨的连结。

（一）上肢带骨的连结

1. 胸锁关节 是上肢骨与躯干骨连结的唯一关节。由胸骨的锁切迹及第一肋软骨的上面和锁骨的胸骨端构成。关节囊坚韧，内有关节盘，囊外有韧带加强。属微动关节，活动度小。

2. 肩锁关节 由肩胛骨的肩峰与锁骨的肩峰端构成。关节囊外有韧带加强。该关节活动范围很小，是肩胛骨活动的支点。

（二）自由上肢骨的连结

1. 肩关节（shoulder joint） 由肱骨头与肩胛骨的关节盂构成（图2-9）。肱骨头大，关节盂浅而小，关节囊薄而松弛，肩关节运动幅度大，但稳固性较低。加固肩关节的辅助结构主要有关节唇、韧带和肌腱。关节囊内有肱二头肌长头腱通过。囊的前、上、后方有肌肉加强，下壁最为薄弱，肩关节脱位时，肱骨头常由此脱出。

肩关节是全身最灵活的关节，能做屈、伸、收、展、旋内、旋外和环转运动。

2. 肘关节（elbow joint） 由肱骨下端与桡、尺骨上端构成，它包括三个关节（图2-10）。

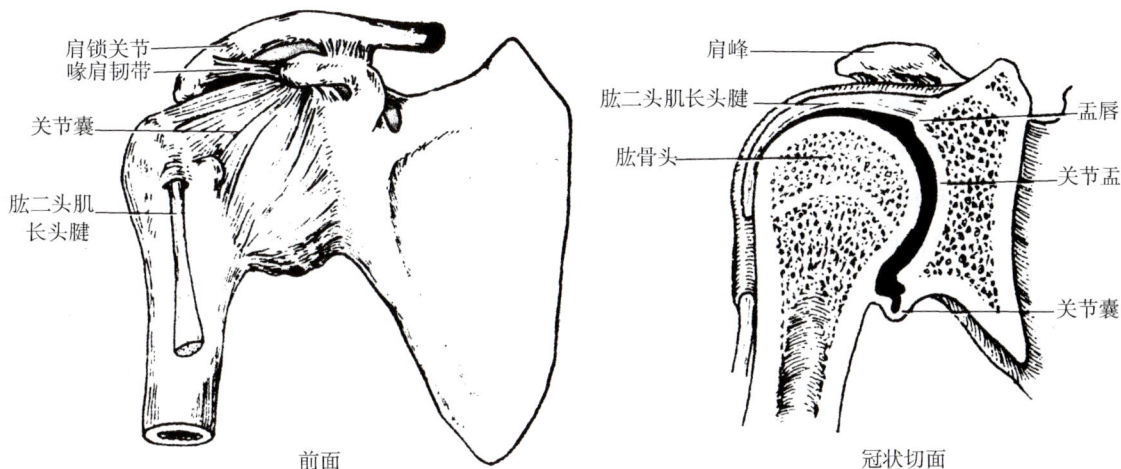

图2-9 肩关节

（1）**肱尺关节** 由肱骨滑车与尺骨滑车切迹构成。

（2）**肱桡关节** 由肱骨小头与桡骨头关节凹构成。

（3）**桡尺近侧关节** 由桡骨环状关节面与尺骨桡切迹构成。

这三个关节包在同一个关节囊内，关节囊的前、后壁薄而松弛，后壁最弱，故尺、桡骨易向后方脱位。加固肘关节的韧带有三条：桡侧副韧带、尺侧副韧带及在桡骨头周围的桡骨环状韧带，环状韧带可防止桡骨头脱出。幼儿桡骨头尚在发育中，环状韧带松弛，前

性通道。两侧耻骨下支和坐骨支形成耻骨弓，其间的夹角称为耻骨下角。

（2）骨盆的性别差异　在人的全身骨骼中，男、女骨盆的性别差异最为显著。这与骨盆功能有关，虽然骨盆的主要功能是运动，但女性骨盆还要适合分娩的需要。从青春期开始，男、女骨盆的形态出现一定的性别差异。女性骨盆外形短而宽，骨盆上口近似圆形，较宽大，骨盆下口和耻骨下角较大，女性耻骨下角可达90°～100°，男性则为70°～75°（图2－13）。

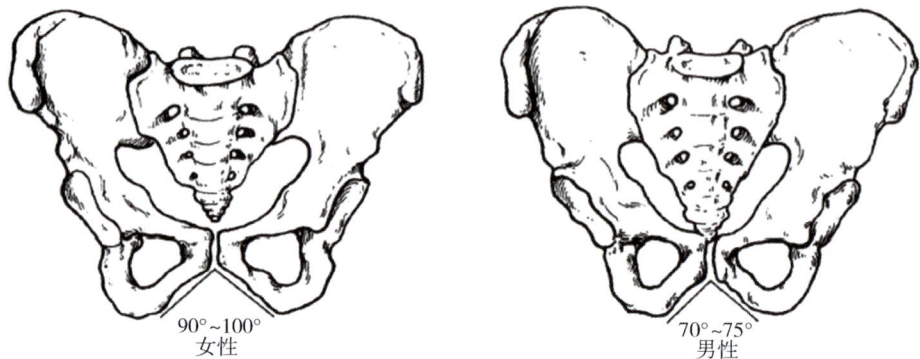

图2－13　骨盆的性别差异

（二）自由下肢骨的连结

1. 髋关节（hip joint）　由髋臼和股骨头构成（图2－14）。其结构特点是：髋臼窝

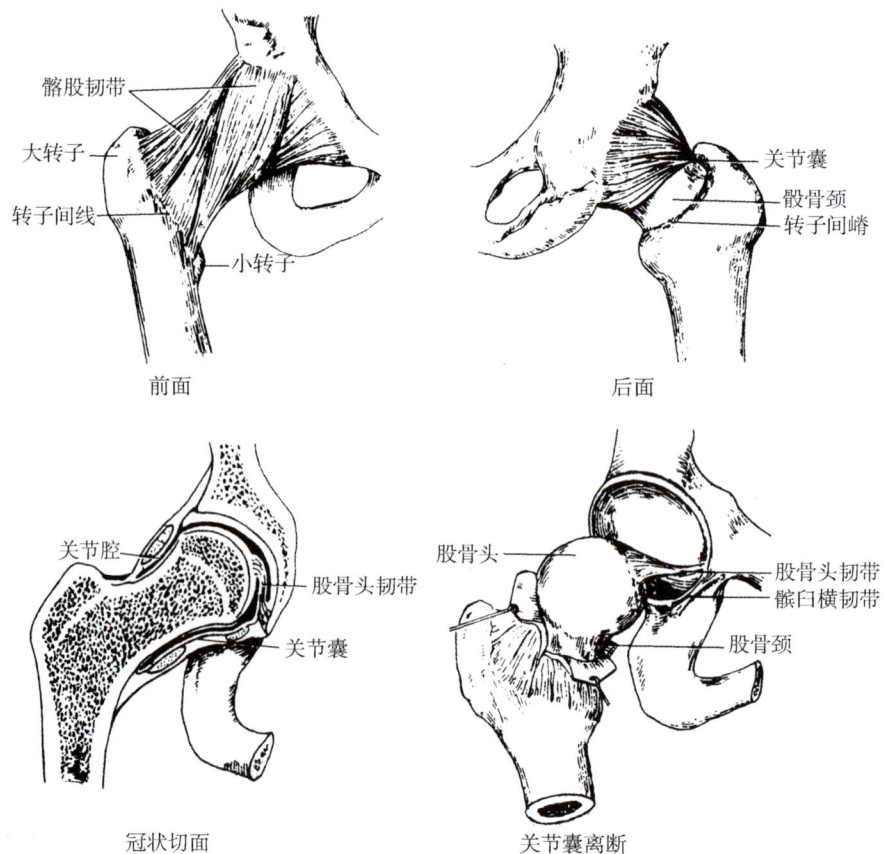

图2－14　髋关节

深，股骨头圆，几乎全部纳入髋臼内。关节囊厚而坚韧，股骨颈除后外侧 1/3 外，其余全部包被在关节囊内。因此，股骨颈骨折有囊内、囊外之分。关节囊的前、后及上壁均有韧带加强，唯有下壁较薄弱，故股骨头脱位常发生在此处。此外，关节腔内有股骨头韧带，连于股骨头和髋臼之间，内含营养股骨头的血管。髋关节可做屈、伸、收、展、旋内、旋外和环转运动，但其运动幅度远不及肩关节。

2. 膝关节（knee joint）　是人体最大、最复杂的关节。由股骨下端、胫骨上端和髌骨构成（图 2 - 15）。

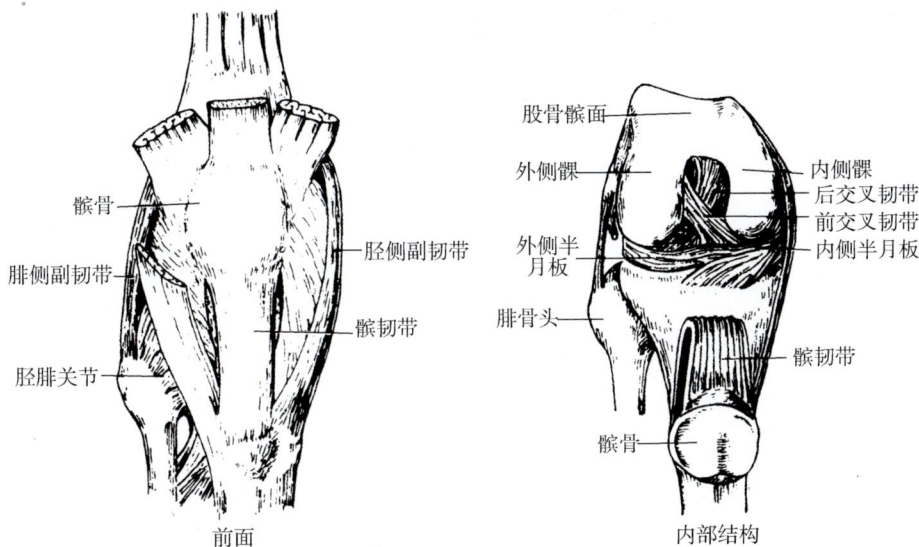

图 2 - 15　膝关节

其特点是：关节囊薄而松弛，前壁有髌韧带加强，两侧有胫侧副韧带和腓侧副韧带加强。其关节腔内有前、后交叉韧带和内、外侧半月板。前、后交叉韧带可防止胫骨前后移位，内、外侧半月板可增强关节的灵活性和稳定性。膝关节主要做屈、伸运动，在半屈位时可做轻微的旋内和旋外运动。

3. 胫腓骨的连结　胫、腓两骨的连结紧密，上端由胫骨与腓骨头的关节面构成微动的胫腓关节，两骨骨干之间有小腿骨间膜，下端借韧带构成连结，故小腿两骨间活动度极小。必要时可以部分切除腓骨，术后不影响小腿功能。

4. 足骨的连结　包括距小腿关节、跗骨间关节、跗跖关节、跖趾关节和趾骨间关节（图 2 - 16）。

（1）距小腿关节（talocrural joint）　又称踝关节，由胫骨下端、腓骨下端和距骨构成。其关节囊前、后壁松弛，两侧有韧带加强，内侧韧带较坚韧，外侧韧带较薄弱。当足跖屈并过度内翻时，易发生踝关节扭伤。距小腿关节主要可做背屈和跖屈的运动。在踝关节高度跖屈时，还可做轻度的侧方运动。

除上述关节外还有跗骨间关节、跗跖关节、跖趾关节和趾骨间关节。前两个关节运动幅度较小，后两个关节可做屈、伸运动。

（2）足弓　跗骨和跖骨借关节和韧带紧密相连，形成凸向上的弓形，称足弓（图 2 - 17）。能保持人体站立时的稳定，具有弹性，缓冲震荡，保护足底血管、神经。如果维持足弓的结构发育不良或损伤，便可造成足弓塌陷，形成扁平足。

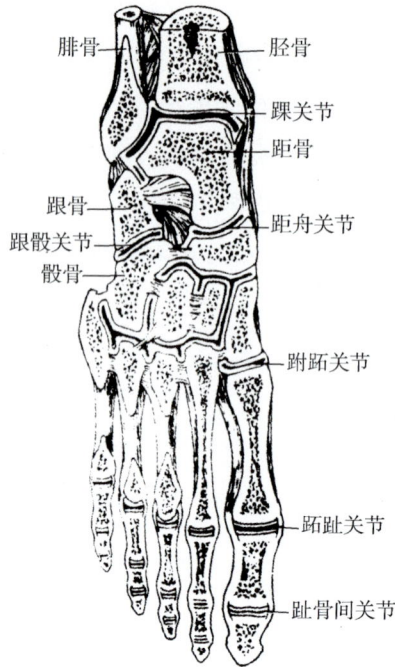

图 2 – 16 足骨的连结

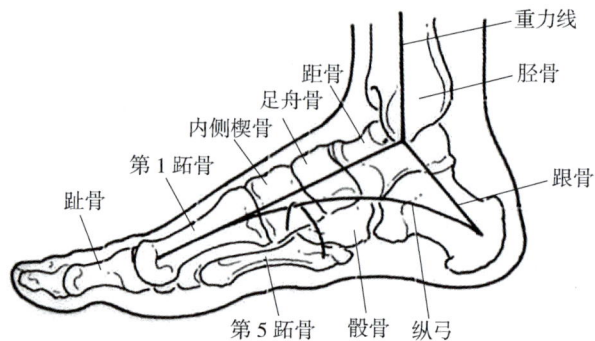

图 2 – 17 足弓

知识拓展

骨盆外测量的解剖学基础

临床产科将女性小骨盆称为骨产道，是胎儿自然分娩的必经途径，是产道的最重要组成部分。利用对大骨盆某些骨性标志进行的测量来判断、估计小骨盆对分娩的影响，这种操作称为骨盆外测量。主要测量的径线有：骨盆入口前后径（耻骨联合上缘中点至骶岬上缘中点的连线）；骨盆入口横径（左右弓状线间的最大距离）；骨盆出口前后径（耻骨联合下缘至骶尾关节之间的距离）；骨盆出口横径（两坐骨结节内缘之间的距离）等。

思 考 题

扫码"练一练"

1. 简述关节的基本结构。

2. 简述脊柱是如何组成的，其形态和功能如何？

3. 从颞下颌关节的解剖知识解释为什么"笑得合不拢嘴"？

4. 分别简述肩关节、肘关节、髋关节、膝关节的构成、结构特点及运动。

5. 骨盆的界线由哪些结构组成？

6. 请列表说明男女性骨盆的主要区别。

7. 为什么踝关节扭伤易发生于人们走下坡路时？

（汲 军）

肌　学

学习目标

1. 全身肌的分类、构造及辅助结构。
2. 胸锁乳突肌、斜方肌、背阔肌、竖脊肌、胸大肌、膈肌、肱二头肌、臀大肌、股四头肌、腓肠肌的起止点及作用。
3. 腹外侧肌的名称、肌纤维走向和作用。

第一节　概　述

　　人体运动系统的肌属骨骼肌，约有 600 余块，占体重的 40% 左右。每一块肌都是一个器官，都有一定的形态、结构和功能，并有丰富的血管、淋巴管分布和神经支配。全身的骨骼肌按所在部位可分为头肌、颈肌、躯干肌、上肢肌和下肢肌。

一、肌的形态和构造

（一）肌的形态

肌的形态可分为四类（图 3 - 1）。

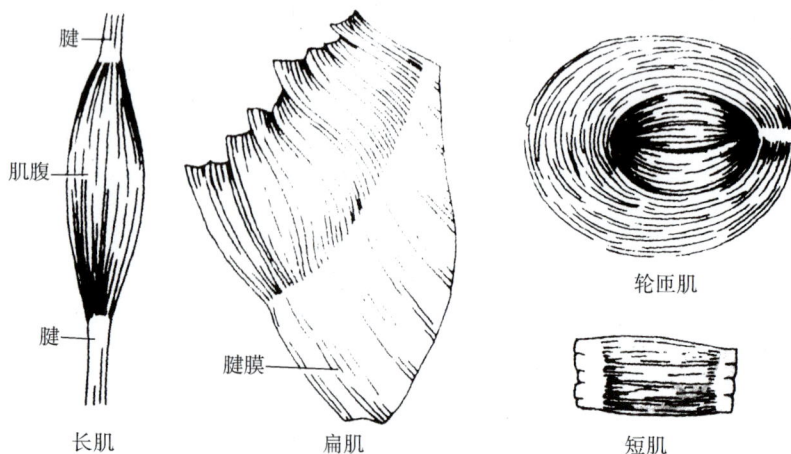

图 3 - 1　肌的形态

1. 长肌　呈梭形，收缩时可产生较大幅度的运动，主要分布于四肢。

2. 短肌　较短小，主要分布于躯干深层。

3. 扁肌　又称阔肌，呈片状，主要分布于胸、腹壁浅层，除运动外还兼有保护内脏的作用。

4. 轮匝肌　呈环形，分布于孔、裂周围，收缩时关闭孔、裂。

（二）肌的构造

每块骨骼肌包括肌腹和肌腱两部分，肌腹由骨骼肌纤维组成，具有收缩功能，肌腱由致密结缔组织组成，主要起附着作用。阔肌的腱成膜状，称腱膜。

二、肌的起止和配布

（一）肌的起止点

骨骼肌通常附着于两块或两块以上的骨，中间跨过一个或多个关节。肌在固定骨上的附着点，称为起点又称定点；肌在移动骨上的附着点，称为止点又称动点。固定点和移动点是相对的，在一定条件下可以互相转化（图 3 - 2）。

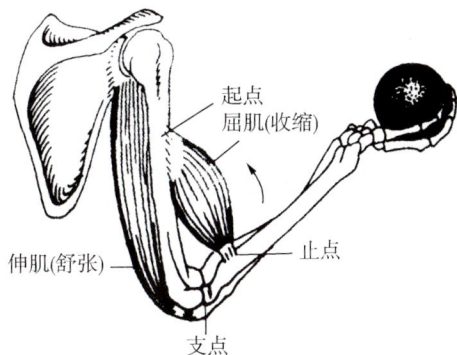

图 3 - 2　肌的附着和作用示意图

（二）肌的配布

肌大多配布在关节周围，与关节运动密切相关，其规律是：在一个运动轴的相对侧有两群作用相反的肌，互称拮抗肌；而在运动轴同一侧作用相同的肌称为协同肌。在神经系统的支配调节下，拮抗肌和协同肌彼此协调，共同完成各种动作。

三、肌的辅助结构

肌周围的结缔组织形成某些辅助结构，包括筋膜、滑膜囊和腱鞘。

（一）筋膜

筋膜（fascia）可分为浅筋膜和深筋膜两种（图 3 - 3）。

1. 浅筋膜（superficial fascia）　又称皮下组织或皮下筋膜，位于皮肤深面，由疏松结缔组织构成。内含脂肪、血

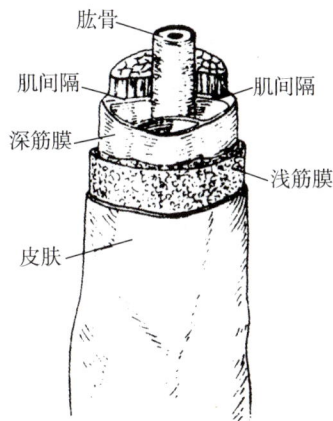

图 3 - 3　肌的筋膜

收缩使头向后仰。

（二）深群

深群的斜角肌包括前斜角肌、中斜角肌、后斜角肌，位于颈部的两侧（图3-8）。前斜角肌、中斜角肌与第1肋之间的三角形间隙称为斜角肌间隙（scalene fissure），内有锁骨下动脉和臂丛通过。

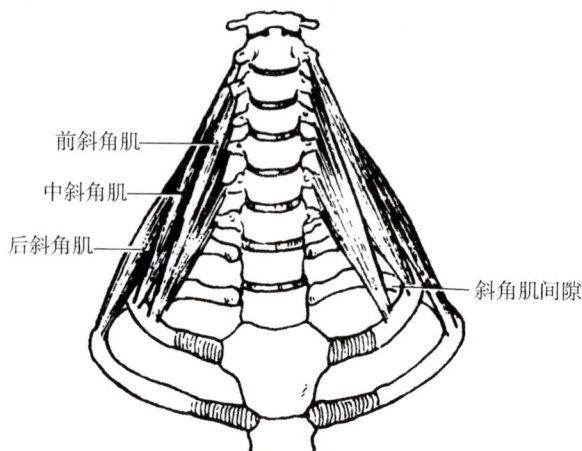

图3-8 斜角肌和斜角肌间隙

第三节 躯干肌

躯干肌包括背肌、胸肌、膈、腹肌和会阴肌。

一、背肌

背肌位于躯干的背侧，分浅、深两群（图3-9）。

（一）浅群肌

1. 斜方肌（trapezius） 位于项、背上部。起自上项线、枕外隆凸、项韧带、第7颈椎和全部胸椎棘突，止于锁骨外侧1/3、肩峰和肩胛冈。该肌收缩时，可使肩胛骨向脊柱靠拢；如肩胛骨固定，两侧同时收缩可使头后仰。

2. 背阔肌（latissimus dorsi） 位于背下部和胸侧部，为全身最大的扁肌。起自下6个胸椎的棘突、全部腰椎的棘突、骶正中嵴和髂嵴后份，止于肱骨小结节嵴。收缩时可使臂内收、旋内和后伸。当上肢固定时，可引体向上。

（二）深群肌

主要有竖脊肌（erector spmae），又称骶棘肌，为

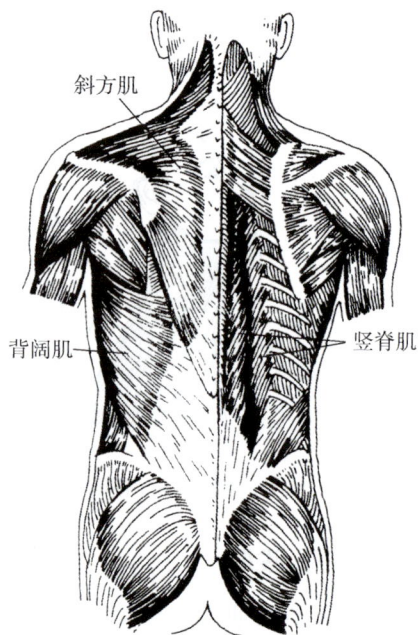

图3-9 背肌

背肌中最长最大的肌，此肌对维持人体直立姿势起重要作用。两侧同时收缩，可使脊柱后伸和仰头；一侧收缩使脊柱侧屈。

知识链接

听诊三角

　　斜方肌的外下缘，肩胛骨脊柱缘，背阔肌上缘之间围成的一个三角形区域，临床称听诊三角，又称肩胛旁三角。三角的底为脂肪组织、深筋膜和第6肋间隙，表面覆以皮肤和浅筋膜，是背部听诊呼吸音最清楚的部位。当肩胛骨向前、外移位时，该三角范围会扩大。

二、胸肌

胸肌分为胸上肢肌和胸固有肌两部分（图3-10）。主要有胸大肌、胸小肌、前锯肌、肋间外肌和肋间内肌。

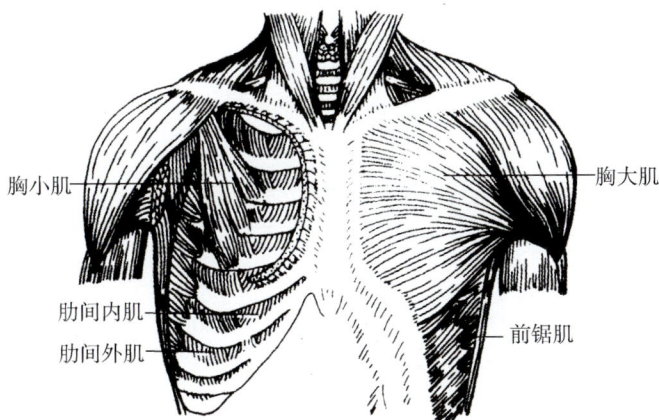

图3-10　胸肌

（一）胸大肌

胸大肌（pectoralis major）位于胸前壁浅层，宽而厚。起自锁骨内侧半、胸骨和第1~6肋软骨，止于肱骨大结节嵴作用：使臂前屈、内收和旋内，并可提肋助深吸气。

（二）胸小肌

胸小肌（ectoralis minor）位于胸大肌深面，呈三角形，胸小肌起自第3~5肋，止于肩胛骨的喙突。胸小肌收缩，牵拉肩胛骨向前下方。

（三）前锯肌

前锯肌（erratus anterior）位于胸廓前外侧壁，起自上8个肋骨的外面，止于肩胛骨内侧缘和下角（图3-11）。作用：使肩胛骨向前紧贴胸廓；助臂上举。此肌瘫痪时，肩胛骨内侧缘翘起，称为"翼状肩"。

（四）肋间外肌和肋间内肌

肋间外肌（intercostales externi）和肋间内肌（intercostales interni）协助呼吸。

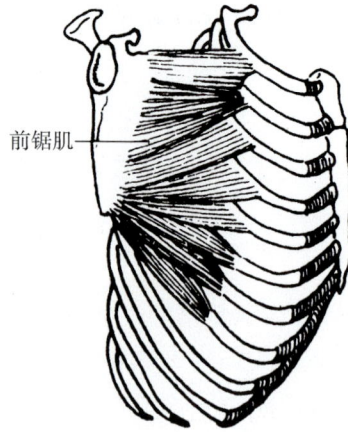

图 3 - 11　前锯肌

三、膈

膈（iaphragm）位于胸、腹腔之间，为一块向上膨隆的穹隆状宽阔扁肌。膈一肌束起自胸廓下口和腰椎体前面，止于中心腱。膈分为周围部和中央部。周围部是骨骼肌纤维构成的肌性部，中央部是致密结缔组织构成的腱膜称为中心腱。膈附着在椎体前面的部分称膈脚（图 3 - 12）。

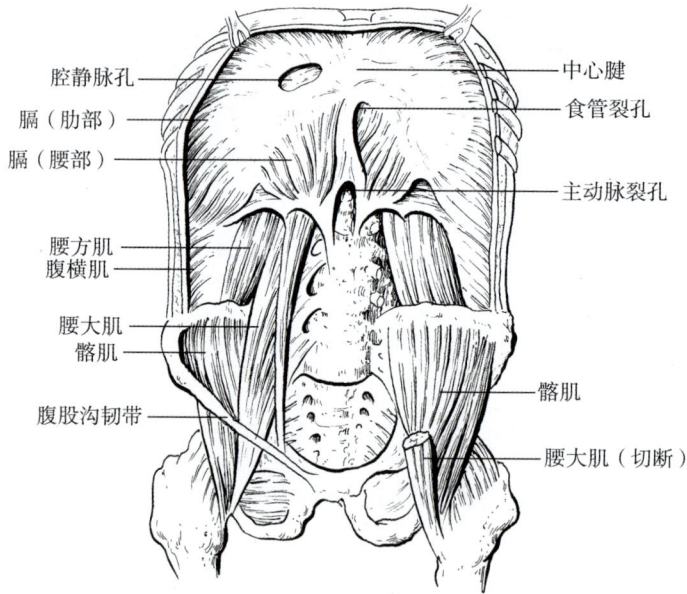

图 3 - 12　膈和腹后壁肌

膈有三个裂孔：主动脉裂孔（aortic hiatus），位于第 12 胸椎前方，由左、右膈脚与脊柱共同围成，有主动脉和胸导管通过；食管裂孔（esophageal hiatus），位于主动脉裂孔的左前上方，约平第 10 胸椎水平，内有食管和迷走神经通过；腔静脉孔（vena caval foramen），位于食管裂孔的右前上方的中心腱上，约平第 8 胸椎水平，有下腔静脉通过。

膈是重要的呼吸肌，收缩时膈的中心腱下降，胸腔容积扩大助吸气；舒张时膈的中心腱上升，胸腔容积缩小助呼气。膈与腹肌联合收缩，能增加腹内压，协助排便、呕吐、咳嗽、分娩等活动。

膈疝

膈疝是内疝的一种，是指腹腔时间脏器等通过膈肌异位移动到胸腔内的疾病状态。可分为膈疝与非创伤性膈疝。非创伤性膈疝中最常见者为食管裂孔疝、胸腹裂孔疝、胸骨旁疝和膈缺如等。食管裂孔疝是膈疝中最常见者，达90％以上。形成食管裂孔疝的病因尚有争议，少数发病于幼年的患者有先天性发育障碍的因素，但近年来多认为后天性因素是主要的，与肥胖及慢性腹内压力升高有关。

四、腹肌

腹肌（uscles of abdomen）于胸廓和骨盆之间，分为前外侧群和后群两部分。

（一）前外侧群

前外侧群构成腹腔的前外侧壁（图3-13），包括腹直肌、腹外斜肌、腹内斜肌和腹横肌。

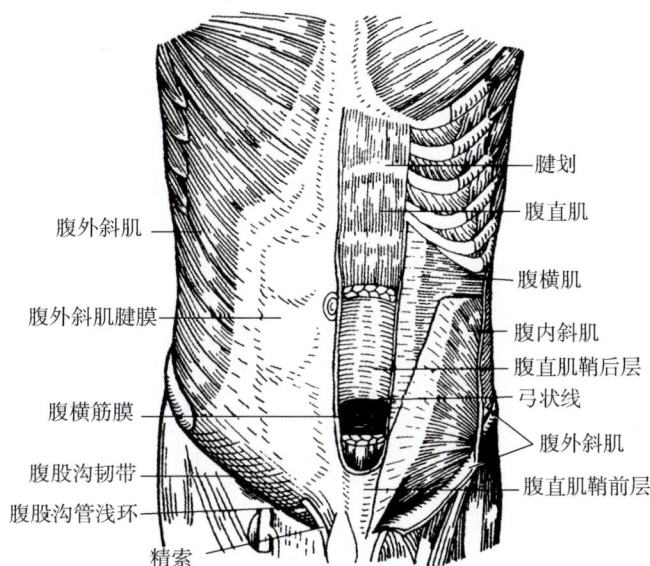

图3-13 腹前外侧壁肌群

1. 腹直肌（ectus abdominis） 呈带状，位于腹前壁正中线两侧的腹直肌鞘内，有3~4条腱划，能使身体前屈或收腹。

2. 腹外斜肌（bliquus externus abdomini） 为扁肌，位于腹直肌的外侧，腹前外侧壁浅层。腹外斜肌的肌束在腹直肌的外侧移行为腹外斜肌腱膜，构成腹直肌鞘的前层，并在腹前壁正中参与形成腹白线。腱膜的下缘卷曲增厚，连于髂前上棘与耻骨结节之间称为腹股沟韧带（nguinal ligament）在耻骨结节的外上方，腹外斜肌腱膜形成一三角形裂孔，称为腹股沟管皮下环。

3. 腹内斜肌（bliquus internus abdominis） 为扁肌，位于腹外斜肌的深面。腹内斜肌的肌束在腹直肌的外侧缘移行为腹内斜肌腱膜，分两层，参与构成腹直肌鞘的前层和后层，并在腹前壁正中参与形成腹白线。

4. 腹横肌（ransversus abdomilus）　为扁肌，位于腹内斜肌的深面。腹横肌的腱膜在腹直肌的外侧缘移行为腹横肌腱膜，参与构成腹直肌鞘的后层，并在腹前壁正中参与形成腹白线。

腹内斜肌和腹横肌共同形成三种结构：二者下部均有少量的肌纤维随精索降入阴囊，形成提睾肌；二肌下缘肌纤维均呈弓状，构成弓状下缘；二肌腱膜的下内侧部共同参与构成腹股沟镰（联合腱）。

腹前外侧肌群的作用：保护腹腔脏器；降肋助呼气；与膈协同收缩，增加腹压，参与完　成咳嗽、呕吐、排便、分娩等生理功能；促进腹腔静脉血液回流；使脊柱前屈、侧屈和旋转。

（二）后群

后群有腰大肌和腰方肌（图3-12）。腰方肌位于腹后壁脊柱的两侧，起自髂嵴后部，向上止于第12肋和第1~4腰椎横突。收缩时能下降和固定第12肋，一侧收缩可使脊柱侧屈。腰大肌在下肢肌中叙述。

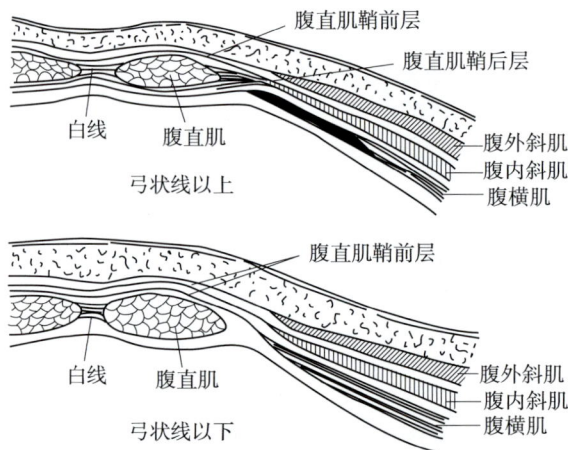

图3-14　腹直肌鞘

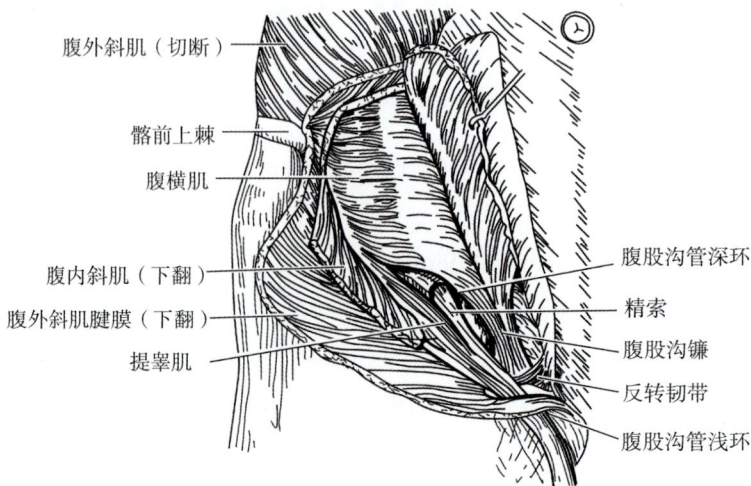

图3-15　腹股沟管

腹直肌鞘

腹直肌鞘（图3-14）裹腹直肌，前层有腹外斜肌腱膜与腹内斜肌腱膜的前层愈合而成，后层由腹内斜肌腱膜的后层与腹横肌腱膜愈合而成。

白线：位于腹前壁正中线上，上至剑突，下达耻骨联合。由两侧三层腹肌的腱膜交错编织而成。结构特点：坚韧缺乏血管，以脐为界，上部较宽达1~2cm，下部明显变窄，为结缔组织线。白线为临床上腹部切口的常选部位。

腹股沟管

腹股沟管（图3-15）位于腹股沟韧带内侧1/2的上方由外向内下斜行的肌肉筋膜间裂隙。长4~5cm，有精索或子宫圆韧带通过。腹股沟管内口为腹环，位于腹股沟韧带中点上方约1.5cm处；外口为腹股沟管浅环（皮下环）。

第四节 四肢肌

一、上肢肌

上肢肌按部位分为肩肌、臂肌、前臂肌和手肌。

（一）上肢带肌

肩肌配布于肩关节周围（图3-16）。有三角肌、冈上肌、冈下肌、小圆肌、大圆肌和肩胛下肌。三角肌（deltoid）肌束从前、后、外侧三面包围肩关节，三角肌的上、中2/3部在临床上可作为肌内注射的部位。

（二）臂肌

臂肌分为前群和后群（图3-17）。前群有三块肌分别为肱二头肌、喙肱肌、肱肌，后群有肱三头肌。

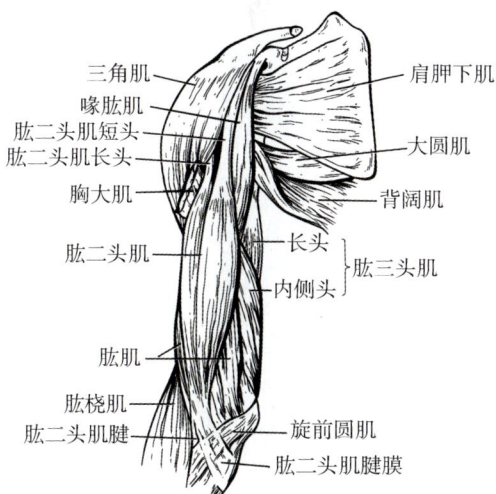

图3-16 肩肌和上臂肌前群

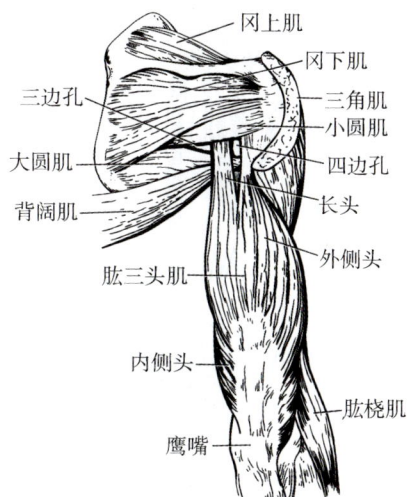

图3-17 肩肌和上臂肌后群

（1）臀大肌（gluteus maximus）　位于臀部浅层，略呈四边形，大而肥厚。是维持人体直立姿势的重要肌之一。臀大肌的外上部为临床肌内注射的常用部位。

（2）梨状肌（piriform）　此肌将坐骨大孔分隔成梨状肌上孔和梨状肌下孔，两孔内都有重要血管和神经通过。临床上进行臀肌肌内注射时，应注意准确定位，避免损伤血管和神经。

📋 知识链接

臀肌注射

臀肌注射时注意坐骨神经体表投影：自大转子尖至坐骨结节中点向下至腘窝。定位方法有两种：①十字法。从臀裂顶点向左或向左作一水平线，然后从髂嵴最高点作一垂直线，这样一侧臀部被划分成4个象限，其外上象限为注射部位，注意避开内角。②联线法。取髂前上棘与尾骨联线的外1/3处为注射部位。

（二）大腿肌

大腿肌配布于股骨周围，可分前群、内侧群和后群。

1. 前群　有缝匠肌和股四头肌（图3-25）。（1）缝匠肌（sartorius）　全身最长的肌，呈长扁带状，起自髂前上棘，经大腿前面斜向内下方，经膝关节内侧，止于胫骨上端的内侧面。缝匠肌收缩，可屈髋关节和屈膝关节（小腿）。

（2）股四头肌（quadriceps femoris）　全身体积最大的肌，位于股前部，股四头肌有4个头，分别称为股直肌、股内侧肌、股外侧肌和股中间肌，股直肌起自髂前下棘，其他均起自股骨，4个头合并，向下形成一个腱，包绕髌骨的前面和两侧，继而向下延续为髌韧带，止于胫骨粗隆。股四头肌收缩，可伸膝关节、股直肌还有屈髋关节的作用。当膝关节屈曲小腿自然下垂时，叩击髌韧带，可引出膝跳反射（小腿前伸）。

2. 内侧群　位于大腿内侧（图3-25）。内侧群共有5块肌，浅层自外侧向内侧依次为耻骨肌（pectineus）、长收肌（adductor magnus）和股薄肌（gracilis）；中层有位于长收肌深面的短收肌（adductor brevis）；深层有大收肌（adductor magnus），其中较重要的是长收肌和大收肌，内侧群肌起自坐骨和耻骨，大多止于股骨体后面，内侧群肌有内收髋关节的作用。

3. 后群　位于大腿后部。有3块肌，包括股二头肌、半腱肌和半膜肌（图3-26）。

（1）股二头肌（biceps femoris）　位于大腿后部外侧，股二头肌有长、短两个头，长头起自坐骨结节，短头起自股骨粗线，两头会合，以长腱止于腓骨头。

（2）半腱肌（semitendinosus）和半膜肌（semimembranosus）　位于大腿后部内侧，两肌均起自坐骨结节，向下止于胫骨上端的内侧面。大腿后群3块肌收缩，可伸髋关节和屈膝关节。

知识链接

股外侧肌注射

股外侧肌是股四头肌的四头中最宽厚者，位于大腿的外侧及后部，其内侧为股直肌和股中间肌。股外侧肌注射部位选择在大腿中段外侧7.5cm宽的范围内。2岁内的婴儿因臀肌不发达，首选股外侧肌注射。

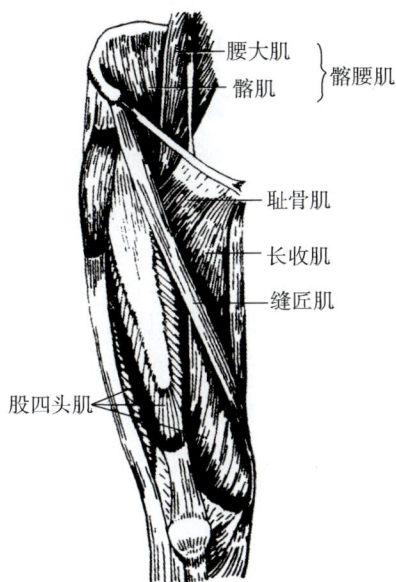

图 3-25 髋肌和大腿肌前群

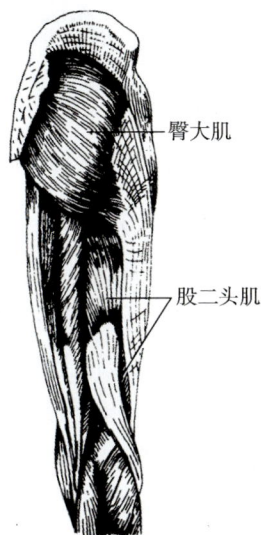

图 3-26 髋肌和大腿肌后群

（三）小腿肌

小腿肌配布于胫骨、腓骨周围，可分为前群、外侧群和后群。

1. 前群 位于小腿骨的前方，前群有三块肌，从内侧向外侧依次为胫骨前肌（tibialis anterior）、𧿹长伸肌（extensor hallucis longus）和趾长伸肌（extensor digitorum longus）（图 3-27），3块肌均起自胫、腓骨的上端和小腿骨间膜，下行经踝关节的前方到足背，胫骨前肌止于内侧楔骨和第1跖骨，𧿹长伸肌止于𧿹远节趾骨，趾长伸肌分成四条腱止于第2~5趾的中、远节趾骨底，小腿前群肌收缩，可伸踝关节（足背屈），此外，胫骨前肌可使足内翻。𧿹长伸肌能伸趾，趾长伸肌能伸第2~5趾。

2. 外侧群 位于腓骨的外侧，外侧群有2块肌，浅层为腓骨长肌（peroneus longus），深层为腓骨短肌（peroneus brevis）（图 3-28）。两肌均起自腓骨外侧面，其腱经过外踝后方到足底，腓骨长肌止于第1跖骨底，腓骨短肌止于第，5跖骨底，腓骨骨长肌和腓骨短肌收缩，可使足外翻和屈踝关节（足跖屈）。

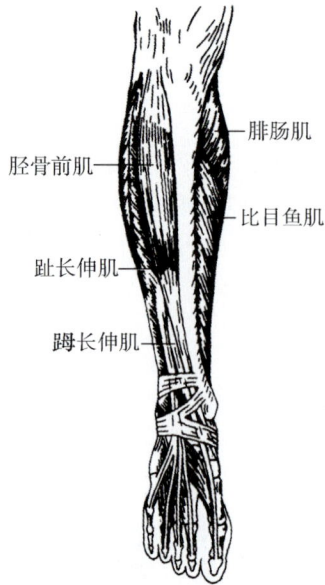

图 3 - 27　小腿肌前群

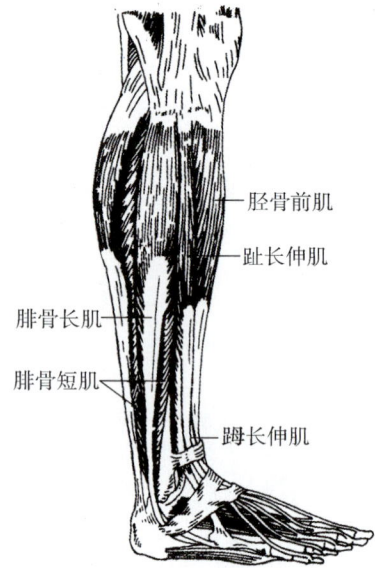

图 3 - 28　小腿肌外侧群

3. 后群　位于小腿骨后方,小腿肌后群分浅、深两层。

(1) 浅层　为小腿三头肌 (triceps surae) 由浅层的腓肠肌和深层的比目鱼肌合成 (图 3 - 29)。腓肠肌 (astrocnemius) 以内、外侧头起自股骨内、外侧髁的后面,比目鱼肌 (soleus) 起自胫、腓骨上端的后面,三个头会合,在小腿的上部形成膨隆的"小腿肚",向下续为跟腱,止于跟骨结节。小腿三头肌收缩,可屈踝关节 (足跖屈) 和屈膝关节,在站立时,能固定踝关节和膝关节,以防止身体向前倾斜。对维持人体直立姿势有重要作用。

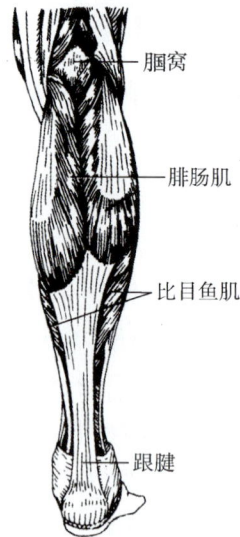

图 3 - 29　小腿肌后群浅层

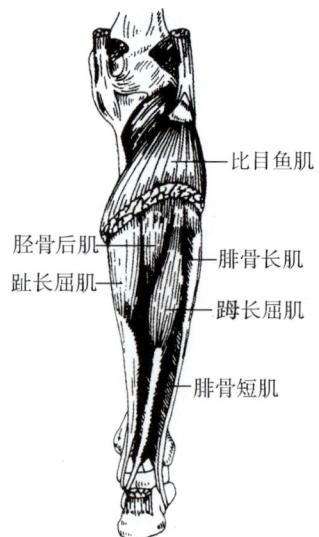

图 3 - 30　小腿肌后群深层

(2) 深层　有三块肌,由内侧向外侧依次为趾长屈肌 (flexor digitorum longus) 胫骨后肌 (tibialis posterior) 和跨长屈肌 (flexor hallucis longus) (图 3 - 30)。3 块肌都起自胫、腓骨后面和小腿骨间膜,向下移行为肌腱,经内踝后方到足底,胫骨后肌止于足舟骨,趾长屈肌分成 4 条腱,分别止于第 2 ~ 5 趾骨的远节趾骨,跨长屈肌止于跨。小腿后群深层的三块肌收缩,可屈踝关节跖屈。此外,胫骨后肌还能使足内翻,跨长屈肌和趾长屈肌还分别具有屈趾和屈第 2~5 趾的作用。

（四）足肌

足肌可分为足背肌和足底肌。

1. 足背肌　比较弱小，为伸趾和伸第 2~4 趾的小肌。

2. 足底肌　足底肌的配布情况和作用与手掌肌相似，也可分内侧群、中间群、外侧群三群，但没有对掌肌（图 3-31），足底肌主要有屈趾和维持足弓的作用。

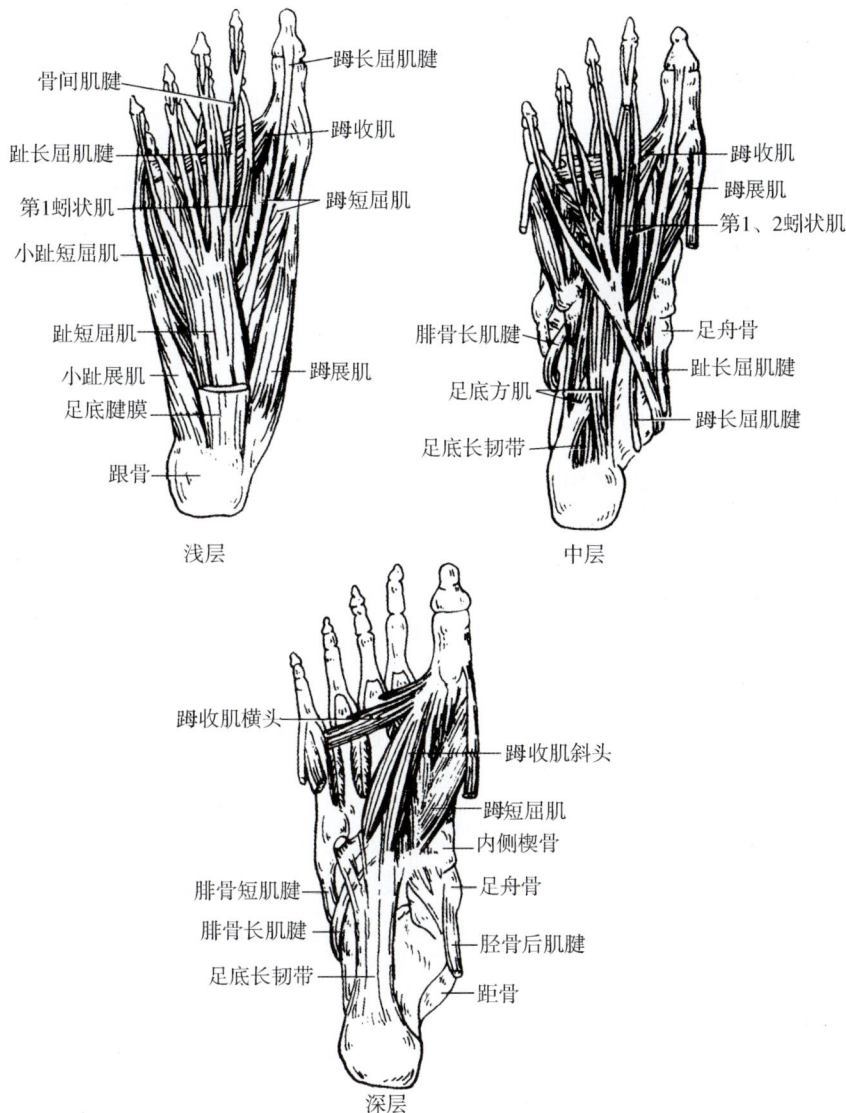

图 3-31　足底肌

思考题

1. 简述膈肌的三个孔的位置及通过的结构。
2. 参与呼吸运动的肌有哪些？主要肌和协同肌有哪些？
3. 简述腹肌的层次，腹直肌鞘、腹股沟管、白线的位置及组成。

（汲　军）

扫码"练一练"

第四章

常用的骨性和肌性标志

扫码"学一学"

扫码"看一看"

学习目标

1. 颧弓、翼点、胸骨角、肋弓、棘突、骶角、肩胛骨下角、坐骨结节、内踝和外踝的位置和意义。
2. 胸锁乳突肌、竖脊肌、三角肌、肱二头肌、臀大肌、小腿三头肌的位置。

通过观察和触摸人体表面常用的骨性、肌性标志，可准确判定体内某器官或结构的位置，对于准确指引查体、治疗以及护理技术操作，具有十分重要的应用价值。

一、常用骨性标志

（一）头颈部常用骨性标志

1. 颧弓（zygomatic arch） 是位于耳屏至眶下缘间的骨桥，为颌面部骨折的好发部位。

2. 翼点（pterion） 此区骨质薄弱，常形成 H 形的缝，其内面有脑膜中动脉的前支通过，因而外伤或骨折时容易损伤脑膜中动脉，引起颅内血肿而危及生命。

3. 乳突（mastoid process） 位于耳垂后方，乳突炎时常有压痛。

（二）胸部常用骨性标志

1. 胸骨角（sternal angle） 胸骨角两侧平对第 2 肋，体表易于触及，是计数肋的重要标志（图 4 - 1）。

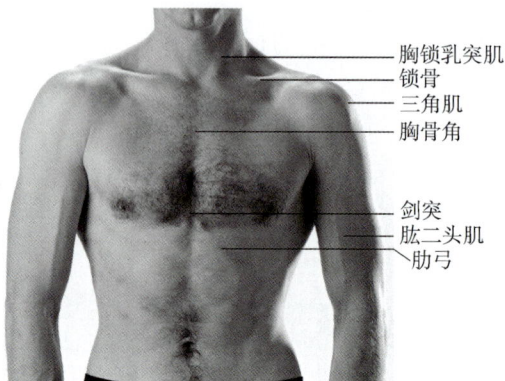

图 4 - 1　胸部表面标志

2. 肋弓（costal arch） 其最低点平对第 2~3 腰椎体之间，是临床上进行上腹部触诊时常用的标志。左、右肋弓与剑突之间的交角称左、右剑肋角，左剑肋角常作为心包穿刺部位（图 4-1）。

（三）背部常用骨性标志

1. 棘突（spinosus process） 第 7 颈椎棘突较长，常作为计数椎骨序数的标志。腰椎棘突呈板状，向后平伸，棘突间隙较大，是腰椎穿刺（第 3、4 腰椎或者第 4、5 腰椎）的部位。第 4 腰椎棘突平两侧髂嵴最高点的连线（图 4-2）。

2. 骶角（sacral cornu） 在骶管裂孔的两侧，第 5 骶椎下关节突向下的突起，是骶管麻醉进针的定位标志。

3. 肩胛骨下角（inferior angle of scapula） 两上肢自然下垂时平对第 7 肋或第 7 肋间隙，两侧肩胛骨下角的连线平对第 7 胸椎棘突（图 4-2）。

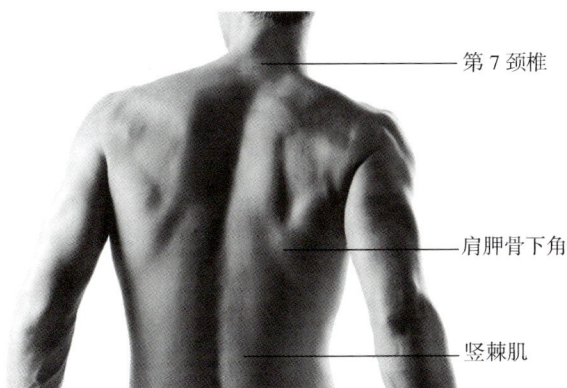

第 7 颈椎

肩胛骨下角

竖棘肌

图 4-2 背部表面标志

（四）上肢常用骨性标志

1. 肱骨内、外上髁和尺骨鹰嘴 三个突起在肘关节伸直时同一水平线上；三者当肘关节屈至 90°时形成一等腰三角形。如若肘关节脱位或肱骨髁上骨折，上述位置关系即发生改变。

2. 桡、尺骨茎突 桡骨茎突比尺骨茎突低约 1cm，这种位置关系可用于鉴别桡、尺骨下段是否骨折。

（五）下肢常用骨性标志

1. 坐骨结节 是产科测量骨盆径线的标志。在正常情况下，当人体侧卧、髋关节屈 90°~120°时，坐骨结节与髂前上棘的连线恰好通过大转子尖。当髋关节脱位或股骨颈骨折后，大转子尖即向此线上方或下方移位。

2. 内踝和外踝 内踝前方 1.0~1.5cm 处有大隐静脉通过，此处可作静脉穿刺。外踝比内踝略低且偏后。

二、常用肌性标志

1. 胸锁乳突肌 颈丛的浅皮支由该肌后缘中点附近浅出，此处是颈浅部浸润麻醉的阻滞点。胸锁乳突肌后缘与锁骨形成的夹角处向外 0.5~1.0cm，是锁骨下静脉锁骨上入路穿

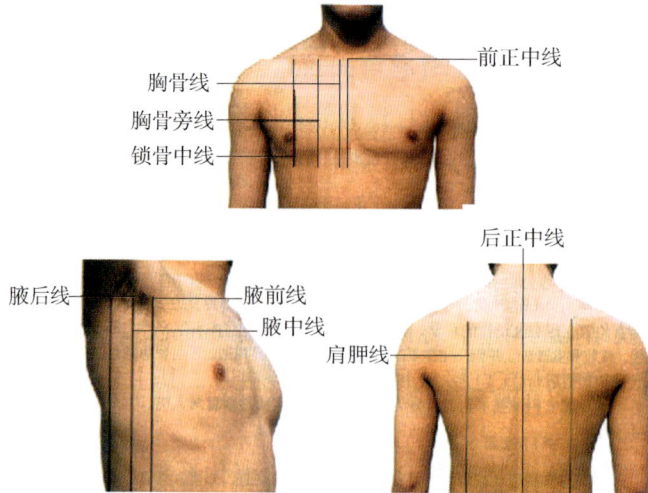

胸部的标志线

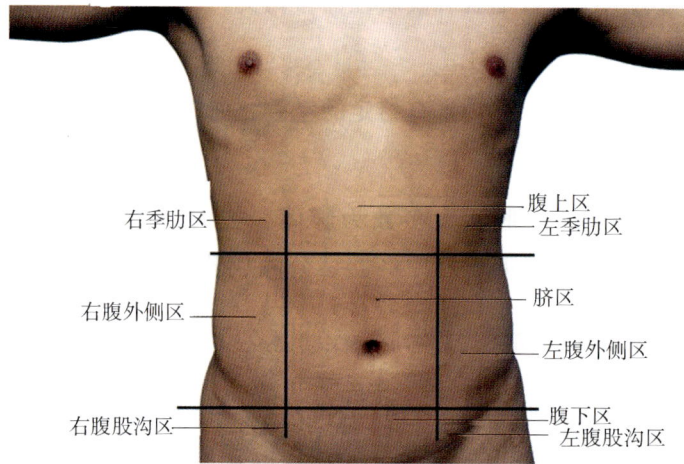

腹部分区

(二) 腹部的分区

通常采用九分法，即在腹部前面作两条横线和两条纵线对腹部进行分区。上横线为通过左、右肋弓最低点（第10肋的最低点）所做的水平线，下横线为通过两侧髂结节所做的水平线，两条横线将腹部分为腹上、中、下三部。两条纵线为通过左、右腹股沟韧带中点向上所做的垂线，纵线与横线相交，将腹部分成九个区：上腹部分成中间的腹上区和左、右季肋区；中腹部分成中间的脐区和左、右腹外侧区（腰区）；下腹部分成中间的腹下区（耻区）和左、右腹股沟区（髂区）。

此外，在临床工作中，有时也可采用四区法划分。通常以通过脐的横线和垂线将腹部分为左上腹、右上腹、左下腹、右下腹四个区。

腹部分区表

	右	中	左
腹上部	右季肋区	腹上区	左季肋区
腹中部	右腹外侧区	脐区	左腹外侧区
腹下部	右腹股沟区	腹下区	左腹股沟区

消化系统

1. 消化系统的组成及上、下消化道的概念。
2. 各消化管的形态、位置、分部、毗邻、体表投影及临床应用。
3. 肝、胆囊和胰的形态、位置、分部、毗邻、体表投影及临床应用，输胆管道的组成。
4. 腹膜的定义和分类，腹膜腔的定义和结构特点。
5. 腹膜形成的结构及其特点。

消化系统（alimentary system）由消化管和消化腺两部分组成（图 5-1）。

消化管（alimentary canal）始自口腔终于肛门，是一条粗细不等的弯曲管道，包括口腔、咽、食管、胃、小肠（十二指肠、空肠与回肠）和大肠（盲肠、阑尾、结肠、直肠与肛管）。临床上通常把口腔至十二指肠的部分称为上消化道，把空肠及其以下的部分称为下消化道。

消化腺（alimentary gland）可分为大消化腺和小消化腺两种。大消化腺包括唾液腺、肝和胰，位于消化管管壁外；小消化腺位于消化管管壁内。

消化系统的主要功能是消化食物、吸收营养、排出食物残渣。口腔和咽还参与呼吸和语言的活动。

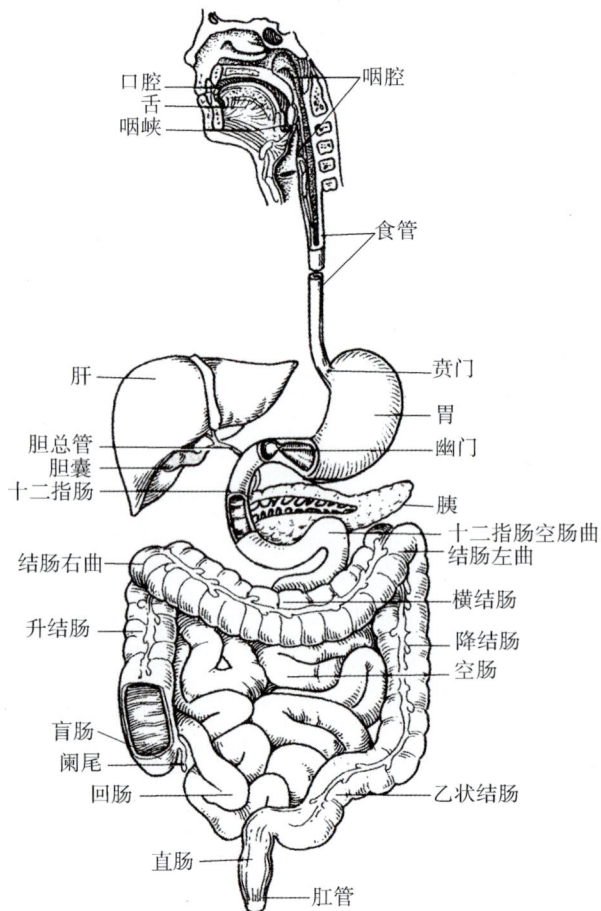

图 5-1　消化系统模式图

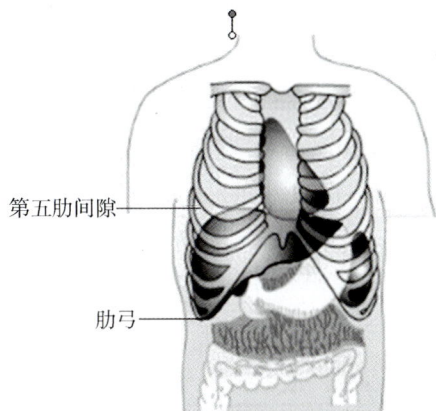

图 5 - 28　肝的位置

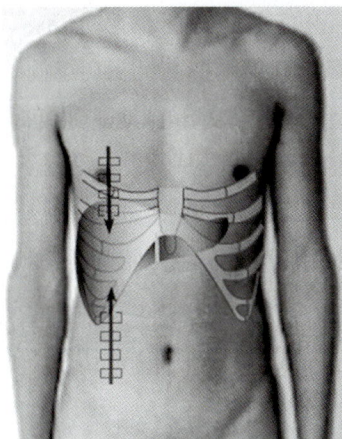

图 5 - 29　肝的体表投影

知识链接

酒精对肝脏的损害

　　饮酒时摄入体内的乙醇 95% 以上在肝内分解代谢并氧化为乙醛。乙醛对肝细胞有明显的毒性作用，能使肝脏代谢发生障碍，导致肝细胞变性坏死及纤维化，严重时可致肝硬化、肝癌。由此可以看出，酒精对肝脏的伤害是非常大的。

（四）肝外胆道系统

　　肝外胆道系统是指肝门以外的胆道系统，包括胆囊和输胆管道，主要有贮存和输送胆汁的功能。

　　1. 胆囊　呈梨形，位于肝下面的胆囊窝内，是贮存和浓缩胆汁的囊状器官，可容纳胆汁 40～60ml，其上面借结缔组织与肝相连。胆囊按形态特点可分为底、体、颈和管四部分。胆囊前端钝圆称胆囊底，中间大部分称胆囊体，后端变细的部分称胆囊颈，颈弯曲向左下移行于胆囊管。胆囊内面衬有黏膜，其中胆囊底和体的黏膜呈蜂窝状。而胆囊颈和胆囊管的黏膜形成螺旋襞，可控制胆汁的进出，胆囊结石易嵌顿于此（图 5 - 30）。

　　胆囊底的体表投影：当胆囊充盈时，胆囊底突出于肝前缘，与腹前壁相贴。其体表投影在右锁骨中线与右肋弓交点稍下方。胆囊炎症时，此处有明显压痛，临床上称为墨菲征阳性（Murphy 征）。

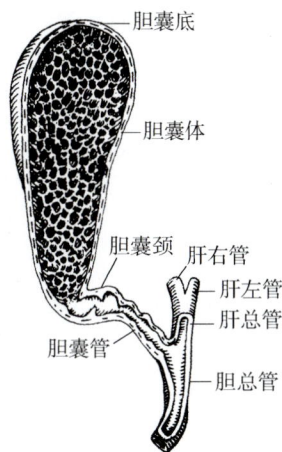

图 5 - 30　胆囊

　　2. 输胆管道　是指将肝内的胆汁输送至十二指肠的管道，简称为胆道，分肝内胆道和肝外胆道两部分。肝内胆道包括胆小管和小叶间胆管等。肝外胆道包括肝左管、肝右管、肝总管、胆囊和胆总管（图 5 - 31）。

　　（1）肝总管（common hepatic duct）　由肝左、右管出肝后汇合而成，长约 3cm，在肝十二指肠韧带内下行，并在韧带内与胆囊管以锐角汇合成胆总管。

（2）胆总管（common bile duct）　由肝总管在肝十二指肠韧带内与胆囊管以锐角汇合形成，向下与胰管汇合，长 4 ~ 8cm，直径 0.6 ~ 0.8cm。胆总管在肝十二指肠韧带内下行，经十二指肠上部后方下行至十二指肠降部与胰头之间，最后斜穿十二指肠降部中份的后内侧壁与胰管汇合，形成略膨大的肝胰壶腹（Vater 壶腹），开口于十二指肠大乳头。肝胰壶腹周围有增厚的环行平滑肌环绕，称肝胰壶腹括约肌（Oddi 括约肌），括约肌的收缩与舒张，可控制胆汁和胰液的排出。

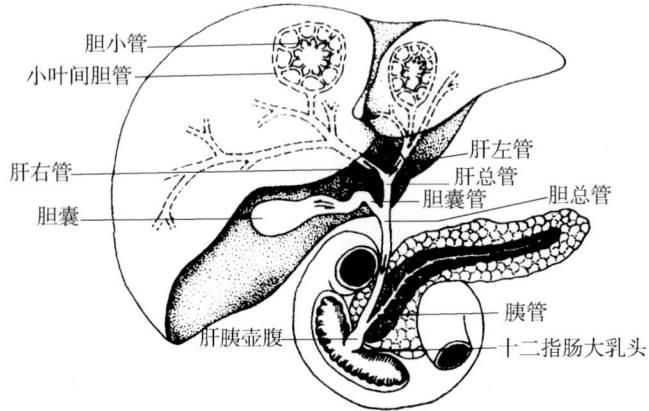

图 5 - 31　输胆管道模式图

未进食时，肝胰壶腹括约肌保持收缩状态，而胆囊处于舒张状态。肝细胞分泌的胆汁经胆小管、小叶间胆管、肝左管、肝右管、肝总管和胆囊管进入胆囊内暂时贮存和浓缩。进食后，受食物（尤其高脂肪食物）和消化液的刺激，肝胰壶腹括约肌舒张，胆囊反射性收缩，使胆囊内的胆汁经胆囊管、胆总管和肝胰壶腹排入十二指肠，参与脂肪的消化。

输胆管道及胆汁排出途径：

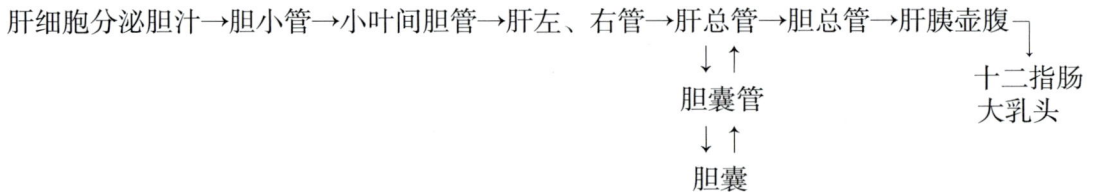

肝细胞分泌胆汁→胆小管→小叶间胆管→肝左、右管→肝总管→胆总管→肝胰壶腹 ⌐
$$\qquad\qquad\qquad\qquad\qquad\qquad\qquad\qquad\quad \downarrow\uparrow \qquad\qquad\qquad\qquad\qquad 十二指肠$$
$$\qquad\qquad\qquad\qquad\qquad\qquad\qquad\qquad\quad 胆囊管 \qquad\qquad\qquad\qquad 大乳头$$
$$\qquad\qquad\qquad\qquad\qquad\qquad\qquad\qquad\quad \downarrow\uparrow$$
$$\qquad\qquad\qquad\qquad\qquad\qquad\qquad\qquad\quad 胆囊$$

二、胰

胰（pancreas）是人体第二大消化腺，由内分泌部和外分泌部组成。内分泌部即胰岛，主要分泌胰岛素和胰高血糖素等，参与调节糖代谢；外分泌部分泌胰液，内含多种消化酶，参与糖、蛋白质和脂肪等物质的代谢。

（一）胰的位置

胰位于胃的后方，在第 1 ~ 2 腰椎的水平，横于腹后壁的腹膜后，属腹膜外位器官。右起十二指肠降部左侧，左达脾门。

（二）胰的形态

胰呈长棱锥状，质地柔软，灰红色，全长 17 ~ 20cm，重量为 82 ~ 117g。依据胰的形态结构可分为胰头、胰体、胰尾三部分（图 5 - 19）。

1. 胰头　为胰右端膨大的部分，位于第 2 腰椎的右前方，被十二指肠环抱，向左下方伸出一钩突。胰头病变肿大时，可压迫胆总管而引起梗阻性黄疸。

2. 胰体 位于胰中部呈三棱柱状较长的部分，其前面与胃相邻。

3. 胰尾 为胰的末端较细的部分，伸向脾门。

胰的输出管叫胰管，位于胰的实质内，贯穿胰的全长，在行程中收集胰小叶的导管，最后与胆总管汇合成肝胰壶腹，开口于十二指肠大乳头。在胰头胰管上方常有一条副胰管，开口于十二指肠小乳头（图5-31）。

第三节 腹 膜

一、腹膜与腹膜腔的概念

（一）腹膜

腹膜（peritoneum）是被覆于腹腔和盆腔内面及其脏器表面的浆膜，由间皮和结缔组织构成，薄而光滑，呈半透明状。腹膜可分为壁腹膜和脏腹膜两部分（图5-32）。覆于腹、盆壁的内面和膈的下面的称壁腹膜（parietal peritoneum）；由壁腹膜返折并被覆于腹、盆腔脏器表面的称脏腹膜（visceral peritoneum）。

腹膜具有分泌、吸收、保护、支持、修复和防御等功能。①腹膜产生少量浆液，起润滑和减少脏器间摩擦的作用；②腹膜可吸收腹膜腔内的液体和空气等，上腹部腹膜的吸收力比下腹部的强，故临床对腹部炎症或手术后的患者多采取半卧位，使炎性分泌物流向下腹部，以延缓腹膜对有害物质的吸收；③腹膜具有很强的修复和再生能力；④腹膜形成的网膜、韧带和系膜等结构对脏器有支持和固定作用；⑤腹膜及腹膜腔内浆液中含有大量的巨噬细胞，可吞噬细菌和有害物质。

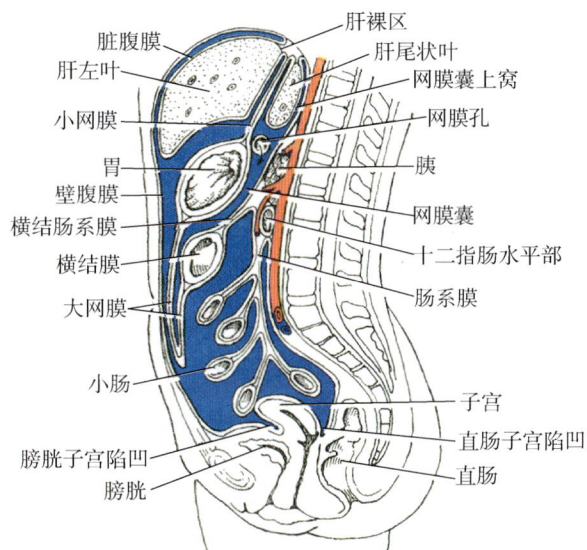

图5-32 腹膜矢状面

（二）腹膜腔

脏、壁两层腹膜互相延续、移行共同围成不规则的潜在性腔隙称腹膜腔（peritoneal

（二）系膜

系膜是指连于肠管与腹后壁之间的双层腹膜结构，分布到肠管的血管、神经、淋巴管等均走行于其内。系膜越长的肠管，其活动度也较大（图5-36）。

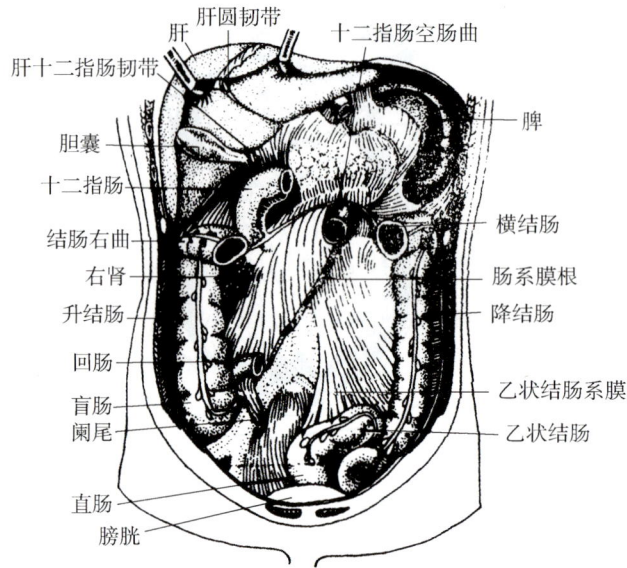

图5-36 系膜

1. 肠系膜（mesentery） 是将空、回肠连于腹后壁的双层腹膜结构，其根部附着于腹后壁，称肠系膜根（radix of mesentery）。肠系膜根始自第2腰椎体左侧，越脊柱前方斜向右下，至右骶髂关带前方。

2. 横结肠系膜 是连于横结肠与腹后壁之间韵双层腹膜结构，其根部起于结肠右曲，横行向左，止于结肠左曲。系膜中份较长，故横结肠中部常呈下垂状。

3. 乙状结肠系膜 是连于乙状结肠与盆壁之间的腹膜皱襞。系膜较长，易发生肠扭转。

4. 阑尾系膜 是连于阑尾与回肠末端之间的三角形双层腹膜皱襞，其游离缘内有阑尾的血管通过。

（三）韧带

韧带是连于腹、盆壁与器官之间或连接相邻器官之间的腹膜结构，可以是单层或双层，对器官起固定作用。

1. 肝镰状韧带 腹膜自腹前壁上部移行于膈与肝之间形成的双层腹膜皱襞，呈矢状位，其下缘游离，内含肝圆韧带。

2. 肝冠状韧带 位于肝后上方，是连于膈下面和肝上面之间呈冠状位的双层腹膜皱襞，前、后两层之间为肝的裸区。冠状韧带前、后两层的左右两端相互黏合增厚形成三角韧带。

3. 胃脾韧带 是连于胃底与脾门之间的双层腹膜皱襞，其内有胃短血管、胃网膜左血管、脾和胰的淋巴管等。

4. 脾肾韧带 是连于脾门与左肾前面之间的双层腹膜皱襞，其内有脾血管、胰尾、淋巴管、神经丛等。

（四）腹膜隐窝和陷凹

肝肾隐窝（hepatorenal recess）位于肝右叶下面与右肾和结肠右曲之间，仰卧时为腹膜腔最低处，是液体易于积聚的部位。

腹膜陷凹（peritoneum pouch）是指盆腔器官表面的腹膜互相移行返折而形成的凹窝，主要位于盆腔内。在男性，腹膜在直肠与膀胱之间形成直肠膀胱陷凹（rectovesical pouch），是男性腹膜腔的最低部位。在女性，腹膜在膀胱与子宫之间形成膀胱子宫陷凹（vesicouterine pouch），在直肠与子宫之间形成直肠子宫陷凹（rectouterine pouch），临床上称为道格拉斯（Douglas）腔。直肠子宫陷凹是女性腹膜腔的最低部位，与阴道后穹仅隔薄层的阴道后壁。腹膜及腹腔内器官病变时，渗出液、积血或脓液常积聚于上述陷凹（图5-32）。

思考题

1. 大唾液腺有哪几对？位于何处？其导管开口在哪？
2. 试述咽的分部，各部分界标志及各部内的重要结构。
3. 试述食管有哪几处狭窄？各狭窄的位置、距中切牙的距离及其临床意义？
4. 如何区分空、回肠？
5. 简述阑尾根部和胆囊底的表投影。
6. 胆汁由何处分泌？在平时和进食时胆汁的输送途径如何？
7. 试述男、女性腹膜形成的陷凹有哪些？有何临床意义？

（汲　军）

扫码"练一练"

知识拓展

呼吸部鼻黏膜

固有鼻腔的黏膜依其结构和功能不同，分为嗅区与呼吸区两部分。嗅区位于上鼻甲及其相对应的鼻中隔以上的黏膜。呼吸区系指嗅区以外的黏膜，呈淡红色，内含丰富的血管和混合腺，表面上皮为假复层纤毛柱状上皮，对吸入的空气有加温，加湿和净化作用。鼻中隔前下部黏膜较薄，血管丰富而表浅，是鼻出血（鼻衄）的常见部位。

（三）鼻旁窦

鼻旁窦（paranasal sinuses）是鼻腔周围颅骨内一些开口于鼻腔的含气空腔，内衬黏膜，能调节吸入空气的温度和湿度，对发音起共鸣作用。鼻旁窦包括上颌窦、额窦、筛窦和蝶窦共四对（图6-4，图6-5）。

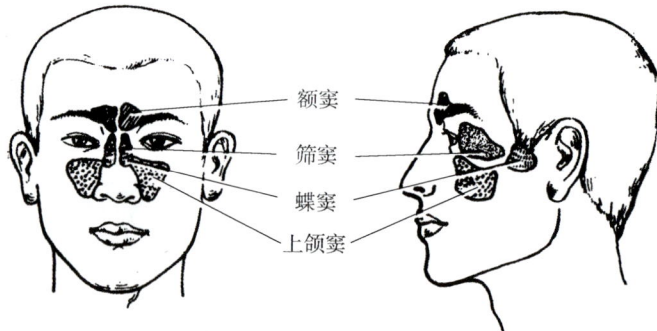

图6-4　鼻旁窦投影

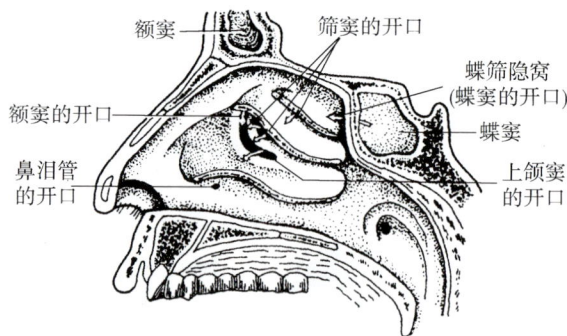

图6-5　鼻旁窦的开口

1. 额窦　位于额骨内，两侧眉弓深面。额窦开口于中鼻道。

2. 筛窦　位于筛骨迷路内，由大小不一、排列不规则的含气小房组成，分为前、中、后三群。前、中群开口于中鼻道，后群开口于上鼻道。

3. 蝶窦　位于蝶骨体内，垂体窝下方，开口于蝶筛隐窝。

4. 上颌窦　是鼻旁窦中最大的一对，位于上颌骨体内。上颌窦开口于中鼻道，且窦口位置明显高于窦底，故上颌窦炎症化脓时，引流不畅，常导致慢性上颌窦炎。

上颌窦穿刺的解剖学基础

上颌窦由前、后、内、上、下壁围成。上壁即眶下壁，骨质较薄，故上颌窦炎症或癌肿可经此壁侵入眶腔。下壁（底壁）即上颌骨的牙槽突，牙根与窦底仅隔薄层骨质或仅隔黏膜，故牙根感染常波及窦内。前壁即上颌骨体前面的尖牙窝，向内略凹陷，此处骨质亦较薄，是上颌窦手术的常选入路。后壁较厚，与翼腭窝相邻。内侧壁即鼻腔的外侧壁，相当于中鼻道和下鼻道的大部分，在下鼻甲附着处的下方，骨质较薄，是窦内积脓行上颌窦穿刺的进针部位。

二、咽

见消化系统。

三、喉

喉（larynx）既是呼吸道，又是发音器官。

（一）喉的位置

喉位于颈前中部，成人的喉相当于第 4～6 颈椎的高度，女性略高于男性。喉的上部借韧带和肌与舌骨相连，下与气管相续，前方为舌骨下肌群掩盖，后与喉咽紧密相连，故喉可随吞咽及发音上、下移动。喉两侧邻颈部的大血管神经及甲状腺侧叶。

（二）喉软骨及连结

喉由软骨作支架，以关节、韧带和肌肉连结，内面衬以黏膜（图 6-6）。

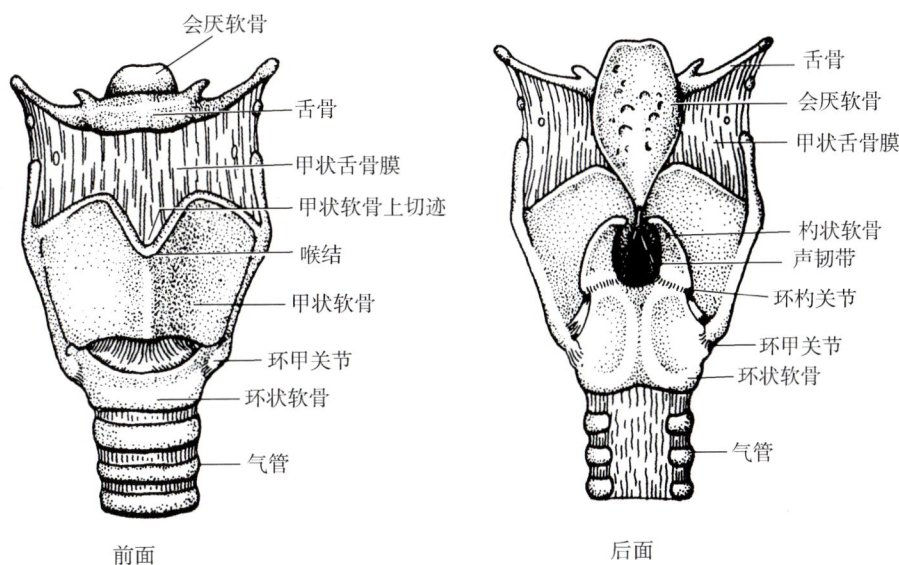

前面　　　　　　　　　　　　后面

图 6-6　喉的软骨及连结

1. 喉软骨　包括甲状软骨、环状软骨、会厌软骨和杓状软骨。

（1）甲状软骨（thyroid cartilage）　是喉软骨中最大的一块，形似盾牌，构成喉的前外侧壁。甲状软骨由左、右两侧近似方形的软骨板在前方愈着而成，愈着处构成前角。前角

（3）声门下腔 为声门裂以下的部分，此区黏膜下组织比较疏松，炎症时易引起水肿，尤其婴幼儿喉腔较小，常因水肿而引起喉阻塞，出现呼吸困难。

四、气管和支气管

（一）气管

气管（trachea）上端在第6颈椎下缘平面连于环状软骨，经颈部正中下行进入胸腔，在胸骨角平面分为左、右主气管，分权处称气管权。气管权内面形成一向上凸的半月状嵴称气管隆嵴，是支气管镜检查时的重要标志。

成人气管长11~13cm，由16~18个"C"形的气管软骨环以及连接各环之间的结缔组织和平滑肌构成。气管软骨的缺口向后，由结缔组织和平滑肌构成的膜壁所封闭（图6－11）。

以胸骨颈静脉切迹为界将气管分为气管颈部和气管胸部两部分。颈部较短而位置表浅，在2~4气管软骨前面有甲状腺峡横过，两侧有甲状腺侧叶和颈部大血管，后面与食管相贴。气管胸部较长，位于后纵隔内，前方有胸腺，左头臂静脉和主动脉弓等，后方仍紧邻食管。

知识拓展

气管切开术的解剖学基础

气管切开术系切开颈段气管，放入金属气管套管，以解除喉源性呼吸困难、呼吸机能失常或下呼吸道分泌物潴留所致呼吸困难的一种常见手术。

气管切开术时病人仰卧，头后仰位，于颈前部环状软骨下方沿正中线纵切开第1~2或2~3气管软骨环及气管软骨环韧带的前壁。

（二）主支气管

支气管乃指由气管分出的各级分支，包括主支气管和肺内各级支气管。由气管分出的一级支气管即为主支气管。

主支气管（principal bronchus）左、右各一，经肺门入肺。左主支气管细而长，长4~5cm，与气管中线延长线间形成35°~36°角，故走行较横斜。右主支气管粗而短，长2~3cm，与气管中线延长线间形成22°~25°角，走行较陡直，故气管异物易坠入右主支气管（图6－11）。

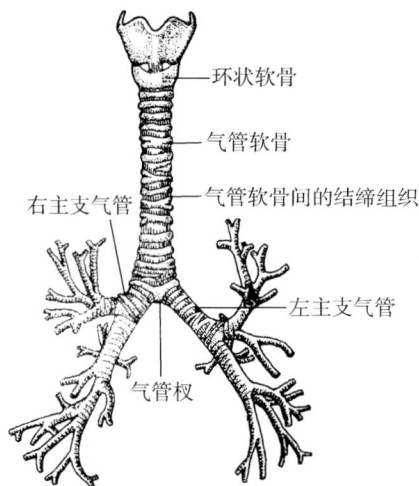

环状软骨
气管软骨
气管软骨间的结缔组织
右主支气管
左主支气管
气管权

图6－11 气管和主支气管

第二节　肺

一、肺的位置和形态

肺（lungs）位于胸腔内，纵隔的两侧，左右各一。由于膈的右侧份较左侧高，以及心脏位置偏左，故左肺较狭长，右肺略短宽（图6-12）。

肺质软，富有弹性，表面为脏胸膜所被覆，光滑润泽，透过脏胸膜可见许多多边形的小区，即肺小叶的轮廓。

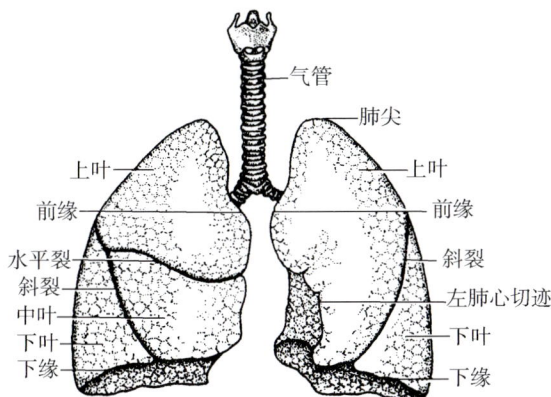

图6-12　气管、主支气管和肺（前面观）

肺形似半圆锥形，有一尖，一底，两面和三个缘。肺尖钝圆，高出锁骨内侧1/3上方2~3cm。肺底与膈相贴，向上凹陷，又称膈面。肋面隆凸，邻贴肋骨和肋间肌。内侧面邻贴纵隔，又称纵隔面，其中份凹陷处，称肺门，是主支气管、肺血管、淋巴管和神经等进出肺的部位，出入肺门的所有结构被结缔组织和胸膜包裹，构成肺根。肺的前缘锐利，左肺前缘下部有一弧形切迹，称心切迹。肺的后缘圆钝，下缘较锐薄。每侧肺都有深入肺内的裂隙，肺借此分成肺叶。左肺被自后上斜向前下的斜裂分为上、下两叶，右肺除斜裂外，还有一条呈水平走行的水平裂，因此右肺被斜裂和水平裂分为上、中、下三叶（图6-13）。

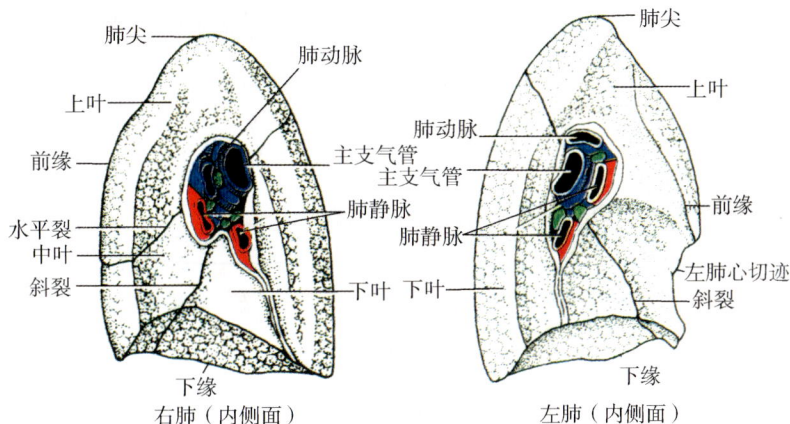

图6-13　左肺、右肺内侧面

并垂直下降，右侧直达第6胸肋关节，移行为右肺的下界；左侧下降至第4胸肋关节后，因有左肺心切迹，而转向左，沿第4肋软骨的下缘行向外下，继而转向下内，至第6肋软骨的中点（距前正中约4cm）处，移行于左肺的下界（图6-16）。

两肺下界体表投影基本相同，均沿第六肋软骨下缘斜向外下方，在锁骨中线处与第6肋相交，在腋中线处与第8肋相交，在肩胛线处与第10肋相交，在后正中线处平第10胸椎棘突（表6-1）。

胸膜下界即肋胸膜与膈胸膜的转折线。右侧起自第6胸肋右方，左侧起自第6肋软骨右方，两侧均行向外下方，在锁骨中线处与第8肋相交，在腋中线处与第10肋相交，在肩胛线处与第11肋相交，在近后正中线处平第12胸椎棘突（图6-17，表6-1）。在右侧由于膈的位置较高，胸膜下界的投影位置也较左侧略高。

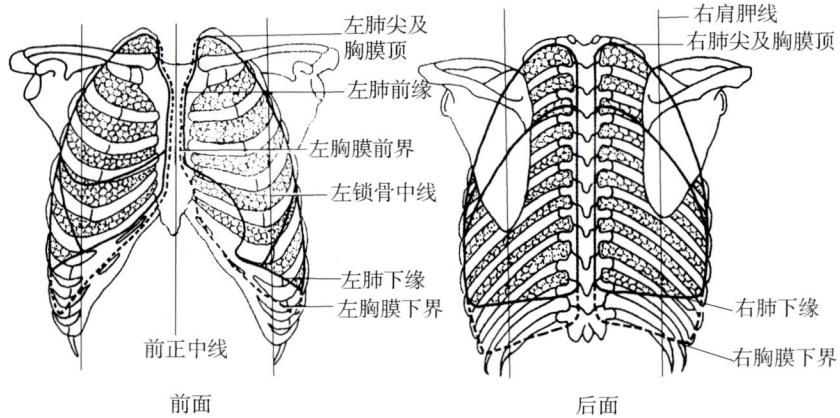

图 6-16 肺和胸膜的体表投影前面和后面

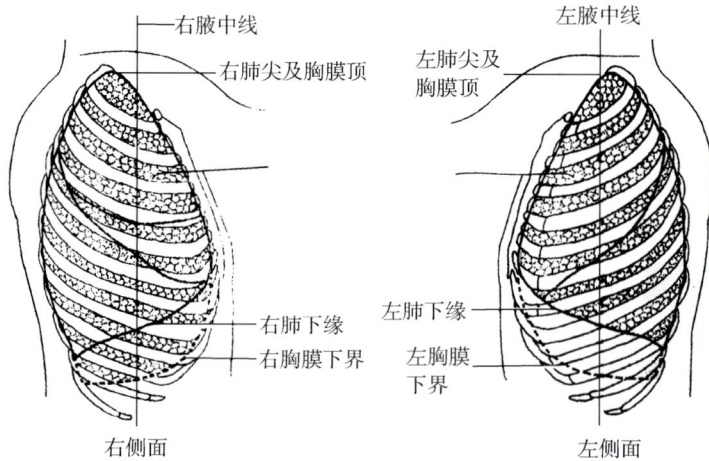

图 6-17 肺和胸膜的体表投影右侧面和左侧面

表 6-1 肺和胸膜下界的体表投影

	锁骨中线	腋中线	肩胛线	后正中线
肺下界	第6肋	第8肋	第10肋	第10胸椎棘突
胸膜下界	第8肋	第10肋	第11肋	第12胸椎棘突

第四节 纵 隔

一、纵隔的概念和境界

纵隔（mediastinum）是两侧纵隔胸膜之间所有器官和组织的总称。前界是胸骨，后界为脊柱胸段，两侧界为纵隔胸膜，上界是胸廓上口，下界为膈。

二、纵隔的分部

通常以胸骨角与第4胸椎体下缘平面为界，将纵隔分为上纵隔和下纵隔，下纵隔再以心包为界，分为前纵隔、中纵隔和后纵隔（图6-18）。

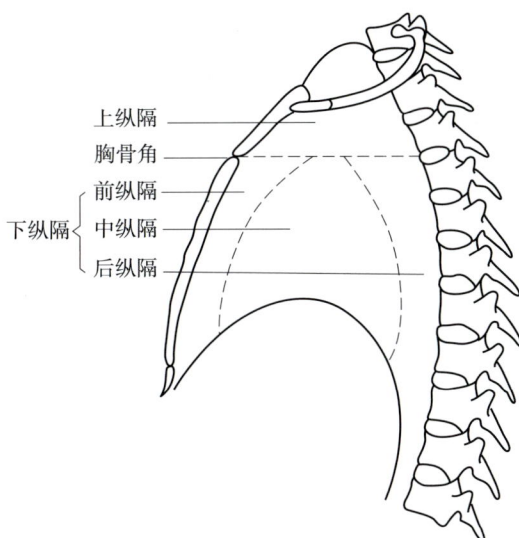

图6-18 纵隔分部示意图

三、纵隔的内容

上纵隔内主要有胸腺、左、右头臂静脉及上腔静脉，左、右膈神经、迷走神经，主动脉及其三个大分支、食管、气管和胸导管等。

前纵隔内有少量淋巴结及疏松结缔组织。

中纵隔内有心包、心和出入心的血管根部、膈神经、奇静脉弓、心包膈血管及淋巴结等。

后纵隔内有主支气管、食管、胸导管、奇静脉、半奇静脉、迷走神经、胸交感干和淋巴结等。

思考题

1. 四对鼻旁窦分别开口于何处？

扫码"练一练"

2. 误入气管的异物易落入哪一侧主支气管？为什么？

3. 肺位于何处？左、右肺形态有何区别？

4. 肋膈隐窝位于何处？有何临床意义？

5. 何谓纵隔？其分部如何？

（张　斌）

泌尿系统

学习目标

1. 泌尿系统组成及功能。
2. 肾的外形、位置、剖面结构，肾被膜层次及各层的结构特点。
3. 肾门的概念、体表投影和肾蒂组成。
4. 输尿管的形态、起止、行程和三个狭窄的位置。
5. 膀胱的形态、位置和毗邻，膀胱三角的位置。
6. 女性尿道特点。

泌尿系统（urinary system）由肾、输尿管、膀胱及尿道组成（图7-1）。其主要功能是产生尿液，维持水盐平衡和酸碱平衡，以保持内环境的稳定性。肾脏同时还有重要的内分泌功能，能产生红细胞生成素和对血压有重要影响的肾素等物质。

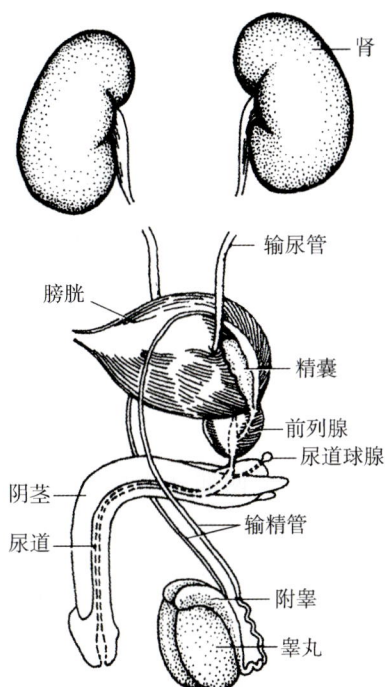

图7-1 男性泌尿系统、生殖系统概观

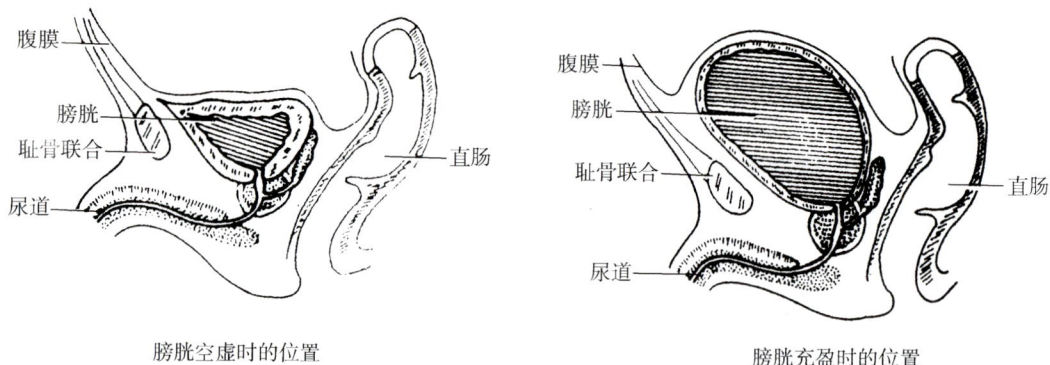

膀胱空虚时的位置　　　　　　　　　膀胱充盈时的位置

图 7 - 9　膀胱的位置

知识拓展

膀胱穿刺术的解剖学基础

临床进行膀胱穿刺的途径有：①在耻骨联合上缘约一横指处，于正中线上垂直刺入，穿过皮肤、腹横筋膜和膀胱壁而进入膀胱；②膀胱底靠近直肠壁，其间由疏松结缔组织隔开，因此，通过直肠也可以进行膀胱穿刺。

第四节　尿　道

男性尿道与女性尿道有很大差异，男性尿道将在男性生殖系统中讲述。

知识拓展

导尿术

导尿术是指在严格的无菌操作下，将无菌导尿管经尿道插入膀胱引出尿液的技术。女性尿道短、直、宽，长约5cm，易于扩张，经尿道外口插入导尿管6～7cm，见尿后再插入1～2cm即可。

女性尿道（female urethra）的特点是短而宽，且较直，长约5cm，仅有排尿功能。穿过尿生殖膈处，女性尿道周围有括约肌，该括约肌连同阴道一起包绕，称尿道阴道括约肌（urethrovaginal sphincter），可控制排尿。

扫码"练一练"

思考题

1. 简述泌尿系统的组成及功能。
2. 简述肾的位置及毗邻关系。
3. 简述膀胱充盈与空虚时位置的变化。
4. 女性尿道的起止、开口部位如何？有什么解剖特点？

（徐凌志）

第八章

男性生殖系统

扫码"学一学"

学习目标

1. 男性生殖系统的组成。
2. 输精管的分部，男性输精管结扎术选择部位。
3. 精索的概念和主要成分。
4. 男性尿道的狭窄、扩大及弯曲。

男性生殖系统包括内生殖器和外生殖器。内生殖器由睾丸、输精管道（附睾、输精管、射精管、男性尿道）和附属腺（精囊、前列腺、尿道球腺）组成（图 8-1）。睾丸为男性生殖腺，可产生精子、分泌男性激素。附属腺分泌物参与精液的组成。外生殖器包括阴囊和阴茎。

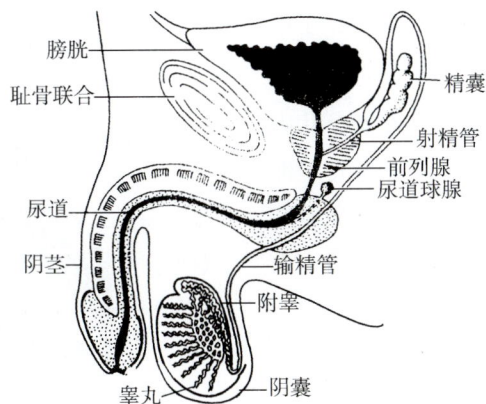

图 8-1 男性生殖系统概况

第一节 内生殖器

一、睾丸

（一）睾丸位置和形态

睾丸（testis）位于阴囊内，左、右各一，一般左侧略低于右侧（图 8-2）。睾丸呈扁卵圆形，表面光滑，可分为内、外两面，前、后两缘，及上、下两端。前缘游离，后缘与附睾和输精管起始段相接触，睾丸的血管、神经和淋巴由此出入，上端被附睾头遮盖，下端游离。外侧面较隆凸，与阴囊壁相贴；内侧面较平坦，与阴囊中隔相邻。

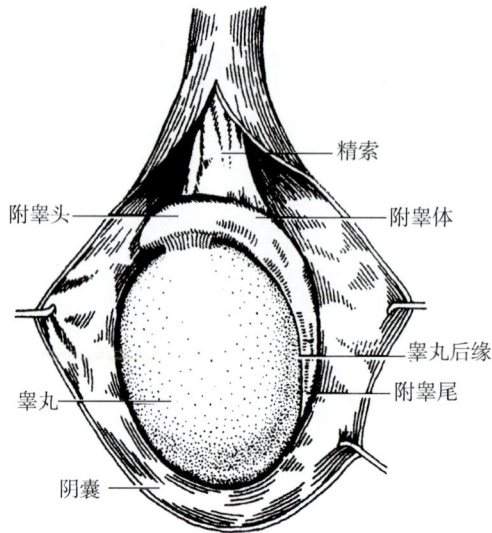

图 8-2　睾丸及附睾（右侧）

（二）睾丸结构

睾丸表面有一层比较厚且坚韧的纤维膜，称为白膜（tunica albuginea）。白膜在睾丸后缘增厚并突入睾丸内形成睾丸纵隔（mediastinum tetis）。从睾丸纵隔向睾丸实质内发出许多放射状睾丸小隔，将睾丸实质分为 200 多个锥体形的睾丸小叶，每个小叶内含 2~4 条盘曲的精曲小管，管壁的上皮能产生精子。精曲小管在小叶的尖部汇合成精直小管，进入睾丸纵隔后交织成睾丸网。由睾丸网发出 12~15 条睾丸输出小管，经睾丸后缘上部进入附睾（图 8-3）。

（三）睾丸的功能

睾丸除产生精子外，睾丸小叶中的间质细胞还能产生雄性激素，可调节男性第二性征。

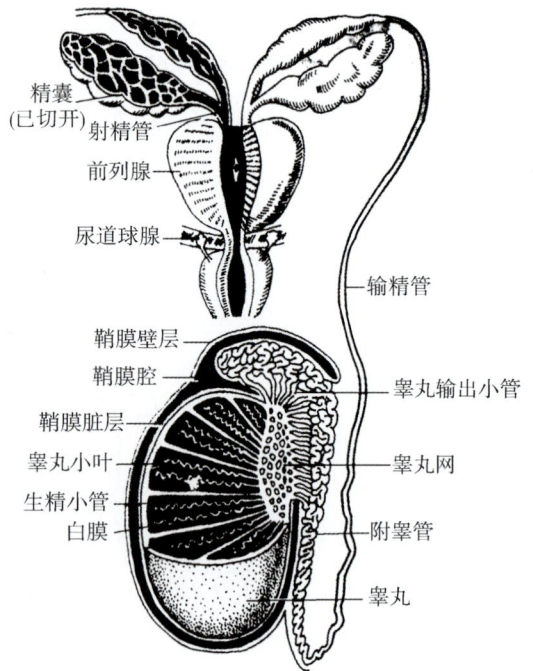

图 8-3　睾丸结构和输精管道

二、输精管道

（一）附睾

附睾（epididymis）位于睾丸的后外侧，分头、体、尾三部，头部主要由睾丸输出小管组成，体部和尾部由附睾管组成。附睾管（epididymal duct）为一条高度盘曲的管道，远端与输精管相连,其管腔规则,充满精子和分泌物。精子在附睾内停留8~17天,并经历一系列成熟变化,才能获得运动能力,达到功能上的成熟。附睾的功能异常也会影响精子的成熟,导致不育。

(二) 输精管和射精管

1. 输精管 (ductus deferens) 其为附睾管的直接延续,长45~50cm,管壁较厚,肌层较发达而管腔较小,于活体触摸时呈较细的圆索状 (图8-3)。输精管行程较长,全程可分为以下四部。

(1) 睾丸部 始于附睾尾,沿睾丸后缘及附睾内侧上升,至睾丸上端进入精索。

(2) 精索部 介于睾丸上端与腹股沟管浅环之间,在精索其他结构的后内侧。此段位于皮下,又称皮下部,易于触及,输精管结扎常在此部进行。

(3) 腹股沟部 位于腹股沟管的精索内。

(4) 盆部 输精管自腹股沟管深环进入腹腔后,立即转向内下,并沿盆腔侧壁下降,在膀胱的后外侧跨过输尿管末端的前上方,到达膀胱底的后面,在此两侧输精管逐渐靠近,并膨大成输精管壶腹 (图8-4),壶腹的下端变细与精囊腺的排泄管汇合成射精管。

2. 射精管 (ejaculatory duct) 输精管壶腹末端和精囊排泄管汇合而成,长约2cm,向前穿入前列腺实质,开口于尿道的前列腺部 (图8-4)。

3. 精索 (spermatic cord) 为一对柔软的圆索状结构,从腹股沟管深环延至睾丸上端,它主要由输精管,睾丸动脉,蔓状静脉丛,输精管动、静脉,淋巴管,神经丛和鞘韧带等组成 (图8-2)。精索表面包有三层被膜,从内向外依次为精索内筋膜、提睾肌和精索外筋膜。

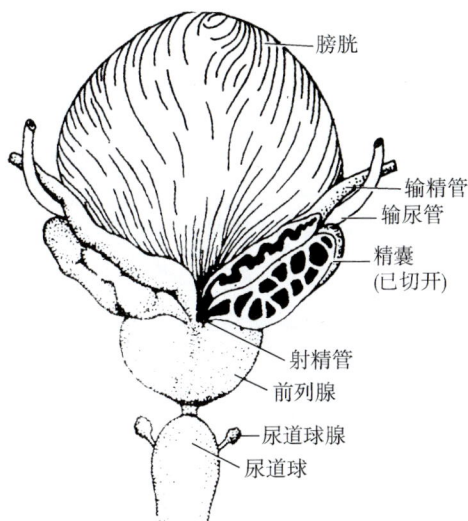

图8-4 输精管和附属腺

膀胱
输精管
输尿管
精囊
(已切开)
射精管
前列腺
尿道球腺
尿道球

三、附属腺

(一) 精囊腺

精囊腺 (seminal vesicle) 又称精囊,为一对梭形囊状腺体,表面凹凸不平,位于膀胱底后面及输精管壶腹的下外侧 (图8-4)。精囊腺的排泄管与输精管末端合成射精管。腺体分泌呈弱碱性淡黄色黏稠的液体,为组成精液的主要成分 (占46%~80%)。

(二) 前列腺

前列腺 (prostate) 是不成对的实质性器官,由腺组织和平滑肌构成,其表面包有坚韧的筋膜鞘,称前列腺囊,囊与前列腺之间有前列腺静脉丛。前列腺分泌乳白色稀薄的弱酸性液体 (pH 6.3~6.5),参加组成精液的一部分 (占13%~32%)。

1. 前列腺位置和形态　前列腺位于膀胱下方，包绕尿道起始部，呈前后略扁的栗子形（图 8 – 4）。前列腺上端宽大称前列腺底，与膀胱颈相接，有尿道穿入，前列腺下端尖细，称前列腺尖，与尿生殖膈相邻，尿道由此穿出。前列腺前面凸隆，距耻骨联合后面约 2cm，二者之间有静脉丛、脂肪组织和疏松结缔组织。腺体后面较平坦，正中有一纵行浅沟称前列腺沟，此面与直肠相邻，肛门指诊可触及此面与前列腺沟。患前列腺肥大症时此沟变浅或消失。

2. 前列腺分叶和结构　前列腺可分为五叶，即前、中、后和两个侧叶。前叶很小，位于尿道前方；中叶呈上宽下尖的楔形，位于尿道之后，射精管之前；后叶位于射精管的后下方；两个侧叶紧贴尿道的侧壁，在后叶的前面。前列腺由腺组织、平滑肌和结缔组织构成，质地较坚实，前列腺的排泄管开口于尿道前列腺部（图 8 – 5）。

小儿前列腺甚小，腺组织未发育，性成熟期腺组织迅速增长，24 岁左右达最高峰，老年期腺组织逐渐萎缩，整个腺体随之缩小，但也常见有老年前列腺内结缔组织增生者，称为前列腺肥大，常发生在中叶和侧叶，压迫尿道引起排尿困难。

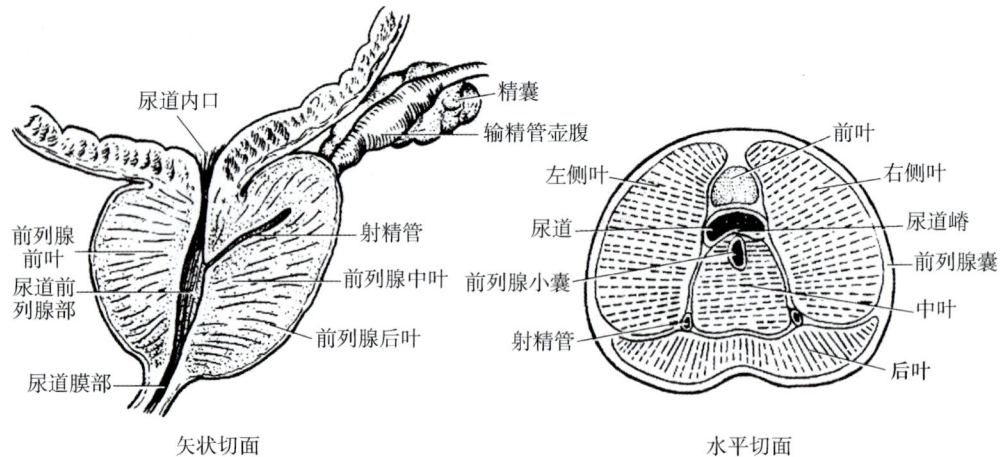

图 8 – 5　前列腺

（三）尿道球腺

尿道球腺（bulbourethral gland）是一对呈豌豆形的小腺体，埋于尿生殖膈内，以其细长的排泄管开口于尿道球部。尿道球腺的分泌物参与精液的组成，有利于精子的活动。

知识拓展

精液

由睾丸产生的精子与输精管道以及各附属腺体分泌的液体混合而成，呈乳白色，弱碱性（pH7.2 ~ 8）。一次射精 2 ~ 5ml，含精子 3 亿 ~ 5 亿个。输精管结扎后，精子排出的道路被阻断，但各附属腺分泌物的排出不受影响，因此射精时仍有无精子的精液排出体外。

第二节　外生殖器

一、阴囊

阴囊（scrotum）（图8-6）为囊袋状结构，由皮肤、肉膜、精索外筋膜、提睾肌和精索内筋膜组成，位于阴茎的后下方，阴囊皮肤薄而柔软，颜色深暗，成人生有少量阴毛，正中有一纵行的阴囊缝。阴囊的皮下缺乏脂肪组织而较致密，含有平滑肌纤维，称肉膜。肉膜的舒缩可使阴囊松弛或收缩，以调节阴囊内的温度保持在34℃，有利于精子的发育。肉膜在正中线向深部发出阴囊中隔，将阴囊分为左、右两部，各容纳一侧睾丸和附睾。

睾丸和精索的被膜在肉膜深面有三层包绕睾丸和精索的被膜，浅层为精索外筋膜，是腹外斜肌腱膜的延续；中层为提睾肌，有上提睾丸的作用；深层为精索内筋膜。在三层被膜深面睾丸还包有睾丸鞘膜，此膜又分脏层和壁层，两层之间为鞘膜腔，腔内有少量浆液，若液体增多可形成睾丸鞘膜积液。

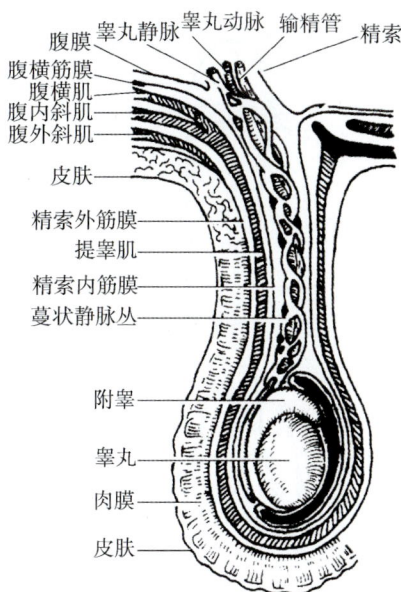

图8-6　阴囊结构模式图

![知识拓展]

睾丸下降和隐睾

在胚胎第3个月时睾丸降至髂窝，第7个月降至腹股沟管腹环处，第8~9个月达腹股沟管皮下环，出生前后进入阴囊。若出生后3~5个月内睾丸仍未降至阴囊内称隐睾症，故新生男婴均应检查有无隐睾。隐睾大多停留在腹股沟内。隐睾因温度较高，不利于精子的生长，而影响生育能力，并可能使睾丸恶变的机会增加。隐睾位置越高则生殖细胞越少。

二、阴茎

（一）形态

阴茎（penis）（图8-7）为男性的性交器官，可分为根、体、头三部分，后部为阴茎根，附着于耻骨下支、坐骨支及尿生殖膈，中部为阴茎体呈圆柱状，悬垂于耻骨联合前下方；前部膨大为阴茎头，头端有矢状位的裂口称尿道外口，头与体交界处有一环状沟称阴茎颈。

（二）构成

阴茎主要由两个阴茎海绵体和一个尿道海绵体构成，外面包以筋膜和皮肤。

1. 阴茎的海绵体 其位于阴茎背侧，左右并列构成阴茎的主体，前端变细嵌入阴茎头，后端分为两个阴茎脚，分别附着于两侧耻骨下支和坐骨支。尿道海绵体位于两阴茎海绵体腹侧，尿道贯穿其全长，前后两端均膨大，前端膨大即阴茎头，后段膨大为尿道球，附着于尿生殖膈下面（图8-8）。

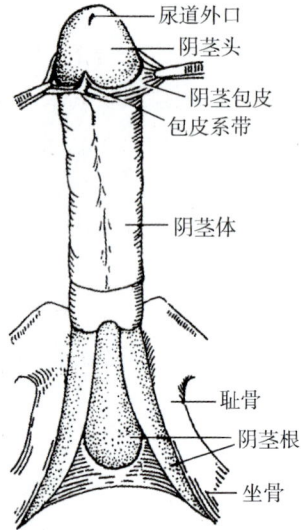

图8-7 阴茎

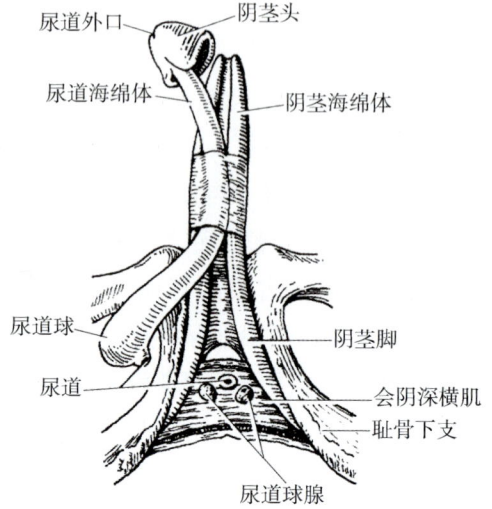

图8-8 阴茎的海绵体

2. 阴茎被膜和皮肤 每个海绵体外面都包有一层坚厚的纤维膜，称海绵体白膜（图8-9）。海绵体由许多海绵体小梁及其间的腔隙组成，腔隙实际上是与血管相通的窦隙，当这些海绵体腔隙充血时，阴茎即变粗，变硬而勃起；反之，则变细、变软。三个海绵体外面共同包有深、浅筋膜和皮肤。阴茎的皮肤薄而柔软，富有伸展性，阴茎浅筋膜疏松而无脂肪组织。皮肤在阴茎颈处游离向前延伸，形成双层环形皱襞，包被阴茎头，称阴茎包皮。包皮的长短因人而异，幼儿包皮较长，包着整个阴茎头，随年龄的增长，包皮逐渐向后退缩，包皮口逐渐扩大，阴茎头显露于外表。在阴茎头腹侧中线上尿道外口下方与包皮移行处，形成一条矢状位的皮肤皱襞称包皮系带。包皮手术时，注意勿损伤此系带。

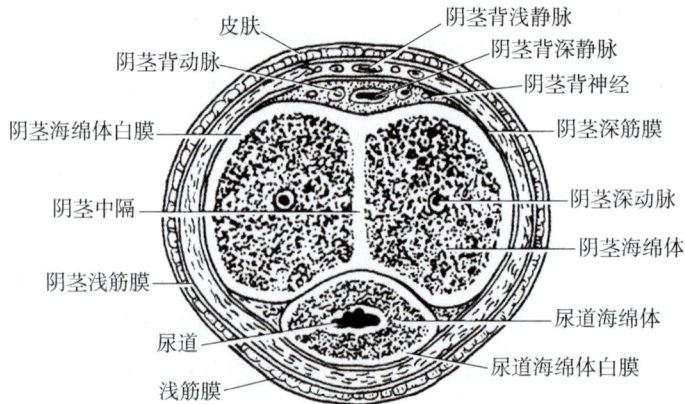

图8-9 阴茎中部水平切面

第三节 男性尿道

男尿道（male urethra）兼有排尿和排精功能。它起自膀胱的尿道内口，终于阴茎头的尿道外口，全长16～22cm，管径平均为5～7mm。整个尿道可分为前列腺部、膜部和海绵体部。临床上称尿道前列腺部和膜部为后尿道，海绵体部为前尿道（图8－1）。

1. 前列腺部 为尿道贯穿前列腺的部分，长约2.5cm。管腔中部扩大，后壁中线处有一纵行隆起，称尿道嵴，嵴的中部有膨大称精阜。精阜中央有前列腺小囊，其两侧有射精管的开口。尿道嵴两侧的沟内，有前列腺的开口。

2. 膜部 为尿道贯穿尿生殖膈的部分，短而窄，长约1.2cm，周围环绕有尿道括约肌，此肌为横纹肌，可控制排尿。

3. 海绵体部 贯穿尿道海绵体的全长，长约15cm，在尿道球内略扩大称尿道球部，有尿道球腺开口于此。在阴茎头处尿道扩大称尿道舟状窝。

男性尿道全程，有三个狭窄、三个扩大和两个弯曲。三个狭窄：位于尿道内口、膜部和尿道外口。三个扩大：在前列腺部、尿道球部和尿道舟状窝。两个弯曲：一是耻骨下弯，凹向前上方，位于尿道前列腺部、膜部和海绵体部的起始段，此弯曲是固定的；另一个是耻骨前弯，位于海绵体部，凹向后下方，若将阴茎向上提起，可使此弯曲变直。

知识拓展

男性导尿术的解剖学基础

临床上当向尿道内插入导尿管或器械时，应将阴茎提起，使之与腹壁间呈60°角，耻骨前弯消失，尿道形面一个凹侧向上的大弯曲。导管自尿道外口插入约20cm，见有尿液流出，再插入2cm即可。膜部与海绵体部交界处管壁最薄，尤其是前壁最易受损。距尿道外口7～8cm处黏膜上有许多尿道腺开口及形成的凹陷，如导管顶端抵至凹陷处，可出现阻力，稍后退并转动导管便可顺利通过。

思考题

1. 简述睾丸和附睾的形态。
2. 输精管分为几部分？输精管结扎在何处进行？
3. 简述前列腺的形态和主要毗邻。
4. 在男性导尿时应注意哪些问题？

扫码"练一练"

（汲 军）

女性生殖系统

学习目标

1. 女性生殖系统组成情况。
2. 卵巢的位置及形态。
3. 输卵管的形态、分部及输卵管结扎位置。
4. 子宫的位置、形态、分部及固定装置。

女性生殖系统（female genital system）（图 9 - 1）包括内生殖器和外生殖器。女性内生殖器由生殖腺（卵巢）、输送管道（输卵管、子宫和阴道）以及附属腺（前庭大腺）组成（图 9 - 2）。外生殖器即女阴。卵巢产生的卵子成熟后，排至腹膜腔，经输卵管腹腔口进入输卵管，在输卵管内受精后移至子宫，植入子宫内膜，发育成胎儿。分娩时，胎儿出子宫口，经阴道娩出。

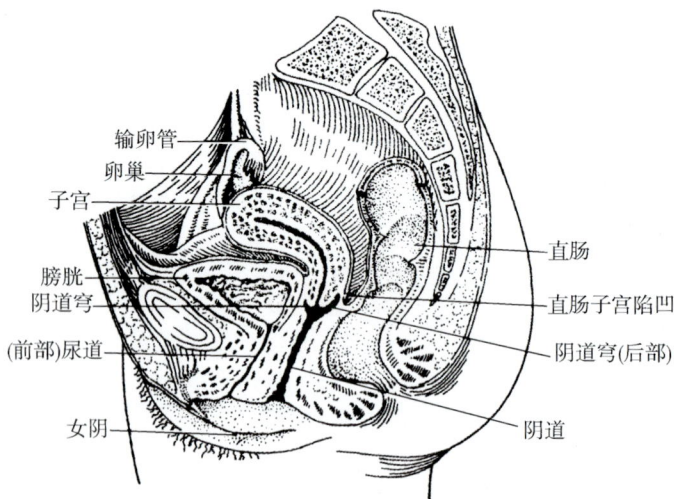

图 9 - 1　女性盆腔正中矢状切面

第一节　内生殖器

一、卵巢

（一）卵巢的形态

卵巢（ovary）左右各一，呈扁卵圆形，略呈灰红色，主要产生卵子，并分泌女性激素。可分为内、外侧两面，前、后两缘和上、下两端。外侧面与卵巢窝相依，内侧面朝向盆腔，与小肠相邻；后缘游离称独立缘，前缘借卵巢系膜连于子宫阔韧带称卵巢系膜缘，其中部有血管、神经等出入，称卵巢门；上端与输卵管伞相接触称输卵管端，并与卵巢悬韧带相连，下端借卵巢固有韧带连于子宫称子宫端。成年女子的卵巢重6~9g，通常左侧卵巢大于右侧。卵巢的大小和形态随年龄而变化，幼儿卵巢较小，表面光滑；性成熟期卵巢最大，以后由于多次排卵，其表面形成瘢痕，凹凸不平；35~40岁开始缩小；50岁左右逐渐萎缩，月经随之停止。卵巢分泌的激素有雌激素、孕酮和少量雄激素。

（二）位置和固定装置

卵巢位于小骨盆侧壁，相当于髂内、外动脉夹角处的卵巢窝内，卵巢在盆腔内的正常位置主要靠韧带维持。卵巢悬韧带起自小骨盆侧缘，向内下至卵巢的上端。韧带内含有卵巢动脉、静脉、淋巴管、神经丛、少量结缔组织和平滑肌纤维。卵巢固有韧带自卵巢下端连至输卵管与子宫结合处的后下方。此外，子宫阔韧带的后层覆盖卵巢和卵巢固有韧带，对卵巢也起固定作用。

二、输卵管

输卵管（uterine tube）是输送卵子的肌性管道，长10~14cm，左、右各一，由卵巢上端连于子宫底的两侧（图9-2），位于子宫阔韧带的上缘内。其内侧端以输卵管子宫口与子宫腔相通，外侧端以输卵管腹腔口开口于腹膜腔。输卵管由内侧向外侧分为以下四部。

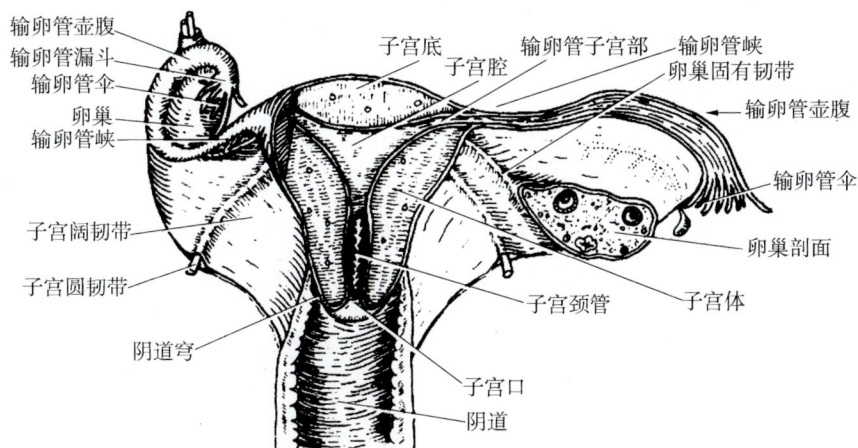

图9-2　女性内生殖器

1. 输卵管子宫部　为输卵管穿过子宫壁的部分，直径最细处约1mm，以输卵管子宫口通子宫腔。

2. 输卵管峡 短而直，管腔狭窄，壁较厚，水平向外移行为壶腹部。峡部是输卵管结扎术的常选部位。

3. 输卵管壶腹 约占输卵管全长的2/3，粗而弯曲，血管丰富，卵子通常在此部与精子结合成受精卵，经输卵管子宫口入子宫，植入子宫内膜中发育成胎儿。若受精卵未能迁移入子宫而在输卵管或腹膜腔内发育，即宫外孕。

4. 输卵管漏斗 为输卵管外侧端呈漏斗状膨大的部分，漏斗末端的中央有输卵管腹腔口开口于腹膜腔，卵巢排出的卵子即由此进入输卵管。腹腔口周围，输卵管末端的边缘形成许多细长的指状突起，称为输卵管伞，遮盖于卵巢表面，其中一条较大的突起连于卵巢，称卵巢伞，卵巢伞有引导卵子进入输卵管漏斗的作用。

三、子宫

子宫（uterus）是壁厚腔小的肌性器官（图9-2），胎儿在此发育生长。

（一）子宫的形态

成人未孕子宫呈前后稍扁，倒置的梨形，长7～9cm，最宽径为4～5cm，壁厚2～3cm。子宫分为底、体、颈三部。子宫底为输卵管子宫口以上的部分，宽而圆凸。子宫颈为下端较窄而呈圆柱状的部分，在成人长2.5～3.0cm，由突入阴道的子宫颈阴道部和阴道以上的子宫颈阴道上部组成；子宫颈为肿瘤的好发部位。子宫底与子宫颈之间为子宫体。子宫与输卵管相接处称子宫角。子宫体与子宫颈移行部之间较为狭细的长约1cm部分称子宫峡。非妊娠时，

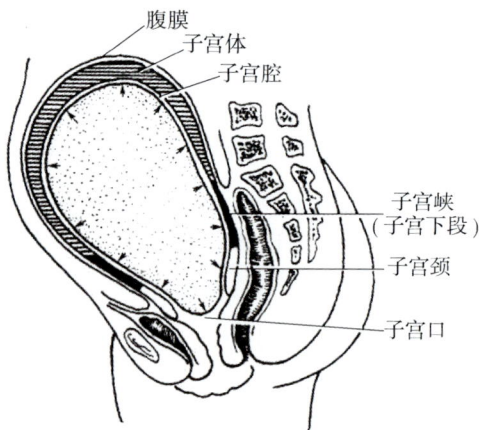

图9-3 临产前的子宫

子宫峡不明显；妊娠期，子宫峡逐渐伸展变长，形成"子宫下段"；至妊娠末期（图9-3），此部可延长至7～11cm，峡壁逐渐变薄，产科常在此处进行剖宫术。

子宫内的腔隙较为狭窄，可分为上、下两部：上部在子宫体内，称子宫腔，呈底在上、前后略扁的三角形。底的两端为输卵管子宫口，尖端向下通子宫颈管。下部在子宫颈内，呈梭形，称子宫颈管，其上口通子宫腔，下口称子宫口（图9-4），通阴道。未产妇的子宫口为圆形，边缘光滑整齐；经产妇子宫口为横裂状，其前、后缘分别称为前唇和后唇，后唇较长，位置也较高。成人未孕子宫的内腔，从子宫口到子宫底长6～7cm，子宫腔长约4cm，其最宽处为2.5～3.5cm，宫内节育器（节育环）即放置在子宫腔内。

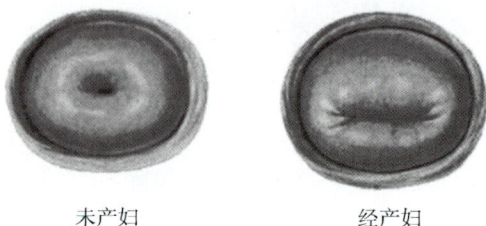

未产妇　　　　　经产妇

图9-4 子宫口

（二）子宫的位置

子宫位于小骨盆中央，膀胱与直肠之间（图9-1），下端接阴道。两侧有输卵管和卵巢，临床上统称子宫附件（uterine appendages）。未妊娠时，子宫底位于骨盆上口平面以下，朝向前上方。子宫颈的下端在坐骨棘平面稍上方。当膀胱空虚时，成人子宫呈轻度的前倾前屈位，人体直立时，子宫体伏于膀胱上面。前倾指整个子宫向前倾斜，子宫的长轴与阴道的长轴形成一个向前开放的钝角；前屈指子宫体与子宫颈之间形成的一个向前开放的钝角（图9-5）。但子宫有较大的活动性，膀胱和直肠的充盈程度可影响子宫的位置。

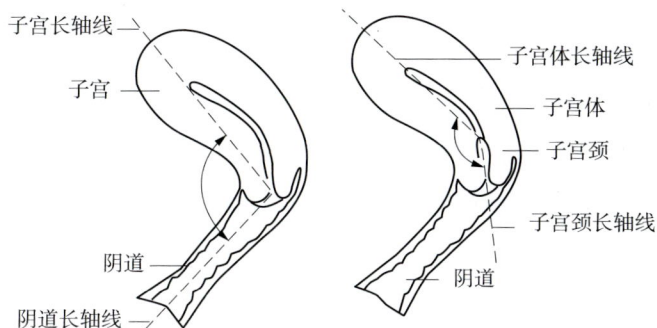

图9-5　子宫的前倾前屈位

（三）子宫的固定装置

子宫借韧带、阴道、尿生殖膈和盆底肌等维持其正常位置（图9-6）。

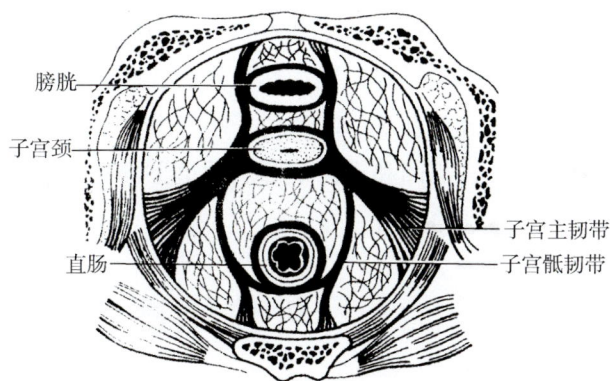

图9-6　子宫的韧带

1. 子宫阔韧带（broad ligament of uterus）　位于子宫两侧，略呈冠状位，由子宫前、后的腹膜自子宫侧缘向两侧延伸至盆侧壁和盆底的双层腹膜构成，可限制子宫向两侧移动，维持正中位。子宫阔韧带的上缘游离，包裹输卵管，上缘外侧1/3为卵巢悬韧带。阔韧带的前叶覆盖子宫圆韧带，后叶覆盖卵巢和卵巢固有韧带。前、后叶之间的疏松结缔组织内还有子宫动、静脉，神经，淋巴管等。

2. 子宫圆韧带（round ligament of uterus）　由结缔组织和平滑肌构成的圆索。起于子宫体前面的上外侧，输卵管与子宫连接处的下方，在阔韧带前层的覆盖下向前外侧弯行，然后通过腹股沟管止于阴阜和大阴唇皮下。子宫圆韧带对维持子宫的前倾位有一定作用。

3. 子宫主韧带（cardinal ligament of uterus）　位于子宫阔韧带的基部，从子宫颈两侧缘延至盆侧壁。子宫主韧带由纤维结缔组织和平滑肌纤维构成，较坚韧。它是维持子宫颈正常位置防止向下脱垂的重要结构之一。

4. 子宫骶韧带（uterosacral ligament） 从子宫颈阴道上部后面，绕过直肠的两侧，止于骶骨前面。由结缔组织和平滑肌纤维构成，此韧带向后上牵引子宫颈，与子宫圆韧带协同，维持子宫的前屈位。

除上述韧带外，盆底肌和阴道的承托，还有其他一些子宫周围的结缔组织，也都是维持子宫正常位置的重要因素。如果子宫的固定装置薄弱或损伤，可导致子宫位置、姿势的异常，或出现不同程度的子宫脱垂；严重者子宫可脱垂至阴道口外。

（四）子宫的年龄变化

子宫的年龄变化新生儿子宫高出骨盆上口，输卵管和卵巢位于髂窝内，子宫颈较子宫体长而粗。性成熟前期，子宫迅速发育，壁增厚。性成熟期，子宫颈和子宫体的长度几乎相等。经产妇的子宫较大，除各径和内腔都增大外，重量可增加一倍。绝经期后，子宫萎缩变小，壁变薄。

四、阴道

阴道（vagina）为前后略扁的肌性管道，是女性的性交接器官，也是排出月经和娩出胎儿的管道。阴道上端宽阔，包绕子宫颈阴道部，两者之间的环形凹陷称阴道穹（fornix of vagina）。阴道穹分为互相连通的前部、后部和侧部，以阴道穹后部最深，其后上方即为直肠子宫陷凹，两者间仅隔以阴道后壁和覆盖其上的腹膜。临床上可经阴道后穹穿刺以引流直肠子宫陷凹内的积液或积血，进行诊断和治疗（图9-1）。阴道下端以阴道口开口于阴道前庭，处女的阴道口周缘有环形或半月形的黏膜皱襞，称处女膜，破裂后成为处女膜痕。个别人处女膜厚而无孔称处女膜闭锁或无孔处女膜。阴道位于小骨盆中央，前有膀胱和尿道，后邻直肠。隔直肠前壁可触诊到直肠子宫陷凹和子宫颈等。阴道下部穿过尿生殖膈，膈内的尿道阴道括约肌以及肛提肌均对阴道有括约作用。

第二节　外生殖器

女性外生殖器，即女阴（vulva）（图9-7），包括阴阜、大阴唇、小阴唇、阴道前庭、阴蒂和前庭球。

一、阴阜

阴阜（mons pubis）为耻骨联合前方的皮肤隆起，皮下富有脂肪。性成熟期以后，生有阴毛。

二、大阴唇

大阴唇（greater lips of pudendum）为一对纵长隆起的皮肤皱襞。大阴唇的前端和后端左右互相连合，形成唇前连合和唇后连合。

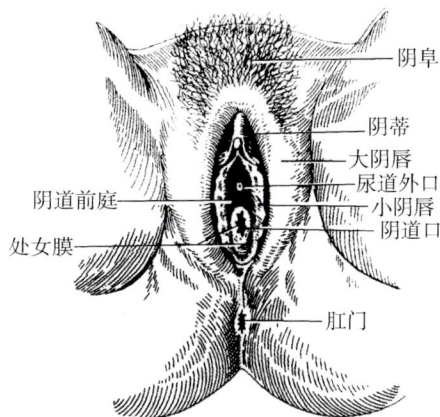

图 9-7 女性外生殖器

三、小阴唇

小阴唇（lesser lips of pudendum）位于大阴唇的内侧，为一对较薄的皮肤皱襞，表面光滑无毛。其前端延伸为阴蒂包皮和阴蒂系带，后端两侧互相会合，形成阴唇系带。

四、阴道前庭

阴道前庭（vaginal vestibule）是位于两侧小阴唇之间的裂隙。阴道前庭的前部有尿道外口，后部有阴道口，阴道口两侧各有一个前庭大腺导管的开口。

五、阴蒂

阴蒂（clitoris）（图 9-8）由两个阴蒂海绵体组成，后者相当于男性的阴茎海绵体，亦分脚、体、头三部。阴蒂脚埋于会阴浅隙内，附于耻骨下支和坐骨支，向前与对侧的结合成阴蒂体。阴蒂头露于表面，含有丰富的神经末梢。

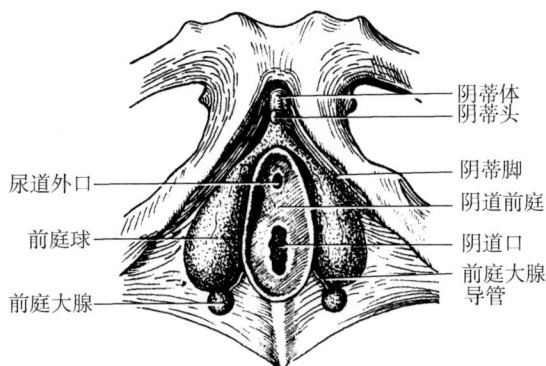

图 9-8 阴蒂、前庭球和前庭大腺

六、前庭球

前庭球（bulb of vestibule）（图 9-8）相当于男性的尿道海绵体，呈蹄铁形，分为较细小的中间部和较大的外侧部。中间部位于尿道外口与阴蒂体之间的皮下，外侧部位于大阴唇的皮下。

2. 尿生殖膈 由会阴深横肌和尿道括约肌及覆盖于它们上、下面的尿生殖膈上、下筋膜共同构成。封闭尿生殖三角，加固盆底。男性有尿道通过，女性有尿道和阴道通过（图9-11）。

3. 坐骨肛门窝 位于坐骨结节与肛门之间，左、右各一。它呈底向下、尖向上的楔形间隙。内侧壁为肛提肌及盆膈下筋膜；外侧壁为闭孔内肌及其筋膜（闭孔筋膜）；前界为尿生殖膈后缘；后界为臀大肌下缘。窝内充填有大量的脂肪组织。此窝的外侧壁内面有分布会阴部的阴部内血管和阴部神经通过。坐骨肛门窝为脓肿好发部位，当脓肿穿通肛门和皮肤时，则形成肛瘘。

（三）会阴筋膜

会阴筋膜分为浅筋膜和深筋膜。在肛门三角，浅筋膜为富有脂肪的大量疏松结缔组织，充填在坐骨直肠（肛门）窝内。在尿生殖三角，浅筋膜分为两层；浅层为脂肪层，与腹下部和股部的浅筋膜相续。深层呈膜状，称会阴浅筋膜（superficial fascia of perineum），又称Colles筋膜，向前上与腹壁浅筋膜深层（Scarpa筋膜）相续，向后附于尿生殖膈后缘，向两侧附于耻骨下支和坐骨支，并与阴囊肉膜和阴茎浅筋膜相连续。

深筋膜在肛门三角，覆盖于坐骨肛门窝的各壁，并覆盖于肛提肌和尾骨肌的上、下面，分别称盆膈上筋膜和盆膈下筋膜。在尿生殖三角，深筋膜分为两层，覆盖于会阴深横肌和尿道括约肌的上面和下面，分别称为尿生殖膈上筋膜和尿生殖膈下筋膜，两侧附着于骨面，其前、后缘相互融合。

会阴浅筋膜与尿生殖膈下筋膜之间围成的间隙称会阴浅隙。男性此间隙内有阴茎脚、尿道球和尿生殖三角浅层肌等。女性此间隙内有阴蒂脚、前庭球、前庭大腺和尿生殖三角浅层肌等。尿生殖膈上、下筋膜之间的间隙称会阴深隙，男性此间隙内有会阴深横肌、尿道括约肌、尿道膜部和尿道球腺等。女性此间隙内有会阴深横肌、尿道阴道括约肌以及穿行的尿道和阴道等。

知识拓展

产科会阴

是指阴道口到肛门之间2~3cm的软组织结构，分娩时会阴将承受较大的压力，如果保护不当，可能会引起严重损伤。会阴切开缝合术是在分娩第二产程中为避免会阴及盆底严重裂伤，减轻盆底组织对胎头的压迫，缩短第二产程，加速分娩的常用手术。

思考题

1. 试述女性生殖器的组成。
2. 输卵管的位置形态特点及其分部。
3. 试述子官的位置及其固定装置。
4. 乳房的结构与临床意义。
5. 会阴的概念及其分区。

扫码"练一练"

（汲　军）

脉管系统

第十章

心血管系统

学习目标

1. 心血管系统的组成；血液循环概念，体循环和肺循环的路径。
2. 心的位置、外形、心腔的结构和心传导系统；心的血管和心包的组成及体表投影。
3. 人体动脉主干和主要动脉的名称、起止、形成及主要分支。
4. 上、下腔静脉系的组成及收集范围；人体主要浅静脉的名称、起止、行程、收集范围和注入部位；肝门静脉的组成及侧支吻合。

第一节 概 述

扫码"学一学"

一、心血管系统的组成

心血管系统（cardiovascular system）包括心、动脉、毛细血管和静脉。

心是中空的肌性器官，是血液循环的动力器官，具有节律地收缩和舒张作用，推动血液在心血管内不停地循环流动。心分左、右心房和左、右心室四个腔，左、右心房之间有房间隔，左、右心室之间有室间隔，同侧房室之间有房室口相通。心房接纳静脉，心室发出动脉。在房室口和动脉出口处均有瓣膜，保证血液在心内的定向流动。

动脉（artery）是引导血液离心的管道。动脉从心室发出，在行程中反复分支，可分为大动脉、中动脉、小动脉和微动脉，其管径也逐渐变细，最后移行为毛细血管。

毛细血管（capillary）是连接动、静脉末梢间彼此吻合呈网状的微细血管，管壁菲薄，其分布范围广，互连成网，是血液与组织之间进行物质交换的场所。全身除软骨、角膜、毛发、牙釉质、晶状体和被覆上皮外，都分布有毛细血管。

静脉（vein）是引导血液回心的管道。小静脉始于毛细血管，在回心的过程中不断接受属支，逐级汇合变粗，经中静脉、大静脉最后汇入心房。

侧。上方与出入心的大血管相连；下方与膈相邻；两侧借纵隔胸膜与肺相邻；前方大部分被肺和胸膜所覆盖，只有左肺心切迹内侧的一小部分与胸骨体下部左半及左侧第4~5肋软骨相邻；后方与食管和胸主动脉等相邻（图10-4）。

心的外形略呈倒置的前后略扁的圆锥形，大小与本人的拳头相当。可分为一尖、一底、两面、三缘和三条沟（图10-5，图10-6）。

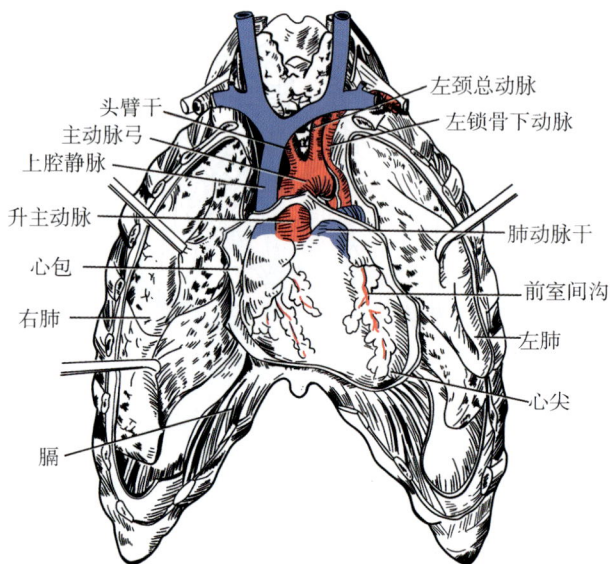

图10-4　心的位置

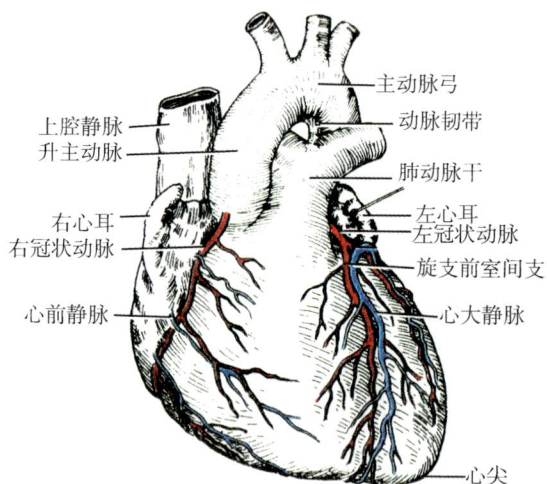

图10-5　心的外形与血管（前上面）

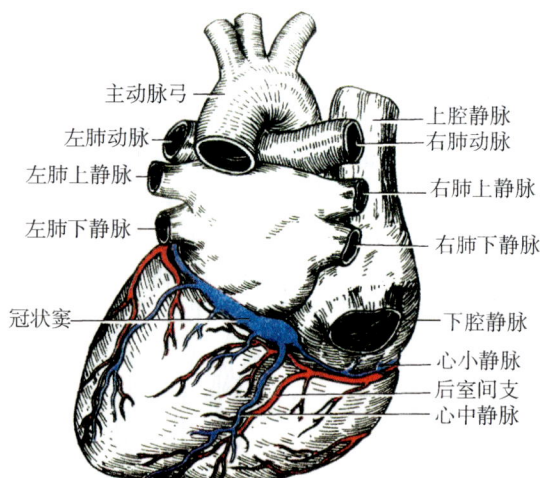

图10-6　心的外形与血管（后下面）

心尖（cardiac apex）：钝圆，由左心室构成，与左胸前壁贴近，朝向左前下方，在左侧第5肋间隙锁骨中线内侧1~2cm处，可看到或扪及心尖搏动。

心底（cardiac base）：朝向右后上方，主要由左心房和小部分的右心房构成。上、下腔静脉分别从上、下方注入右心房，左、右肺静脉分别从两侧注入左心房。

两面：心的胸肋面（前面）稍隆突，朝向前方，与胸骨和肋软骨相对；心的膈面（下面）较平坦，几乎呈水平位，朝向下后，贴于膈上面。

三缘：心的左缘主要由左心室构成，小部分为左心耳。心的右缘垂直钝圆，主要由右

心室和右心房构成。心的下缘较锐利，大部分由右心室构成，仅心尖部为左心室构成。

三条沟：心表面有三条沟，可作为心脏分界的表面标志。冠状沟（coronary sulcus），近乎额状位，靠近心底处，近似环形，是心房和心室在心表面的分界标志；前室间沟在心的胸肋面，后室间沟在膈面，前、后室间沟从冠状沟走向心尖的右侧，是左、右心室在心表面的分界标志。心表面的沟内均有心的血管和脂肪填充。

二、心腔

心为中空的肌性器官，被心间隔分为互不相通的左、右两半。每半心在与冠状沟一致的位置上，各有一个房室口，将心脏分为后上方的心房和前下方的心室。因此，心脏被分为4个腔，分别是右心房、右心室、左心房和左心室。分隔左、右心房的叫房间隔；分隔左、右心室的叫室间隔。右心房和右心室容纳静脉血，左心房和左心室容纳动脉血。左、右半心互不相通，但同侧的心房和心室借房室口相通。

（一）右心房

右心房（right atrium）位于心的右上部（图 10-7），向左前方突出的部分，称为右心耳，内有梳状肌。在房间隔右侧面下部，有一卵圆形凹陷称卵圆窝，是胚胎时期的卵圆孔于出生后闭锁后的遗迹。

右心房有3个入口和1个出口。入口是上腔静脉口、下腔静脉口和冠状窦口，分别接纳上、下半身和心壁的静脉血的回流。冠状窦口位于下腔静脉口与右房室口之间。出口是右房室口，通向右心室。

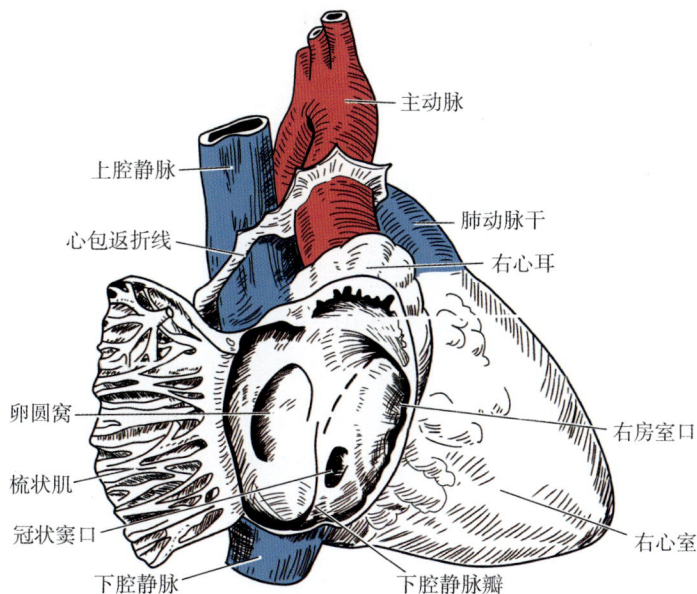

图 10-7 右心房

（二）右心室

右心室（right ventricle）位于右心房的左前下方（图 10-8），腔内有许多纵横交错的肌性隆起叫肉柱，有一条横过室腔至室间隔下部的肌束称隔缘肉柱，又称节制索，内有心传导系统的右束支通过，有防止心室过度扩张的作用。

右心室有 2 个口，即入口是右房室口，出口是肺动脉口，两口之间有一弓形肌性隆起，称室上嵴，将室腔分成后下方的流入道和前上方的流出道两部分。在右房室口周围环绕有由致密结缔组织构成的纤维环。环上附有三片三角形的瓣膜，称三尖瓣，瓣尖伸向右心室。室壁上有突起的乳头肌，乳头肌尖端有数条腱索，分别连到相邻两个瓣膜的边缘。心室收缩时，瓣膜合拢封闭房室口以防止血液向心房内逆流。在结构和功能上，纤维环、三尖瓣、腱索和乳头肌是一个整体，称三尖瓣复合体。

在肺动脉口的周缘附有三片半月形瓣膜，称肺动脉瓣，开向肺动脉。当右心室收缩时肺动脉瓣开放，血液由右心室射向肺动脉；当右心室舒张时，肺动脉关闭，防止血液返回右心室。

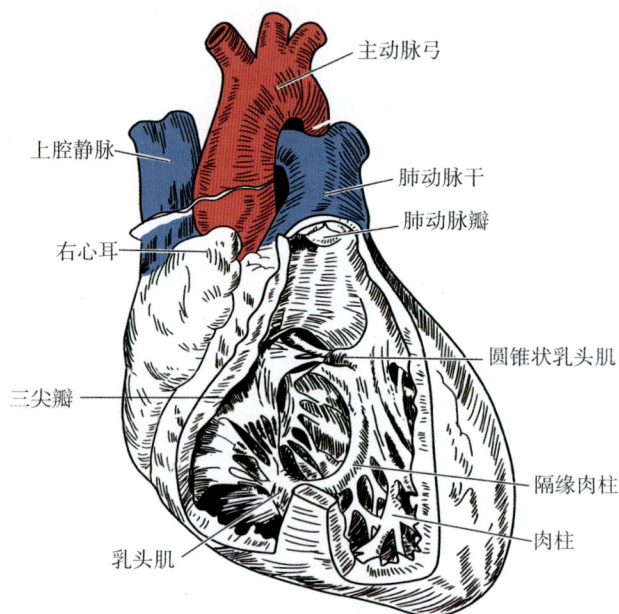

图 10 - 8　右心室

（三）左心房

左心房（left atrium）主要构成心底（图 10 - 9），位于右心房的左后方，其向右前方突出的部分为左心耳。左心房有 4 个入口和 1 个出口。入口是左肺上、下静脉口和右肺上、下静脉口，位于左心房后壁的两侧，左、右各两个；出口为通向左心室的左房室口。左心房通过四个肺静脉口收纳由肺回流的血液，然后经左房室口流入左心室。

（四）左心室

左心室（left ventricle）位于右心室的左后方，室腔呈圆锥形，以二尖瓣前瓣为界可分为左后方的流入道和右前方的流出道两部分。左心室有两个口，入口即是左房室口，出口是主动脉口，左心室的血液通过此口入主动脉，向全身各组织器官分布（图 10 - 9）。

左房室口周缘纤维环上附有两个三角形的二尖瓣，分别是前瓣和后瓣，其结构和作用同三尖瓣。主动脉口周缘有主动脉瓣，开口向主动脉，其结构和作用同肺动脉瓣。每个瓣膜与相对的主动脉壁之间的衣袋状间隙称主动脉窦，分为左、右、后 3 个窦。左、右冠状动脉分别开口于主动脉左、右窦，称左、右冠状窦口。

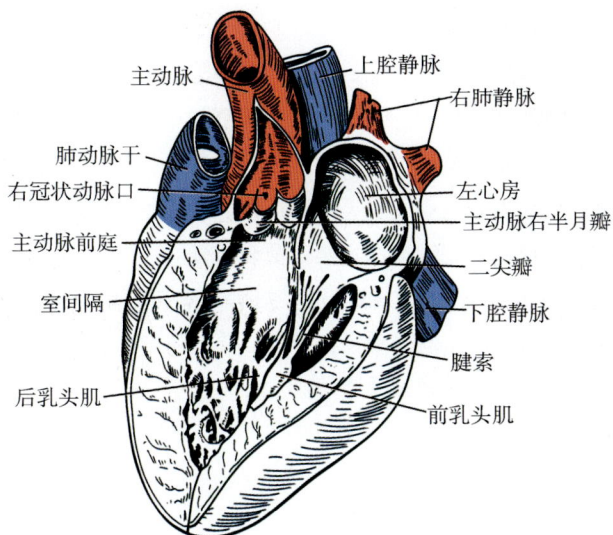

图 10 - 9   左心房和左心室

三、心的构造

心壁由内向外依次由心内膜、心肌膜和心外膜构成。

心内膜（endocardium）是衬在心腔内面的一层光滑的薄膜，与大血管的内膜相延续，心的各瓣膜就是由心内膜折叠而成的。

心肌层（myocardium）是构成心的主体（图 10 - 10），包括心房肌和心室肌两部分，由心肌细胞和结缔组织支架组成。心房肌和心室肌不相连续，均附着于纤维支架上，因此心房和心室不同时收缩。心室肌比心房肌厚，尤以左心室最厚。结缔组织在肺动脉口、主动脉口、右房室口和左房室口周围形成四个纤维环和左、右纤维三角。它们构成心壁的纤维支架（又称心骨骼）。

心外膜（epicardium）为浆膜心包的脏层，贴于心肌层和大血管根部的表面，是一层透明而光滑的浆膜。

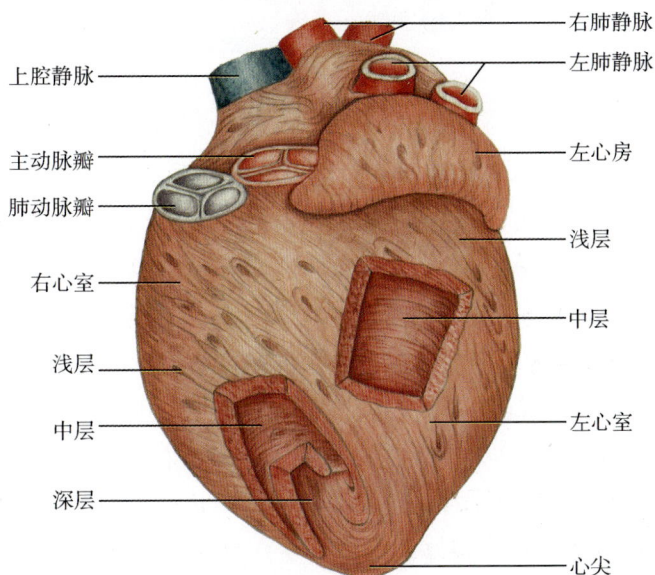

图 10 - 10   心肌层

知识拓展

房间隔缺损和室间隔缺损

房间隔缺损是常见的先天性心脏病之一，简称房缺，系胚胎发育期心房间隔上残留未闭的缺损形成，可分为继发孔型及原发孔型缺损两大类，前者居多。

室间隔缺损也是常见的一种先天性心脏畸形，指室间隔在胚胎时期发育不全，形成异常交通，在左、右心室之间产生分流。室间隔缺损大多数是单一畸形，也可为复合心脏畸形的一个组成部分，如见于法洛四联症、完全性房室通道等。

四、心的传导系统

心的传导系统（图10-11）是由特殊分化的心肌纤维所构成，包括窦房结、房室结、房室束、左、右束支及其分支。心传导系统具有产生兴奋、传导冲动和维持心正常节律性搏动的功能，使心房肌和心室肌规律地进行舒缩。

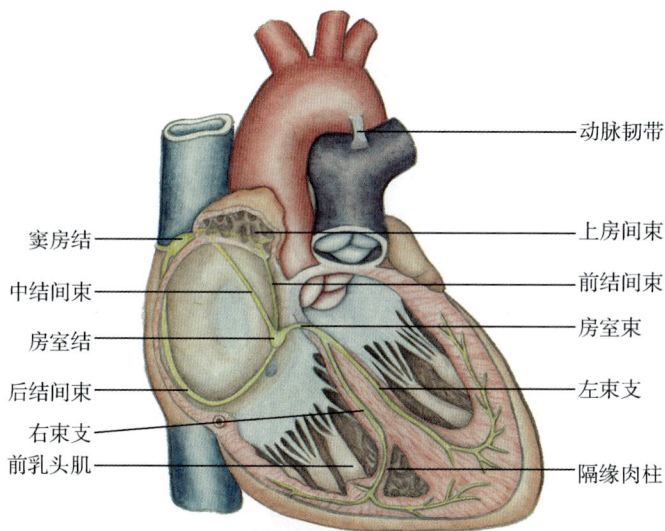

图10-11　心的传导系统模式图

窦房结（sinuatrial node）：呈长椭圆形，位于上腔静脉与右心耳之间的心外膜的深面，是心自动节律性兴奋的发源地，是心的正常起搏点。

房室结（atrioventricular node）：呈扁椭圆形，位于房间隔下部右侧心内膜的深面，冠状窦口的前上方，其主要功能是将窦房结传来的冲动延搁后传给心室。房室结是兴奋从心房传向心室的必经之路，是重要的次级起搏点，许多复杂的心率失常常在此发生。

房室束（atrioventricular bundle）：又称希氏（His）束，从房室结发出后，下行进入室间隔膜部，在室间隔肌部上方分为左束支和右束支。左、右束支分别沿室间隔左、右侧心内膜深面下行到左、右心室。左、右束支在左、右心室内逐渐分为许多细小的分支，最后形成浦肯野纤维（Purkinje fiber）网（心内膜下支），与一般心肌相连。

窦房结发出的冲动，先传给心房肌，引起心房肌兴奋和收缩，同时也传导到房室结，延搁后，再通过房室束和左、右束支传至浦肯野纤维，再到普通心室肌细胞，从而引起心室肌兴奋和收缩。

五、心的血管

心本身的血液循环称冠脉循环。心的血液供应来自升主动脉发出的左、右冠状动脉，心的静脉血最终汇集成冠状窦开口于右心房（图10-5，图10-6）。

（一）动脉

左冠状动脉（left coronary artery）起于主动脉的左冠状动脉窦，主干短而粗，向左前方行至冠状沟，随即分为前室间支和旋支。前室间支沿前室间沟下行，其分支供应左心室前壁、右心室前壁和室间隔前2/3。旋支沿冠状沟左行，绕过心左缘至左心室膈面，主要分布于左心房、左心室左侧面、膈面和窦房结等。

右冠状动脉（right coronary artery）起于主动脉的右冠状动脉窦，沿冠状沟向右下绕心的右缘至心的膈面，发出后室间支，沿后室间沟下行。右冠状动脉分布于右心房、右心室、室间隔后1/3、部分左心室后壁、房室结和窦房结。

（二）静脉

心的静脉与动脉相伴行，心的静脉血大多通过心大、中、小静脉汇入冠状窦（冠状窦位于冠状沟后部左心房与左心室之间），再经过冠状窦口注入右心房，也有小静脉直接注入心腔。

1. 心大静脉 心大静脉在前室间沟与前室间支伴行，进入冠状沟后绕心左缘至心膈面，注入冠状窦左端。

2. 心中静脉 心中静脉起于心尖部，在后室间沟伴后室间支上行，注入冠状窦右端。

3. 心小静脉 心小静脉起于心下缘，在冠状沟内与右冠状动脉伴行，注入冠状窦右端。

知识拓展

冠状动脉搭桥

冠状动脉搭桥是取一段自身的正常血管，吻合在升主动脉和冠状动脉狭窄病变远端之间，主动脉的血液就可以通过移植血管（桥血管）顺利到达冠状动脉狭窄病变远端，恢复缺血心肌的正常供血，达到解除心绞痛、改善生活质量和防止严重并发症的目的。

六、心包

心包（pericardium）是包裹心和出入心的大血管根部的纤维浆膜囊（图10-12），分内、外两层，外层为纤维心包，内层为浆膜心包。

纤维心包为心包外层，厚而坚韧，上方与大血管的外膜相续，下方附于膈的中心腱。

浆膜心包分互相移行的脏、壁两层。壁层贴于纤维心包的内面；脏层覆盖于心的表面，称心外膜。脏、壁两层之间的腔隙称心包腔（pericardial cavity），腔内含少量浆液，起润滑作用。

心包的主要功能：一是可减少心脏跳动时的摩擦；二是防止心脏过度扩张，以保持血容量的相对恒定。

射型分布，其分支常作为该器官分叶或分段的依据；②空腔性器官（如肠、输尿管等）的动脉，有的呈横行分布，有的呈纵行分布；③骨内部的动脉，从长骨的骨干和两端进入长骨内分支分布。

主动脉（aorta）是体循环的动脉主干，也是全身最粗大的动脉。主动脉起自左心室，根据行程可分为升主动脉、主动脉弓和降主动脉三部分。降主动脉又分为胸主动脉和腹主动脉。腹主动脉下行至第4腰椎体下缘分为左、右髂总动脉（图10－14，图10－15）。

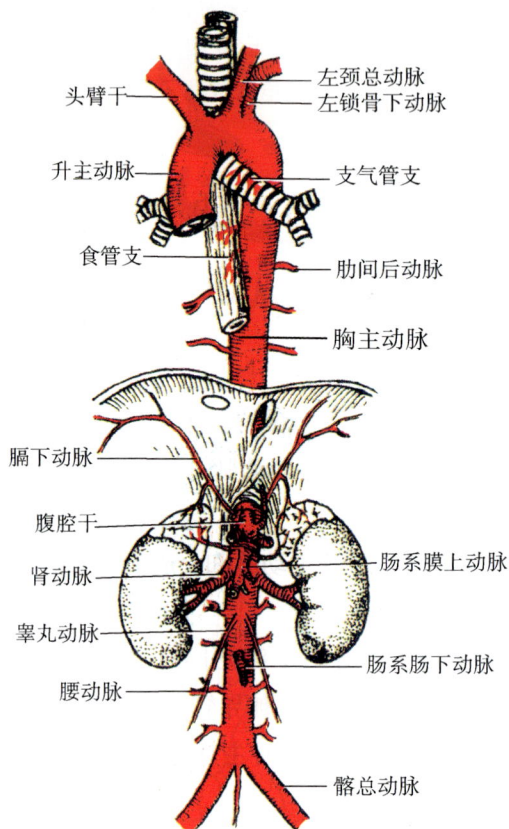

图10－14　胸主动脉及其分支

升主动脉（ascending aorta）起自左心室，在肺动脉干与上腔静脉之间上行，至右侧第2胸肋关节后方移行为主动脉弓，升主动脉根部发出左、右冠状动脉。

主动脉弓（aortic arch）续升主动脉，为右侧第2胸肋关节与第4胸椎体下缘之间突向上的弓形动脉。主动脉弓壁内含有压力感受器，具有调节血压的作用。在动脉弓下方近动脉韧带处有2～3个粟粒状小体，称主动脉小球，属化学感受器，参与调节呼吸。主动脉弓的凸侧自右向左发出头臂干、左颈总动脉和左锁骨下动脉。头臂干向右上斜行至右侧胸锁关节的后方分为右颈总动脉和右锁骨下动脉。其前方有胸骨，后方有气管和食管。降主动脉（descending aorta）续主动脉弓，为主动脉最长的一段，沿脊柱左前方下行穿过膈的主动脉裂孔进入腹腔。降主动脉以膈的主动脉裂孔为界，分为胸主动脉（主动脉胸部）和腹主动脉（主动脉腹部）。穿膈后继沿腰椎前面下降，到第4腰椎体下缘分为左、右髂总动脉。

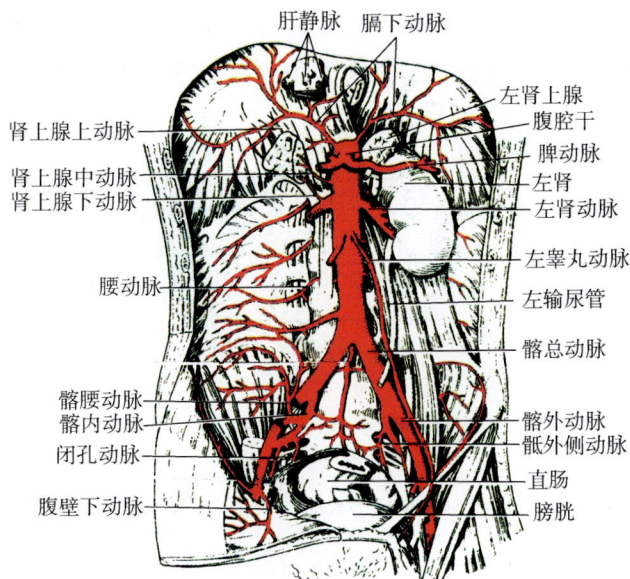

图 10 – 15　腹主动脉及其分支

（一）头颈部的动脉

头颈部的动脉主干是颈总动脉和锁骨下动脉。

1. 颈总动脉（common carotid artery）　颈总动脉是颈部的主要动脉干，左侧起自主动脉弓，右侧起自头臂干。两侧均在胸锁关节的后方进入颈部，沿气管、喉和食管的外侧上升，在甲状软骨的上缘水平分为颈内动脉和颈外动脉（图 10 – 16）。颈总动脉、颈内静脉和迷走神经三者共同包在一个颈动脉鞘内。颈总动脉分叉处，有两个重要结构，即颈动脉窦（carotid sinus）和颈动脉小球（carotid glomus）：①颈动脉窦是颈总动脉末端和颈内动脉起始处的膨大部分，壁内有压力感受器，当血压升高时，可反射性地引起心跳变慢、血管扩张、血压下降；②颈动脉小球是一个扁椭圆形小体，借结缔组织连于颈总动脉分叉处的后方，属于化学感受器，能感受血液中二氧化碳和氧浓度的变化。当二氧化碳浓度升高时，可反射性地促使呼吸加深加快。

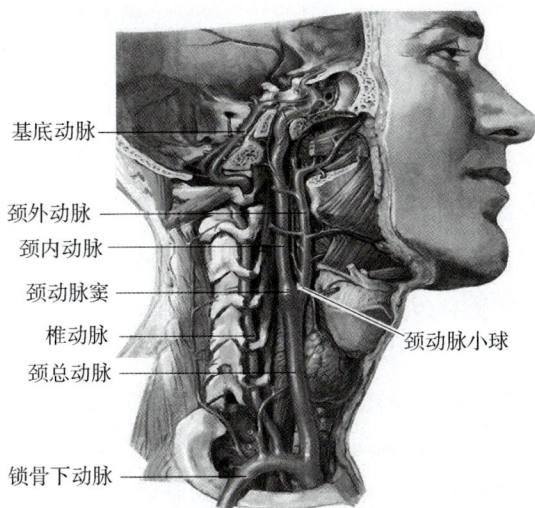

图 10 – 16　颈总动脉及其分支 1

（1）颈外动脉（external carotid artery）　起自颈总动脉，初居颈内动脉的前内侧，后经其前方绕至其前外侧，上行穿腮腺实质达下颌颈高度分为颞浅动脉和上颌动脉两个终支（图 10 - 17）。其主要分支如下。

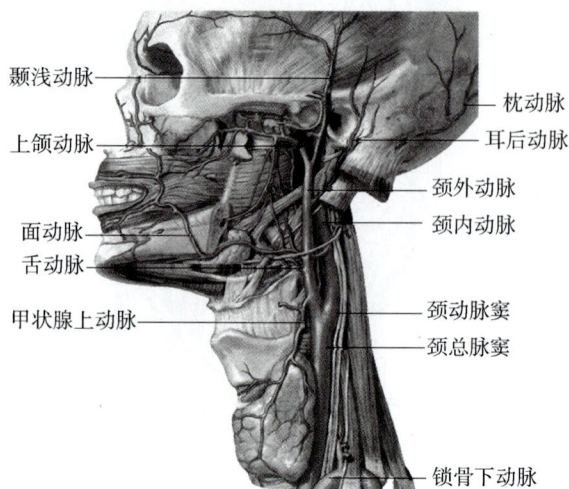

图 10 - 17　颈总动脉及其分支 2

甲状腺上动脉（superior thyroid artery）：由颈外动脉的起始处发出，行向前下方，分布到甲状腺上部和喉。

舌动脉（lingual artery）：在甲状腺上动脉的稍上方约平下颌角高度发出，分支布于舌、舌下腺和腭扁桃体。

面动脉（facial artery）：约平下颌角起始，向前经下颌下腺的深面，至咬肌止点前缘越过下颌骨下缘至面部，经口角和鼻翼的外侧，向上至眼内眦，改称为内眦动脉。面动脉分布于面部软组织、下颌下腺和腭扁桃体等。

上颌动脉（maxillary artery）：经下颌颈深面入颞下窝，沿途分支分布于外耳道、中耳、硬脑膜、颊、腭扁桃体、上下颌牙齿及牙龈、咀嚼肌、鼻腔和腭部等处。其中分布到硬脑膜的一支称脑膜中动脉，它由上颌动脉发出后向上穿棘孔入颅中窝，且紧贴颅骨内面行走，分前、后支分布于硬脑膜。前支经过翼点内面，当颞区颅骨骨折时，易受损伤，导致硬脑膜外血肿。

颞浅动脉（superficial temporal artery）：在外耳门前方上行，越颧弓根至颞部皮下，颞浅动脉分支分布于腮腺和额、颞、顶部软组织。

颈外动脉的分支还有枕动脉、耳后动脉和咽升动脉。分别布于枕部、耳后和咽。

（2）颈内动脉（internal carotid artery）（图 10 - 16）　由颈总动脉发出后，垂直上升到颅底，再经颈动脉管入颅腔，分支布于脑和视器。颈内动脉在颅外一般无分支，借此可与颈外动脉相鉴别，其颅内分支见中枢神经系统。

2. 锁骨下动脉（subclavian artery）　左侧锁骨下动脉起自主动脉弓，右侧锁骨下动脉起自头臂干，经过胸锁关节后方斜向外至颈根部，呈弓状经胸膜顶前方，穿斜角肌间隙至第 1 肋外缘延续为腋动脉（图 10 - 18）。锁骨下动脉的主要分支如下。

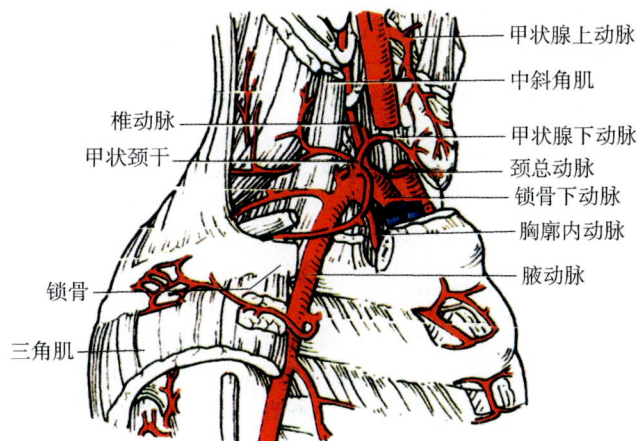

图 10 - 18　锁骨下动脉及其分支

（1）椎动脉（vertebral artery）　在前斜角肌内侧起始，向上穿第 6 ~ 1 颈椎横突孔，经枕骨大孔入颅腔，两侧的椎动脉汇合成为一条基底动脉，分支分布于脑和脊髓。

（2）胸廓内动脉（internal thoracic artery）　在椎动脉起始处的相对侧发出，向下入胸腔，经第 1 ~ 7 肋软骨后面，距胸骨外侧缘 1.5cm 处下降，分为肌膈动脉和腹壁上动脉。后者穿膈肌进入腹直肌鞘内，并与腹壁下动脉吻合。胸廓内动脉沿途分支分布于胸前壁、乳房、心包和膈。

（3）甲状颈干（thyrocervical trunk）　为一短干，起自锁骨下动脉，立即分成数支至颈部和肩部。其中甲状腺下动脉至甲状腺下端，分支入腺，并分布于咽、喉、气管和食管。肩胛上动脉至冈上、冈下窝，分布于冈上、冈下肌和肩胛骨。

（二）上肢的动脉

1. 腋动脉（axillary arter）　腋动脉是上肢的动脉主干，在第 1 肋外缘处续于锁骨下动脉，经腋窝至大圆肌下缘处移行为肱动脉（图 10 - 19）。腋动脉的分支分布于肩肌、胸肌、背阔肌和乳房等，分支有胸肩峰动脉、胸外侧动脉、肩胛下动脉、旋肱后动脉。

2. 肱动脉（brachial artery）　肱动脉自大圆肌下缘续腋动脉，沿肱二头肌内侧缘下行至肘窝，在桡骨颈处平面分为桡动脉和尺动脉（图 10 -

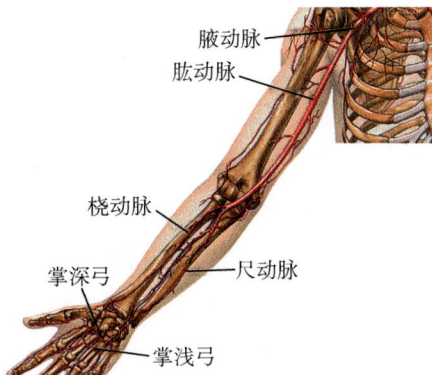

图 10 - 19　上肢的动脉

19）。肱动脉沿途分支布于臂部肌肉、肱骨和肘关节。在肘窝的内上方，肱二头肌腱内侧肱动脉位置较表浅，可触到其搏动，此处是测量血压时听诊的部位。

3. 桡动脉（radial artery）　桡动脉由肱动脉分出后，在肱桡肌与旋前圆肌之间，沿前臂桡侧下行，经桡骨茎突远端转至手背后达手掌深面，其末端与尺动脉掌深支吻合成掌深弓（图 10 - 19）。桡动脉的主要分支有：①拇主要动脉：在桡动脉入手掌处发出，立即分成 3 支分布于拇指两侧和示指桡侧；②掌浅支：在桡腕关节上方分出，下行至手掌，与尺动脉的末端吻合成掌浅弓。桡动脉沿途分支布于前臂桡侧肌，并参与肘、腕关节网的组成。

4. 尺动脉（ulnar artery）　尺动脉在指浅屈肌和尺侧腕屈肌之间，经屈肌支持带的浅面，豌豆骨桡侧人手掌（图 10 - 19）。尺动脉的主要分支有：①骨间总动脉：自尺动脉上端发出后分为骨间前动脉和骨间后动脉，分支布于前臂诸肌、桡骨、尺骨，并分支参加肘、腕关节网；②掌深支：在豌豆骨桡侧由尺动脉发出，与桡动脉末端吻合成掌深弓。

5. 掌浅弓和掌深弓

（1）掌浅弓（superficial palmar arch）　由尺动脉末端和桡动脉的掌浅支吻合而成，位于掌腱膜和屈指肌腱之间。掌浅弓分出小指尺掌侧动脉和 3 支指掌侧总动脉。前者布于小指尺侧缘，后者达掌指关节的附近，又分为两支指掌侧固有动脉，分别布于第 2 ~ 5 指的相对缘，手指出血时可在手指两侧压迫止血。

（2）掌深弓（deep palmar arch）　由桡动脉末端与尺动脉掌深支吻合而成，位于屈指肌腱的深面，约平腕掌关节高度由弓的凸侧发出 3 条掌心动脉，至掌指关节附近，分别与相应的指掌侧总动脉吻合。

（三）胸部的动脉

胸部的动脉主干是胸主动脉（abdominal aorta）（图 10 - 20），其分支有臂支和脏支两种。

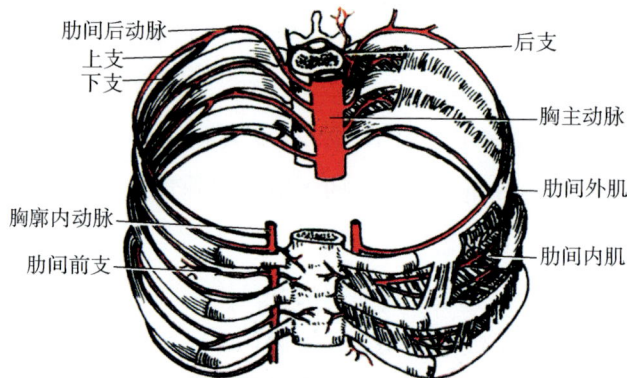

图 10 - 20　胸壁的动脉

壁支包括肋间后动脉和肋下动脉，主要分布至第 3 ~ 11 肋间隙和第 12 肋下缘。第 1、2 对肋间后动脉来自锁骨下动脉，第 3 ~ 11 对和肋下动脉由胸主动脉的后外侧壁发出。每支肋间后动脉均发出细小的后支，布于脊髓、背部的肌肉和皮肤。前支粗大，与肋间后静脉和肋间神经伴行于肋间隙内，分布于胸壁和腹壁上部。脏支细小，主要有支气管支、食管支和心包支，分布于气管、食管和心包。

（四）腹部的动脉

腹部的动脉主干是腹主动脉，发出壁支和脏支（图 10 - 14）。

1. 壁支　壁支主要有腰动脉和膈下动脉。

（1）腰动脉　共 4 对，起自腹主动脉后壁，横行向外，分布于腹后壁、背肌和脊髓。

（2）膈下动脉　自腹主动脉的上端发出，行向外上方，分布于膈，并发出肾上腺上动脉至肾上腺。

2. 脏支　脏支可分为成对和不成对两种。不成对的有腹腔干、肠系膜上动脉和肠系膜下动脉；成对的有肾上腺中动脉、肾动脉、睾丸动脉或卵巢动脉（女）。

（1）不成对的脏支

①腹腔干（celiac trunk）：短而粗，在主动脉裂孔的稍下方发自腹主动脉前壁，并立即分为胃左动脉、肝总动脉和脾动脉（图10-21，图10-22）。它们分支分布于肝、胆、胰、脾、胃、十二指肠和食管腹段。

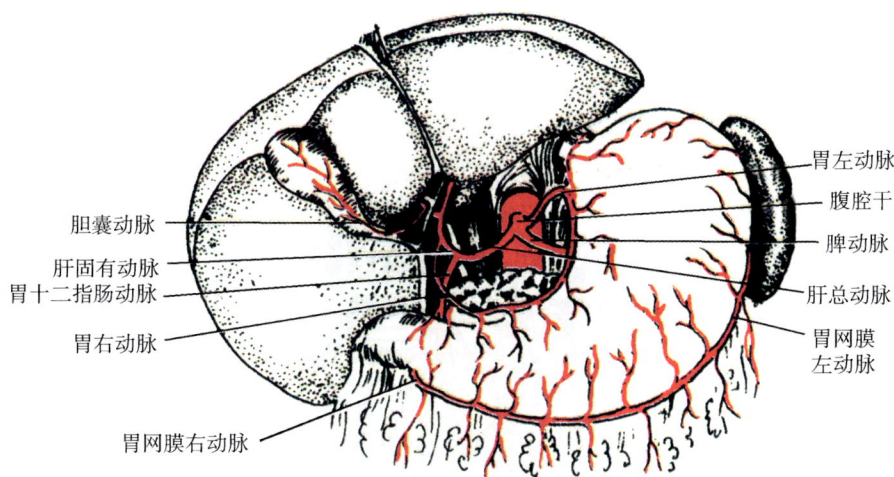

图10-21　腹腔干及其分支（胃前面）

胃左动脉（left gastric artery）：斜向左上方至胃的贲门，在小网膜两层之间沿胃小弯转向右行，与胃右动脉吻合。分布于食管腹段、贲门和胃小弯附近的胃壁。

肝总动脉（common hepatic artery）：向右前方在十二指肠上部的上缘进入肝十二指肠韧带内，分为肝固有动脉（proper hepatic artery）和胃十二指肠动脉（gastroduodenal artery）。

肝固有动脉行于肝十二指肠韧带内，在肝门静脉的前方、胆总管的左侧上行到肝门，分为左、右支进入肝的左、右叶。右支在进入肝门前发出胆囊动脉，经胆囊三角上行，分布于胆囊。肝固有动脉起始段还发出胃右动脉，在小网膜内行至幽门上缘，再沿胃小弯向左，与胃左动脉吻合，分布于十二指肠上部和胃小弯侧的胃壁。

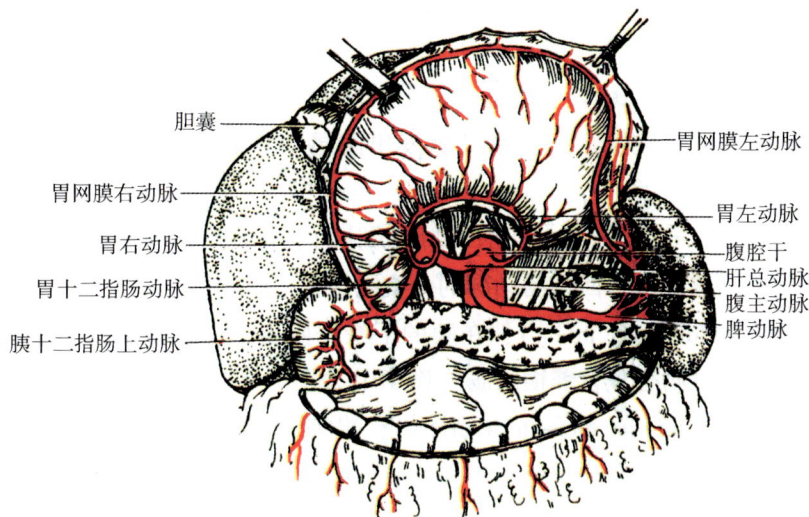

图10-22　腹腔干及其分支（胃后面）

动脉。

1. 髂内动脉（internal iliac artery）　髂内动脉为一短干，沿盆腔侧壁下行，发出脏支和壁支（图10-26，图10-27）。

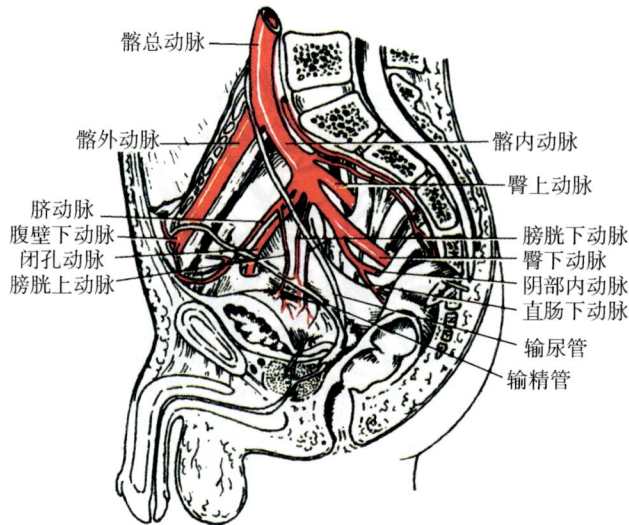

图10-26　盆腔的动脉（男性）

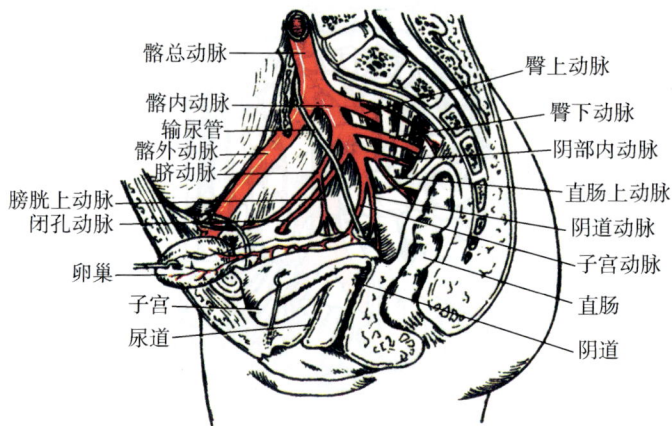

图10-27　盆腔的动脉（女性）

（1）脏支　主要分布于盆腔脏器和外生殖器。

①脐动脉（umilical artery）：为胎儿时期的动脉干，出生后远侧段闭锁形成脐内侧韧带，近侧段仍保留管腔，发出膀胱上动脉（superior vesical artery）分布于膀胱尖和膀胱体。

②膀胱下动脉（inferior vesical artery）：沿骨盆腔侧壁下行，分布至膀胱底、精囊、前列腺和输尿管下段。在女性还发出小支至阴道。

③直肠下动脉（inferior rectal artery）：行向内下方，布于直肠下部，并与直肠上动脉和肛动脉吻合。

④子宫动脉（uterine artery）：于盆侧壁下行，经子宫阔韧带底部，在子宫颈外侧1～2cm处跨过输尿管的前面与之交叉后，沿子宫颈上行，分支分布于子宫、阴道、输卵管和卵巢（图10-27）。在子宫切除术结扎子宫动脉时，要注意该动脉与输尿管的关系，勿损伤输尿管。

⑤阴部内动脉（internal pudendal artery）：从梨状肌下孔出骨盆，经坐骨小孔入坐骨肛门窝，发出肛动脉、会阴动脉、阴茎（蒂）动脉等分支，分布于外生殖器、肛门、会阴部。

（2）壁支（图10－26，10－27）　分布于盆壁，主要分支如下。

①闭孔动脉（obturator artery）：伴闭孔神经穿闭膜管至大腿内侧，分布于髋关节和大腿内侧肌群。并发出耻骨支在耻骨上支的后面与腹壁下动脉的耻骨支吻合。

②臀上动脉（superior gluteal artery）：从梨状肌上孔穿出骨盆腔至臀部，分布于臀肌和髋关节。

③臀下动脉（inferior gluteal artery）：经梨状肌下孔出骨盆腔至臀部，分布于臀大肌。

2. 髂外动脉（external iliac artery）　沿腰大肌内侧缘下行，经腹股沟韧带中点深面至股部，移行为股动脉（图10－28）。髂外动脉的主要分支为腹壁下动脉，它经腹股沟管腹环内侧上行入腹直肌鞘，在腹直肌深面分布于该肌，并与腹壁上动脉吻合。

（六）下肢的动脉

1. 股动脉（femoral artery）　股动脉为髂外动脉的延续，为下肢的动脉主干。股动脉下行经股三角、收肌管、出收肌腱裂孔至腘窝，移行为腘动脉（图10－28）。股动脉在腹股沟韧带下方2～5cm处发出股深动脉，向内后下行，沿途分有旋股内侧动脉、旋股外侧动脉和3～4条穿动脉，分支布于大腿肌和髋关节。

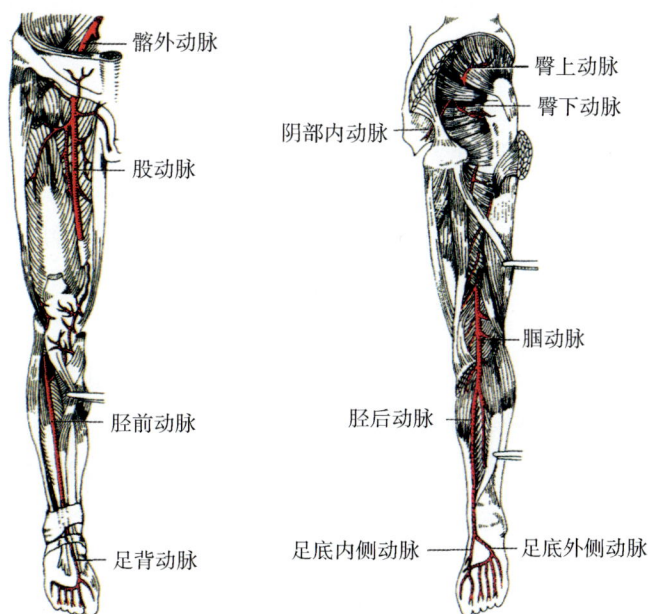

图10－28　下肢的动脉

2. 腘动脉（popliteal artery）　腘动脉续股动脉，在腘窝深部下行，至腘窝下缘分为胫前动脉和胫后动脉。腘动脉发出数条关节支和肌支，分布于膝关节及其附近的肌肉。

3. 胫前动脉（anterior tibial artery）　胫前动脉由腘动脉分出后，穿小腿骨间膜至小腿前面，在前群肌之间下行，至足背移行为足背动脉。沿途分支分布于小腿前群肌和附近皮肤。

4. 胫后动脉（posterior tibial artery）　胫后动脉是腘动脉的分支，沿小腿后面浅、深层肌之间下行，经内踝后方进入足底，分为足底内侧动脉和足底外侧动脉。主要分支如下。

（1）腓动脉（Peroneal artery）　由胫后动脉起始处分出，斜向下外，沿腓骨内侧下行，分布于胫、腓骨和附近肌。

（2）足底内侧动脉　较小，沿足底内侧前行分布于足底内侧部肌和皮肤。

（3）足底外侧动脉　较粗，沿足底外侧前行，至第5跖骨底处转向内侧至第1跖骨间隙，与足背动脉的足底深动脉吻合构成足底深弓。足底外侧动脉营养足大部分的肌肉。

（4）足底深弓　位于跖骨底附近，骨间肌的浅面。从骨的凸缘发出4条趾足底总动脉，前行至跖趾关节附近，各分为两条趾足底固有动脉，分布于各相邻足趾的相对缘。

5. 足背动脉（dorsal artery of foot）　足背动脉在距小腿关节的前方续于胫前动脉，经跨长伸肌腱的外侧前行，至第一跖骨间隙近侧端分为第一趾背动脉和足底深动脉，沿途分支分布于足背、足趾等处。

知识拓展

动脉血压测量

肱动脉于臂部沿肱二头肌内侧缘下行至肘窝，在肘窝的内上方可触到其搏动，此处是测量血压时的听诊部位。

第四节　静　脉

一、肺循环的静脉

肺静脉（pulmonary veins）起始于肺泡毛细血管，向肺门逐渐汇合，在肺门处每侧肺各形成上、下两条肺静脉，左、右肺静脉出肺门后均注入左心房。肺静脉内流动的是动脉血。

二、体循环的静脉

体循环的静脉是将血液运送回心的管道，起始于毛细血管，止于心房。

体循环的静脉与动脉相比较，在结构和配布上具有以下特点。

吻合比动脉丰富　浅静脉之间、深静脉之间和浅深静脉之间均有广泛的吻合。体表的浅静脉多吻合成静脉网（弓），深静脉在某些器官周围或壁内吻合成静脉丛，如食管静脉丛、直肠静脉丛等。

分浅、深两类　浅静脉位于皮下浅筋膜内，称皮下静脉。皮下静脉数目众多，无伴行动脉，最后注入深静脉。深静脉位于深筋膜的深面或体腔内，多与同名动脉伴行，故称伴行静脉，其导血范围、行程、名称和与之伴行的动脉相同。

静脉管管壁　管壁薄而弹性小，其管腔较同级动脉大，属支多，血液总容量是动脉的2倍以上，故血流缓慢，压力较低。

静脉瓣（venous valve）　静脉瓣（图10－29）形似半月形小袋，其袋口朝向心，是防止血液逆流的重要装置。瓣膜多成对，其数目的多少与静脉血受重力影响的大小有关。

体循环的静脉（图10－30）包括上腔静脉系、下腔静脉系（包括肝门静脉系）和心静脉系。

扫码"学一学"

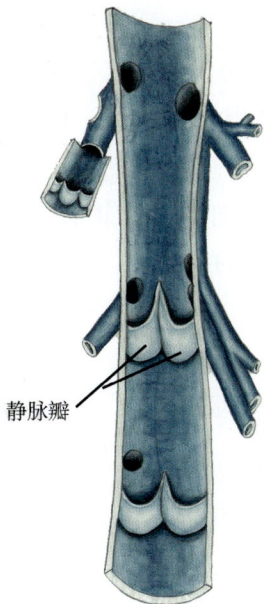

图 10 - 29 静脉瓣

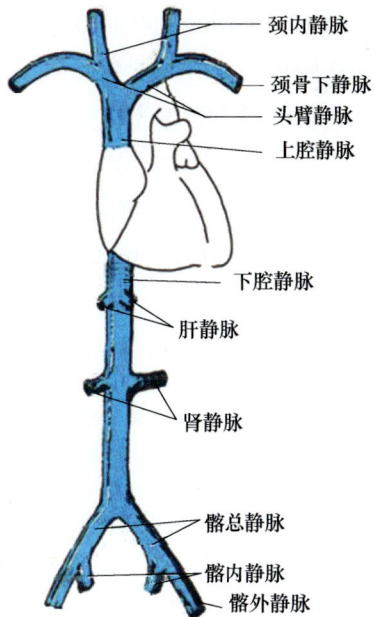

图 10 - 30 体循环的大静脉

（一）上腔静脉系

上腔静脉系的主干是上腔静脉，借各级属支收集头颈、上肢、胸壁和部分胸腔器官的静脉血。

上腔静脉（superior vena cava）（图 10 - 31）为一粗大静脉干，由左、右头臂静脉在右侧第 1 胸肋关节后方汇合而成，垂直下行于升主动脉右侧，注入右心房。上腔静脉入心房前尚有奇静脉注入。

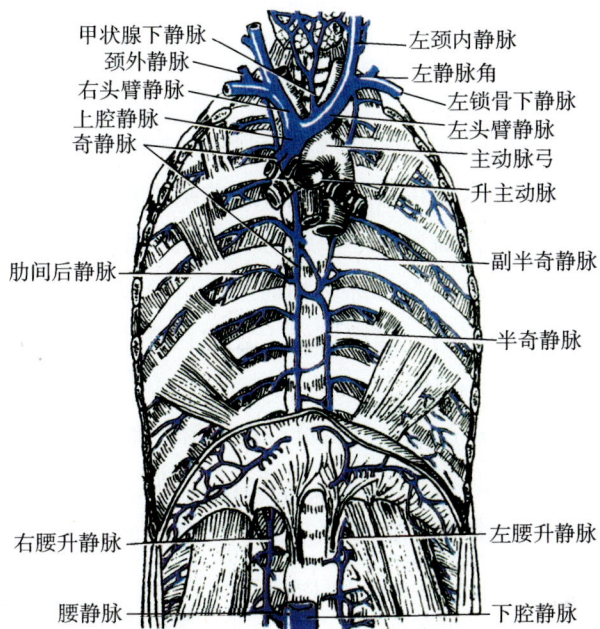

图 10 - 31 上腔静脉及其属支

头臂静脉（brachiocephalic vein）又名无名静脉，左、右各一，由同侧的颈内静脉和锁骨下静脉在胸锁关节后方汇合而成，汇合处的夹角称静脉角，是淋巴导管注入的部位。头臂静脉主要收纳颈内静脉和锁骨下静脉的血液，还收纳甲状腺下静脉、椎静脉、胸廓内静脉等。

1. 头颈部的静脉　头颈部的静脉主干为颈内静脉、颈外静脉和锁骨下静脉（图 10 - 32）。颈内静脉是颈部最大的静脉干，颈外静脉是颈部最大的浅静脉。

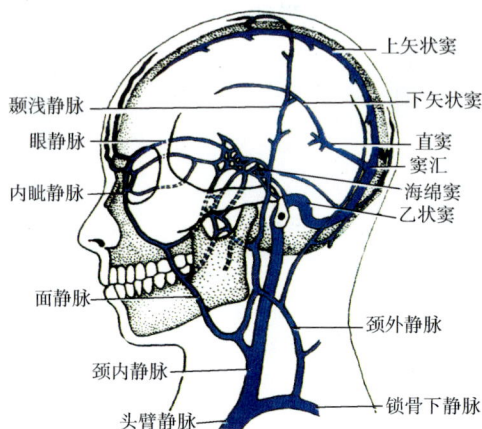

图 10 - 32　头颈部的静脉

（1）颈内静脉（internal jugular vein）　在颈静脉孔处续乙状窦，为颈部最大的静脉干。沿颈动脉鞘内下行，至胸锁关节后方与锁骨下静脉汇合成头臂静脉。颈内静脉的属支有颅内支和颅外支两种。

①颅内支：通过颅内静脉及硬脑膜窦收纳脑膜、脑、眼及颅骨的血液（见中枢神经系统和感觉器）。

②颅外支

面静脉（facial vein）：起自内眦静脉，伴面动脉斜向下外，至下颌角下方接受下颌后静脉的前支，下行至舌骨高度注入颈内静脉。面静脉收纳面前部软组织的血液。面静脉在口角平面以上缺少静脉瓣，并借内眦静脉、眼静脉与颅内海绵窦相交通（图 10 - 33），亦可经面深静脉、翼静脉丛、眼下静脉与海绵窦相通。当口角以上面部，尤其是鼻根至两侧口角间的三角区发生感染处理不当时，病菌可经上述途径感染颅内，危及生命，临床上称此区为"危险三角"。

下颌后静脉（retromandibular vein）：由颞浅静脉和上颌静脉在腮腺内汇合而成，收集颞浅动脉和上颌动脉分布区域的静脉血。该静脉分前、后 2 支，前支与面静脉汇合，后支与耳后静脉合成颈外静脉。上颌静脉起自翼静脉丛，而翼静脉丛经眼下静脉或卵圆孔及破裂孔的导血管与海绵窦相交通。

（2）颈外静脉（external jugular vein）　由下颌后静脉的后支与耳后静脉及枕静脉汇合而成，为颈部最大的浅静脉。沿胸锁乳突肌表面下降，至该肌下端后缘处，穿过深筋膜注入锁骨下静脉。

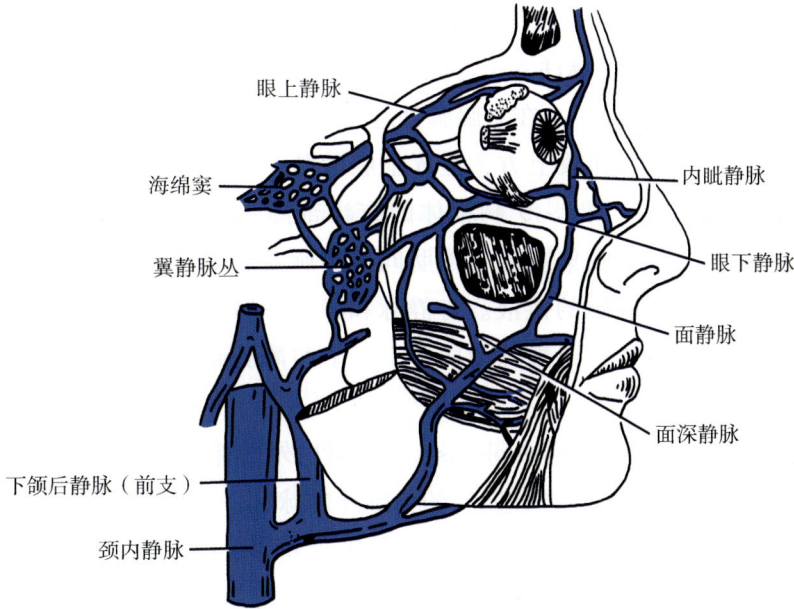

图 10 - 33　面静脉及交通

（3）锁骨下静脉（subclavian vein）　续于腋静脉，伴同名动脉走行，与颈内静脉在胸锁关节后方合成头臂静脉。其属支主要有颈外静脉。

2. 上肢的静脉　上肢的静脉分浅、深两组。

（1）上肢的深静脉　各部深静脉与动脉同名并伴行。两条肱静脉在大圆肌下缘处汇合成腋静脉，腋静脉走行在腋动脉的前内侧，在第 1 肋外侧续为锁骨下静脉。上肢的深静脉主要收集同名动脉分布区域的静脉血。

（2）上肢的浅静脉（图 10 - 34）　位于浅筋膜内，起于丰富的指背浅静脉，向上汇集成手背静脉网。

①头静脉（cephalic vein）：起于手背静脉网的桡侧，转至前臂前面，在肱二头肌外侧上行，经三角肌与胸大肌间沟，穿深筋膜注入腋静脉或锁骨下静脉。在肘窝处，该静脉借肘正中静脉与贵要静脉相连。头静脉收集手和前臂桡侧浅层结构的静脉血。

②贵要静脉（basilic vein）：起自手背静脉网的尺侧，转至前臂尺侧上行，在肘窝处接受肘正中静脉后，继续在肱二头肌内侧上升至臂中点稍下方，穿深筋膜注入肱静脉，或与肱静汇合成腋静脉。由于该静脉较粗，位置表浅恒定，其注入处与肱静脉方向一致，临床常用此静脉作穿刺或插管等。贵要静脉收集手和前臂尺侧浅层结构的静脉血

③肘正中静脉（median cubital vein）：斜行于肘窝皮下，连于头静脉和贵要静脉之间，常接受前臂正中静脉。该静脉变异较多，是临床注射、输液或抽血的部位。

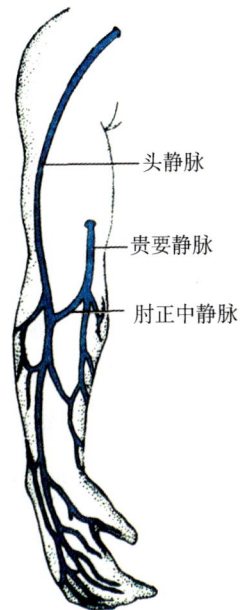

图 10 - 34　上肢的浅静脉

属支。

②小隐静脉（small saphenous vein）：起自于足背静脉弓外侧，经外踝后方，沿小腿后面上行，至腘窝处穿深筋膜注入腘静脉。小隐静脉收集足外侧和小腿后部浅层结构的静脉血。

2. 盆部的静脉　盆部的静脉主要有髂外静脉、髂内静脉及其属支。

（1）髂内静脉（internal iliac vein）　与髂内动脉及其分支伴行并同名，短而粗，其属支分为脏支与壁支，收集各同名动脉分布区域的静脉血。脏支分布特点是在器官周围或壁内形成广泛的静脉丛，如膀胱、子宫及直肠静脉丛等。直肠静脉丛分布于直肠黏膜下组织及肌层外面，丛的上部、中部、下部分别合成直肠上静脉、直肠下静脉和肛静脉。

（2）髂外静脉（extemal iliac vein）　在腹股沟韧带深面续股静脉，伴同名动脉，收集下肢及腹前壁下部的静脉血。

（3）髂总静脉（common iliac vein）由髂内静脉和髂外静脉在骶髂关节的前方汇合而成，斜向内上至第4~5腰椎右前方，与对侧髂总静脉汇合成下腔静脉。

3. 腹部的静脉　腹部的静脉分为壁支和脏支两种。成对的壁支与脏支直接或间接注入下腔静脉；不成对的脏支（除肝外）先汇合成肝门静脉入肝后，经肝静脉回流入下腔静脉。

（1）壁支　包括4对腰静脉和1对膈下静脉，每侧腰静脉之间有纵支相连形成腰升静脉，左、右腰升静脉分别是奇静脉和半奇静脉的起始部。

（2）脏支

①肾上腺静脉（suprarenal veins）：成对，左侧者注入左肾静脉，右侧直接注入下腔静脉。

②肾静脉（renal veins）：起自肾门，在同名动脉前方横向内侧注入下腔静脉。左肾静脉长于右侧，越过腹主动脉前面，并接受左肾上腺静脉和左睾丸（卵巢）静脉。

③睾丸静脉（testicular veins）：起自睾丸和附睾，在精索内彼此吻合形成蔓状静脉丛，在腹股沟管深环处合成睾丸静脉，伴睾丸动脉上行。右睾丸静脉以锐角注入下腔静脉，左睾丸静脉以直角注入左肾静脉，故睾丸静脉曲张多见于左侧。此静脉在女性为卵巢静脉起自卵巢静脉丛，经卵巢悬韧带上升，其回流途径同男性。

④肝静脉（hepatic veins）：由小叶下静脉汇合而成肝右、肝中、肝左静脉，行于肝实质内，收集肝窦回流的血液，在腔静脉沟上部注入下腔静脉。

（3）肝门静脉系　由肝门静脉（hepatic portal vein）及其属支组成，收集腹腔内不成对器官（除肝外）的静脉血。

①组成：肝门静脉（图10-38）在胰头和胰体交界处的后方，由肠系膜上静脉和脾静脉汇合而成，经下腔静脉前方进入肝十二指肠韧带，经胆总管和肝固有动脉后方向上达肝门，分左、右支入肝左叶和肝右叶。

②主要属支：肝门静脉的多数属支，收集同名动脉分布区域的静脉血。

肠系膜上静脉（superior mesenteric vein）：伴同名动脉右侧行于肠系膜内，至胰头后方与脾静脉合成肝门静脉。

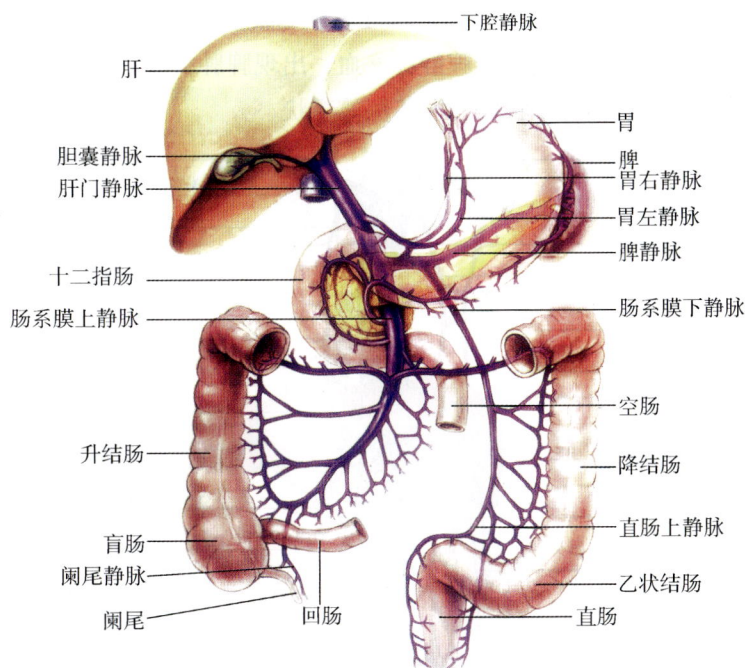

图 10-38 肝门静脉及其属支

脾静脉（splenic vein）：在脾门处由数条脾支汇合而成，向右与肠系膜上静脉汇合成肝门静脉，并接纳肠系膜下静脉和胃后静脉的血液。

肠系膜下静脉（inferior mesenteric vein）：起始部与同名动脉伴行，多数注入脾静脉，有的汇入肠系膜上静脉或注入上述二静脉的夹角处。

胃左静脉（left gastric vein）（胃冠状静脉）：沿胃小弯与胃左动脉伴行，向右汇入肝门静脉。

胃右静脉（right gastric vein）：与同名动脉伴行，向右汇入肝门静脉。

胆囊静脉（cystic vein）：起自胆囊，汇入肝门静脉或其右支。

附脐静脉（paraumbilical vein）：起自脐周静脉网的数条小静脉，沿肝圆韧带入肝，注入肝门静脉左支。

③结构特点：肝门静脉的两端均为毛细血管，始端为胃肠壁毛细血管，终端为肝血窦。而且一般无静脉瓣，当肝门静脉压力升高时，血液可以发生逆流。

④肝门静脉系与上、下腔静脉之间的吻合，主要有以下三处（图10-39）。

经食管静脉丛与上腔静脉系的吻合：肝门静脉→胃左静脉→食管静脉丛→食管静脉→奇静脉→上腔静脉。

经直肠静脉丛与下腔静脉系的吻合：肝门静脉→脾静脉→肠系膜下静脉→直肠上静脉→直肠静脉丛→直肠下静脉或肛静脉→髂内静脉→髂总静脉→下腔静脉。

通过脐周静脉网分别与上、下腔静脉系的吻合：肝门静脉→附脐静脉→脐周静脉网→胸壁和腹壁浅、深静脉→上、下腔静脉。

在正常情况下，肝门静脉系与上、下腔静脉系之间的吻合支细小，血流量小，各自分流到所属的静脉系统。当肝门静脉高压（如肝硬化、肝肿瘤）时，肝门静脉回流受阻，血液不能畅流入肝，部分血液可在上述几个吻合处形成侧支循环，通过上、下腔静脉回心。随着血淋巴器官包括淋巴结、脾、胸腺、扁桃体等。

淋巴组织为含有大量淋巴细胞的网状结缔组织，与淋巴器官共同具有产生淋巴细胞、过滤淋巴和参与免疫应答的功能，是机体重要的防御装置。

第一节　淋巴管道

淋巴管道（lymphatic vessels）为输送淋巴的结构，包括毛细淋巴管、淋巴管、淋巴干和淋巴导管。

一、毛细淋巴管

毛细淋巴管（lymphatic capillary）是淋巴管道的起点，以膨大的盲端起于组织间隙。其管腔粗细不等，一般比毛细血管略粗，没有瓣膜，并互相吻合成毛细淋巴管网；管壁仅由一层内皮细胞构成，无基膜和周细胞，细胞间有较大间隙，因此比毛细血管通透性大。一些大分子物质，如蛋白质、细菌、癌细胞、异物及细胞碎片等容易进入毛细淋巴管（图11-3）。

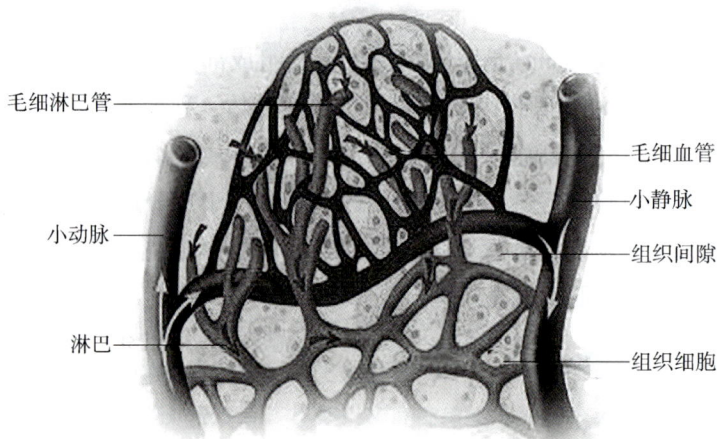

图11-3　毛细淋巴管

毛细淋巴管在人体分布广泛，但中枢神经、上皮组织、骨髓、角膜、晶状体、牙釉质、软骨等处缺乏形态明确的毛细淋巴管。

二、淋巴管

淋巴管（lymphatic vessel）由毛细淋巴管相互吻合而成，其结构与小静脉相似，但管壁较薄、瓣膜较多。在瓣膜附近的管腔稍扩张成窦状，故淋巴管粗细不匀，外观呈串珠状。

淋巴管分为浅、深两组，二者间有丰富的交通支。浅淋巴管位于皮下浅筋膜内，与浅静脉伴行；深淋巴管位于深筋膜的深面或肌间隙内，收纳肌、腱、关节及骨的淋巴管，与深部血管伴行。实质性器官的浅淋巴管位于浆膜下，深淋巴管位于器官的实质内。

淋巴管在向心行程中通过一个或多个淋巴结，可将淋巴细胞带入淋巴。

三、淋巴干

淋巴干（lymphatic trunk）由淋巴管汇合而成，全身各部的浅、深淋巴管在向心行程中最后经过的淋巴结的输出管，汇合成较粗大的淋巴干。全身淋巴干共有 9 条，即收集头颈部淋巴的左、右颈干，收集上肢、胸壁淋巴的左、右锁骨下干，收集胸部淋巴的左、右支气管纵隔干，收集下肢、盆部及腹腔成对器官淋巴的左、右腰干及收集腹腔不成对器官淋巴的肠干。

四、淋巴导管

淋巴导管（lymphatic duct）由淋巴干汇合而成，9 条淋巴干最终汇集成 2 条淋巴导管，即胸导管和右淋巴导管（图 11 - 4）。

（一）胸导管

胸导管（thoracic duct）是人体最粗大的淋巴管道，全长约为 35cm。其起点位于第 1 腰椎体前方，呈囊状膨大，称为乳糜池（cisterna chyli），是由左、右腰干和肠干汇合而成。胸导管上行穿膈的主动脉裂孔进入胸腔，于食管的后方沿脊柱右前方上行，至第 5 胸椎高度经食管和脊柱之间向左上斜行，然后沿脊柱的左前方上行，出胸廓上口达颈根部，呈弓状弯向前下注入

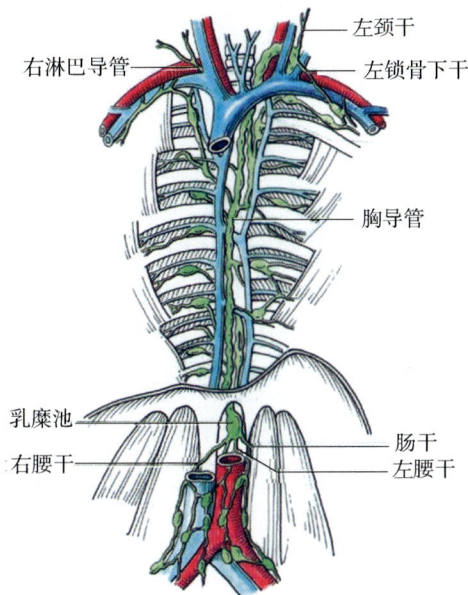

图 11 - 4　淋巴导管

左静脉角。注入前有左支气管纵隔干、左颈干和左锁骨下干汇入胸导管末端，此三干汇入处常有膨大结构，称为胸导管壶腹。胸导管注入静脉角处有一对发育良好的瓣膜，瓣膜游离缘朝向静脉，可阻止血液逆流入胸导管。胸导管可收集下半身和左侧上半身，即人体 3/4 的淋巴回流。

（二）右淋巴导管

右淋巴导管（right lymphatic duct）位于右颈根部，为一长约 1.5cm 短干，由右支气管纵隔干、右颈干和右锁骨下干汇合而成，末端注入右静脉角。右淋巴导管收集右侧上半身，即人体 1/4 的淋巴回流。

第二节　全身主要淋巴结

淋巴结（lymph nodes）为灰红色的扁圆形或椭圆形小体，大小不等，质软，是淋巴管向心行进过程中的必经器官（图 11 - 5）。其一侧较凸有数条输入淋巴管进入，另一侧较凹称淋巴结门，有输出淋巴管、血管和神经出入。淋巴管行程中可经过数个淋巴结，所以，一个淋巴结的输出管可以成为另一个淋巴结的输入管。

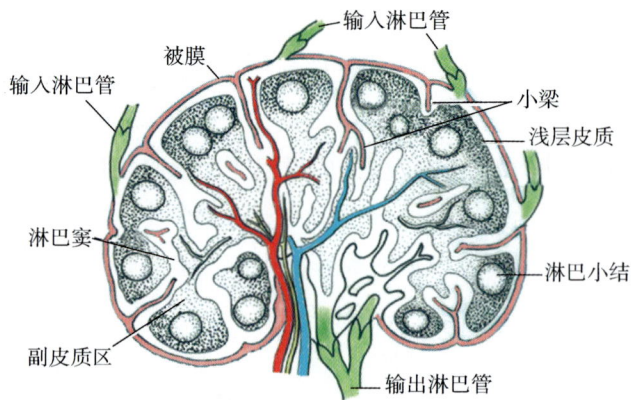

图 11 - 5　淋巴结

淋巴结常聚集成群分布，可以深筋膜为界分浅、深两种，多沿血管周围分布。浅淋巴结位于皮下浅筋膜内，在活体上常易触及；深淋巴结位于深筋膜内或深筋膜以下。四肢的淋巴结多位于关节的屈侧；内脏的淋巴结多位于器官门附近或血管的周围。因此，淋巴结可以其所在部位及附近的血管命名。

淋巴结的功能主要有过滤淋巴，产生淋巴细胞，参与淋巴细胞再循环及参与机体的免疫反应。了解局部淋巴结的位置、收纳范围和淋巴引流去向，对疾病的诊断和治疗具有重要的意义。

一、头颈部的淋巴结

（一）头部的淋巴结

头部的淋巴结多位于头颈交界处，由后向前作环状排列，依次为枕淋巴结、乳突淋巴结、腮腺淋巴结、下颌下淋巴结和颏下淋巴结。可引流头面部浅层的淋巴，其输出管直接或间接注入颈外侧深淋巴结（图 11 - 6）。

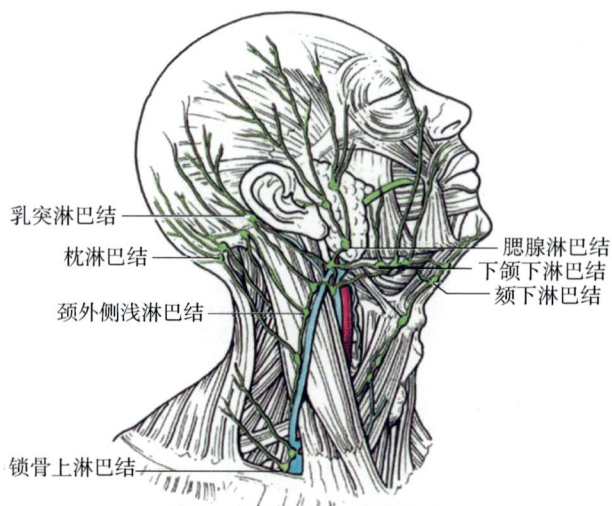

图 11 - 6　头颈部浅层淋巴结

1. 枕淋巴结（occipital lymph nodes）　位于枕部皮下、斜方肌枕骨起点的表面，引流枕部、项部的淋巴。

2. 乳突淋巴结（mastoid lymph nodes） 位于耳后、胸锁乳突肌上端表面，引流颅顶及耳郭后部浅层的淋巴。

3. 腮腺淋巴结（parotid lymph nodes） 分为腮腺浅淋巴结和腮腺深淋巴结，位于腮腺表面和腮腺实质内，引流额、颞部、耳郭和外耳道、鼓膜、颊部及腮腺等处的淋巴。

4. 下颌下淋巴结（submandibular lymph nodes） 位于下颌下三角，下颌下腺附近及其腺实质内，引流面部、鼻和口腔的淋巴。

5. 颏下淋巴结（submental lymph nodes） 位于颏下三角内，引流颏部、舌前部、下唇皮肤和舌尖部的淋巴。

（二）颈部的淋巴结

颈部的淋巴结分为颈前和颈外侧两组（图 11 - 7）。

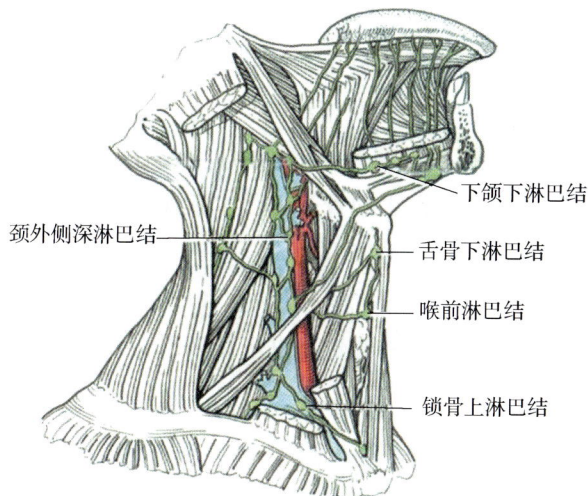

图 11 - 7 颈深部淋巴结

1. 颈前淋巴结〔anterior cervical lymph nodes） 位于颈前正中部，舌骨下方及喉、甲状腺、气管等器官的前方。引流颈前部浅层结构及喉前部、甲状腺、气管等处的淋巴，其输出管注入颈外侧淋巴结。

2. 颈外侧淋巴结（lateral cervical lymph nodes） 位于颈部两侧，包括沿浅静脉排列的颈外侧浅淋巴结及沿深静脉排列的颈外侧深淋巴结。

二、上肢的淋巴结

上肢的淋巴结主要集中在肘部和腋窝，分为肘淋巴结和腋淋巴结两群。

（一）肘淋巴结

肘淋巴结（cubital lymph nodes）数量较少，位于肘窝和肱骨内上髁附近，又称滑车上淋巴结，引流手和前臂尺侧半浅、深部的淋巴，其输出管伴肱静脉上行入腋淋巴结。

（二）腋淋巴结

腋淋巴结（axillary lymph nodes）数量较多，成群分布，位于腋窝内腋血管及其分支周围，引流上肢、乳房、胸壁和腹壁上部等处的淋巴，按其位置可分5群（图 11 - 8）。

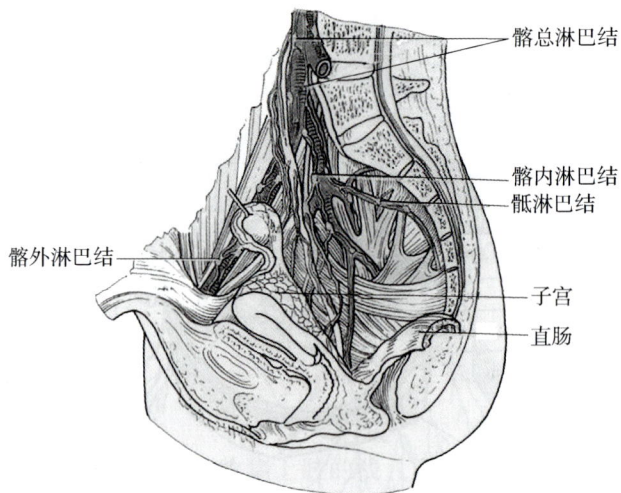

图 11 - 11　盆部淋巴结

六、下肢的淋巴结

下肢的淋巴结主要集中在腘窝和腹股沟区，分为腘淋巴结和腹股沟淋巴结两群。

（一）腘淋巴结

腘淋巴结位于小隐静脉与腘静脉的汇合处，腘筋膜内或深面，收集足外侧、小腿后面浅层淋巴管，其输出管注入腘深淋巴结。

（二）腹股沟淋巴结

腹股沟淋巴结位于腹股沟韧带的下方，股三角内，分为浅、深两群（图 11 - 12）。腹股沟浅淋巴结位于腹股沟韧带下方的浅筋膜内，分为上、下两群，其输出管注入腹股沟深淋巴结和髂外淋巴结。腹股沟深淋巴结位于股静脉根部周围，接受腹股沟浅淋巴结、腘淋巴结的输出管以及下肢的深淋巴管，其输出管注入髂外淋巴结。

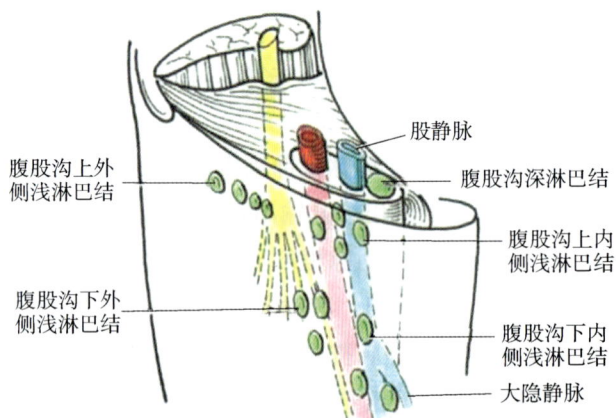

图 11 - 12　腹股沟淋巴结

第三节　脾和胸腺

除淋巴结外，人体其他淋巴器官主要包括脾和胸腺。

一、脾

脾（spleen）是人体最大的淋巴器官，位于左季肋区，第9肋至第11肋之间，其长轴与第10肋一致，正常情况左肋弓下缘处无法触及（图11-13）。

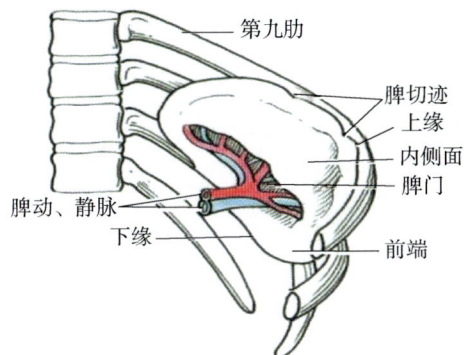

图11-13　脾

脾呈扁椭圆形，颜色暗红，质地软且脆，可分为膈、脏两面，上、下两缘，前、后两端。膈面隆凸光滑，与膈相贴；脏面凹陷，中央可见脾门，有血管、神经和淋巴管出入。脾的上缘较薄，朝向前上方，有数个凹陷结构，称脾切迹，是脾触诊的标志。

脾的主要功能是参与机体的免疫反应、另外还有造血、滤血、储血等功能。

二、胸腺

胸腺（thymus）位于胸骨柄后方，上纵隔的前部。整体略呈锥体形，分为不对称的左、右两叶，质地较软，颜色灰红。新生儿和幼儿胸腺体积较大，性成熟时最大，之后逐渐退化萎缩，成年时，腺组织常被结缔组织所取代（图11-14）。

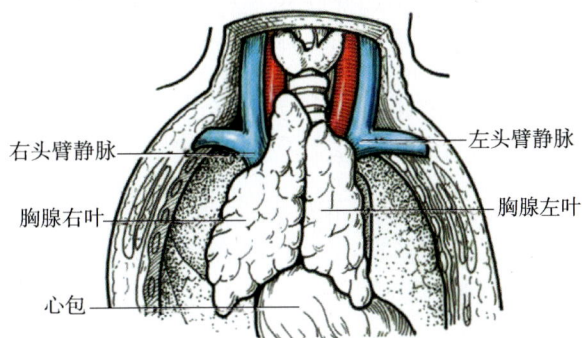

图11-14　胸腺

思考题

1. 胸导管的起始、行程、注入部位及收集范围如何？

2. 腋淋巴结的分群、各群的位置及收纳范围如何？

3. 简述脾的形态、位置及功能。

（邓仁川）

感觉器

感觉器（sensory organs）又称为感觉器官，是感受器及其附属装置的总称。感受器（recepter）是感觉神经末梢的特殊结构，广泛分布于人体各部的组织、器官内，能接受人体内、外环境的刺激，并将其转变为神经冲动，经感觉神经传入中枢，产生感觉，以此建立人体与内、外环境的联系。

感受器的种类繁多，形态和功能各异。有的感受器结构十分简单，仅由感觉神经的游离末梢形成，如痛觉感受器；有的略微复杂，由神经末梢及其周围的一些简单结构共同构成，如接受触觉、压觉等刺激的触觉小体、环层小体等；有的极为复杂，由高度分化的特殊感受器及其附属装置共同构成，如视器、前庭蜗器等，这些极为复杂的感受器及其附属装置组成的结构即为感觉器。

根据感受器的特化程度可分为一般感受器和特殊感受器两类。一般感受器分布于全身各部，包括接受痛、温、触、压等感觉的感受器；特殊感受器分布于头部，包括接受视、听、平衡、嗅、味等感觉的感受器。若根据感受器所在部位和接受刺激的来源则可分为外感受器、内感受器和本体感受器三类。外感受器（exteroceptor）分布于皮肤、黏膜、视器和听器等处，接受来自外界环境的刺激，如痛、温、触、压、光和声等刺激；内感受器（interoceptor）分布于内脏和心血管等处，接受人体内环境的物理和化学刺激，如温度、压力、渗透压、离子和化合物浓度等刺激，嗅觉和味觉感受器虽接受来自外界的刺激，但与内脏活动相关，故将其列入内感受器；本体感受器（proproceptor）分布于肌、肌腱、关节和内耳的位觉器等处，接受人体运动和平衡变化的刺激。

（三）内膜

又称视网膜（retina），是一种高度分化的神经组织，故也称神经性膜。视网膜从前向后可分为虹膜部、睫状体部和脉络膜部三部分。其中睫状体部和虹膜部分别贴附于睫状体和虹膜的内面，无感光作用，故合称为视网膜盲部；而脉络膜部贴附于脉络膜的内面，可接受光线刺激并将其转变为神经冲动，故称为视网膜视部。在视网膜视部内面可见一圆环状隆起，称视神经盘（optic disc），也称视乳头（optic papilla），其中央凹陷处有视网膜中央动、静脉通过，此处无感光细胞，无感光作用，故称生理性盲点。在视神经盘的颞侧稍下方约 3.5mm 处有一椭圆形黄色小区，称黄斑（macula lutea），其中央凹陷，称中央凹（central fovea），此处无血管分布，是感光最敏锐的部位（图 12 - 2）。

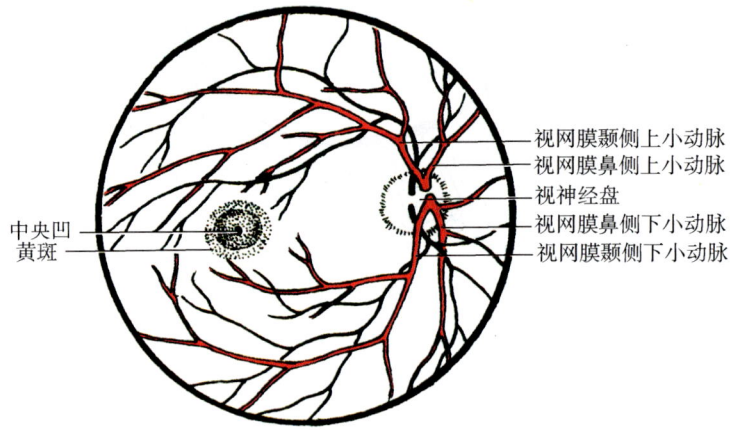

图 12 - 2　右侧眼底

视网膜视部的组织结构分内、外两层。外层为色素上皮层，由大量的单层色素上皮构成；内层为神经层，由神经细胞构成，是视网膜的固有结构。此两层连结疏松，病理情况下两层相互脱离即为"视网膜剥离症"。

视网膜神经层有 3 层神经细胞，由外向内依次为视细胞、双极细胞和节细胞。视细胞即为视觉感受器，其形态与功能见第 30 章第一节相关部分。双极细胞是传入神经元，其树突与视细胞联系，轴突与节细胞联系，可将来自视细胞的神经冲动传至节细胞。节细胞树突与双极细胞联系，轴突沿视网膜内面向后汇集成视神经盘，穿出眼球壁，形成视神经（图 12 - 3）。

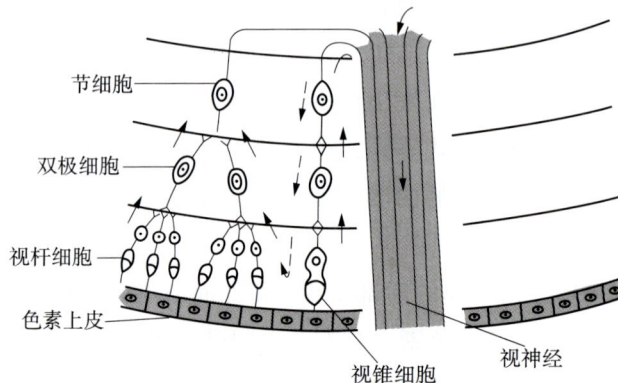

图 12 - 3　视网膜结构

二、眼球内容物

眼球内容物包括房水、晶状体和玻璃体（图12-1）。这些结构均透明而无血管分布，它们与角膜都具有屈光作用，合称为眼的屈光装置。

（一）房水和眼房

房水（aqueous humor）为充满于眼房内的无色透明液体。眼房（chambers of eyeball）是角膜与晶状体之间的空隙，被虹膜分隔为前、后两部分。角膜与虹膜之间为眼前房，虹膜与晶状体之间为眼后房，二者借瞳孔相通。在眼前房内，虹膜与角膜交界处的环形区域称为虹膜角膜角（angulus iridocornealis），也称前房角。

房水由睫状体产生，经眼后房、瞳孔到眼前房，再经虹膜角膜角进入巩膜静脉窦，最后流入眼静脉。房水的正常循环有维持眼内压、输送营养物质营养角膜和晶状体的功能（图12-4），如果房水回流受阻，可引起眼内压增高，导致青光眼。

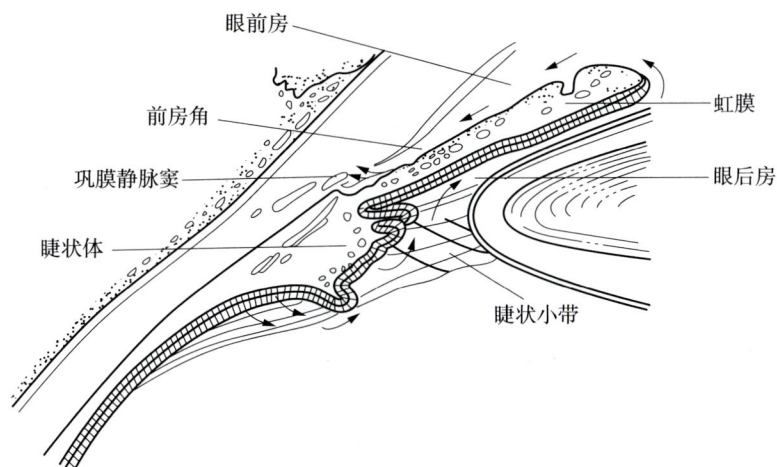

图12-4 房水和眼房

（二）晶状体

晶状体（lens）为虹膜与玻璃体之间无色透明、富有弹性的双面凸透镜状结构，其前面曲度较小，后面曲度较大，不含血管和神经。晶状体外面包有高度弹性的被膜，称为晶状体囊，借睫状小带连于睫状体。

晶状体是眼屈光装置中唯一可调节的部分，其曲度可随视物的远近不同而改变。视近物时，睫状肌收缩，向前内牵引睫状突使睫状小带松弛，晶状体由于其本身的弹性而变凸，屈光力增加；视远物时，睫状肌舒张，睫状突外伸牵拉睫状小带和晶状体，使晶状体变扁，屈光力减弱。通过以上调节可使物象清晰地呈于视网膜上。老年人晶状体可因病变或创伤而变混浊，称老年性白内障。

（三）玻璃体

玻璃体（vitreous body）为填充于晶状体与视网膜之间的无色透明的胶状物质，表面覆有玻璃体膜，约占眼球内容积的4/5。玻璃体除具有屈光作用外，对视网膜还有重要的支撑作用。

3. 泪囊（lacrimal sac） 位于眶内侧壁的泪囊窝中，为一膜性的盲囊，其上部为盲端，下部移行为鼻泪管。

4. 鼻泪管（nasolcrimal duct） 膜性管道，其上部位于骨性鼻泪管中，与骨膜紧密结合；下部在鼻腔外侧壁黏膜的深面，开口于下鼻道外侧壁的前部。

四、眼球外肌

眼球外肌共有7块，均属骨骼肌，包括运动眼球的4块直肌（上直肌、下直肌、内直肌、外直肌）、2块斜肌（上斜肌、下斜肌）和上提上眼睑的上睑提肌（图12-8）。

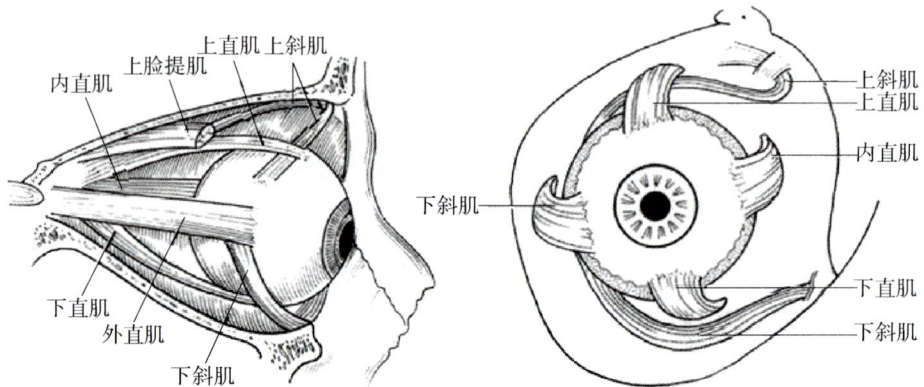

图12-8 眼球外肌（右侧）

运动眼球的4块直肌共同起自视神经管周围和眶上裂内侧的总腱环，呈漏斗状分布，分别止于眼球的上、下、内侧和外侧。上直肌位于眼球上方，收缩可使瞳孔转向上内方；内直肌位于眼球的内侧，收缩可使瞳孔转向内侧；下直肌位于眼球下方，收缩可使瞳孔转向下内方；外直肌位于眼球外侧，收缩可使瞳孔转向外侧。

上斜肌是眼球外肌中最长的一条，起自总腱环的内上方，于上直肌和内直肌之间向前行，以细腱穿过眶内侧壁前上方的滑车，然后转向后外，经上直肌的下方，止于眼球上面的后外侧部，收缩时可使瞳孔转向下外方；下斜肌起自眶下壁的内侧近前缘处，止于眼球外侧面，收缩时可使瞳孔转向上外方。

眼球的正常运动需由以上六条肌协同完成（图12-9）。

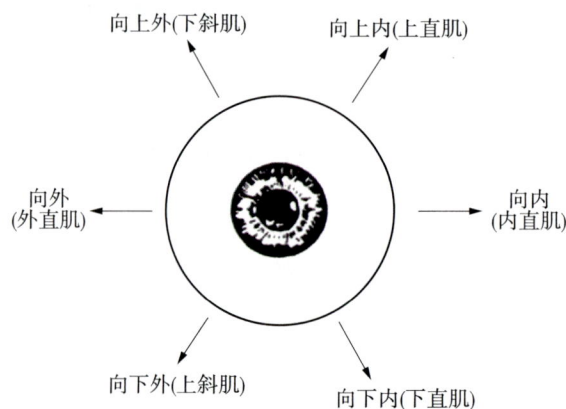

图12-9 眼球外肌作用

上睑提肌起自视神经管前上方的眶壁，行于上直肌上方，止于上睑皮肤及上睑板，此肌收缩可上提上睑，开大眼裂。

第三节 眼的血管和神经

一、眼的血管

（一）眼的动脉

眼动脉（ophthalmic artery）是营养眼球的主要动脉。当颈内动脉穿出海绵窦后，在前床突内侧发出眼动脉。眼动脉在视神经下方经视神经管入眶。在行程中发出分支分布于眼球、眼球外肌、泪腺和眼睑。其主要的分支为视网膜中央动脉，它在眼球后方穿入视神经内，前行至视神经盘处先分为上、下2支，再分成视网膜鼻侧上、下和视网膜颞侧上、下4支小动脉，营养视网膜各层结构（图12-10）。

（二）眼的静脉

眼球内的静脉主要有视网膜中央静脉和涡静脉。视网膜中央静脉与同名动脉伴行，收集视网膜的血液回流，注入眼上静脉；涡静脉是中膜的主要静脉，位于眼球壁中膜外层，收集虹膜、睫状体和脉络膜的血液回流，在眼球后部穿出巩膜，注入眼上、下静脉。

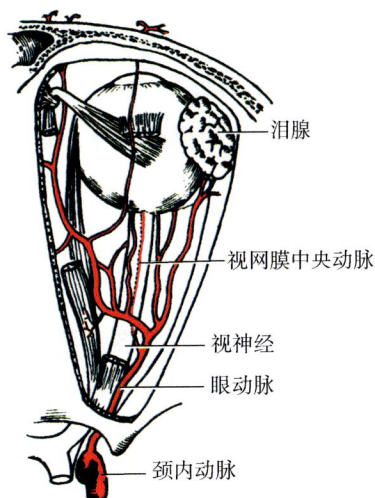

图12-10 眼的动脉

眼上静脉和眼下静脉均起自眶的前内侧部，收集与眼动脉伴行的静脉，向后经眶上、下裂注入海绵窦（图12-11）。

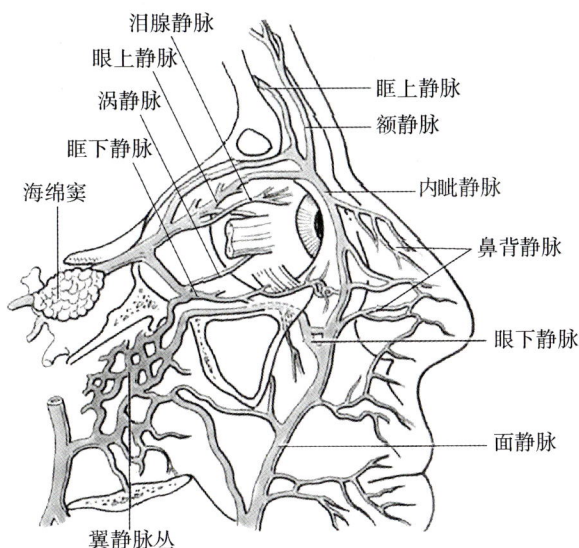

图12-11 眶内静脉及交通

覆皮肤构成，皮下组织少，血管和神经比较丰富；下端小部分不含软骨，质地柔软，是由结缔组织和脂肪外覆皮肤构成，称为耳垂（auricular lobule）。

二、外耳道

外耳道（external acoustic meatus）是位于外耳门至鼓膜之间的弯曲盲管，由骨和软骨外覆皮肤构成，成人长约2.5cm。外耳道外侧1/3为软骨部，与耳郭的软骨相延续，朝向内后上方；内侧2/3为骨性部，位于颞骨内，朝向前内下方。外耳道的软骨部可移动，故作外耳道检查时应向后上方牵拉耳郭，使外耳道变直，以方便观察鼓膜。婴儿因颞骨尚未骨化，外耳道几乎全由软骨支持，短直而狭窄，其鼓膜的位置接近水平，故作检查时应将耳郭向后下方牵拉。

外耳道的皮肤是耳郭皮肤的延续，有丰富的神经末梢，但其皮下组织很少，与软骨及骨膜结合紧密，故发生疖肿时常有剧烈疼痛。外耳道的皮肤除含有毛囊、皮脂腺外，还含有耵聍腺，可分泌一种黏稠的液体，称为耵聍，有保护外耳道的作用。

三、鼓膜

鼓膜（tympanic membrane）位于外耳道底与鼓室之间，为一椭圆形半透明薄膜（图13－2）。鼓膜在外耳道底呈倾斜位，其外侧面向前、下、外方倾斜，故外耳道的前下壁比后上壁略长。鼓膜的边缘附着于颞骨，呈浅漏斗状，其中心向内凹陷处为锤骨柄末端的附着点，称鼓膜脐。鼓膜的前上1/4部分薄而松弛，称为松弛部，在活体呈淡红色；后下3/4部分坚实紧张，称为紧张部，呈灰白色。在活体检查鼓膜时，可见鼓膜脐的前下方有三角形反光区，称为光锥。当鼓膜内陷时，光锥可变形或消失。

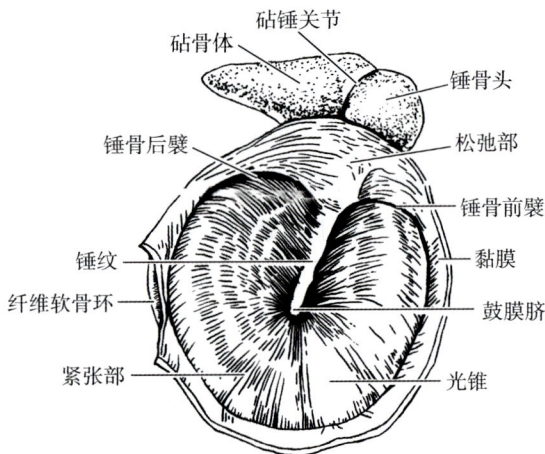

图13－2 鼓膜（右侧）

知识拓展

耳镜检查

将耳镜放入外耳道以观察外耳道各部及鼓膜的检查方法。传统耳镜为口径大小不等，形如漏斗的器械，其观察效果不甚理想；随科技发展，目前普遍采用电子耳镜，是自带光源和放大镜的耳镜，有的还附有鼓气装置，可直接将图像呈于屏幕，检查效果更好。无论使用何种耳镜，操作时均应注意外耳道的解剖结构，成人向后上方牵拉耳郭，儿童向后下方牵拉，使外耳道变直，方便观察并避免损伤。

第二节 中 耳

中耳 (middle ear) 由鼓室、咽鼓管、乳突窦和乳突小房组成，主要位于颞骨岩部内，是声波传导的重要部分。

一、鼓室

鼓室 (tympanic cavity) 是位于颞骨岩部内形态不规则的有6个壁的含气小腔，内有听小骨、韧带、肌肉、神经和血管等结构。鼓室向前经咽鼓管通鼻咽部，向后借乳突窦通乳突小房，其内面覆有黏膜，并与咽鼓管和乳突小房的黏膜相延续，因而病变可相互蔓延。

（一）鼓室壁

1. 上壁 称为盖壁，即颞骨岩部的鼓室盖，分隔鼓室与颅中窝，骨板极薄，因此鼓室的炎症可由此蔓延至颅内。

2. 下壁 称为颈静脉壁，为分隔鼓室与颈内静脉起始部的薄骨板。

3. 前壁 称为颈动脉壁，即颈动脉管的后壁。此壁上部有咽鼓管鼓室口。

4. 后壁 称为乳突壁，上部有乳突窦的开口，由此向后通乳突小房。开口的下方有一小的锥形突起，称锥隆起，内有镫骨肌。

5. 外侧壁 称为鼓膜壁，由鼓膜构成（图13-3）。中耳炎可导致此壁损坏，鼓膜穿孔，脓液可经外耳道流出。

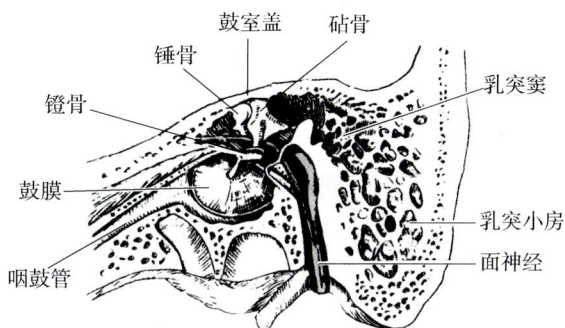

图 13-3 鼓室外侧壁

6. 内侧壁 称为迷路壁，由内耳迷路的外侧壁构成（图13-4）。壁中部有圆形隆起，称为岬。岬的后上方有椭圆形孔，称前庭窗，被镫骨底封闭；岬的后下方有圆形小孔，称蜗窗，被第二鼓膜封闭。前庭窗后上方有一弓形隆起，称面神经管凸，内有面神经通过。

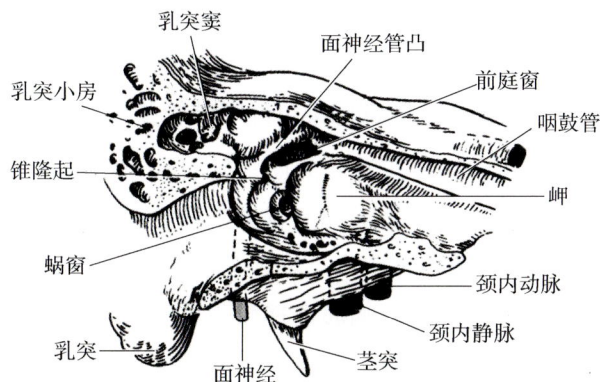

图 13-4 鼓室内侧壁

（二）听小骨和听骨链

听小骨 (auditory ossicles) 位于两侧鼓室内，各有3块，由外侧向内侧排列为锤骨、砧

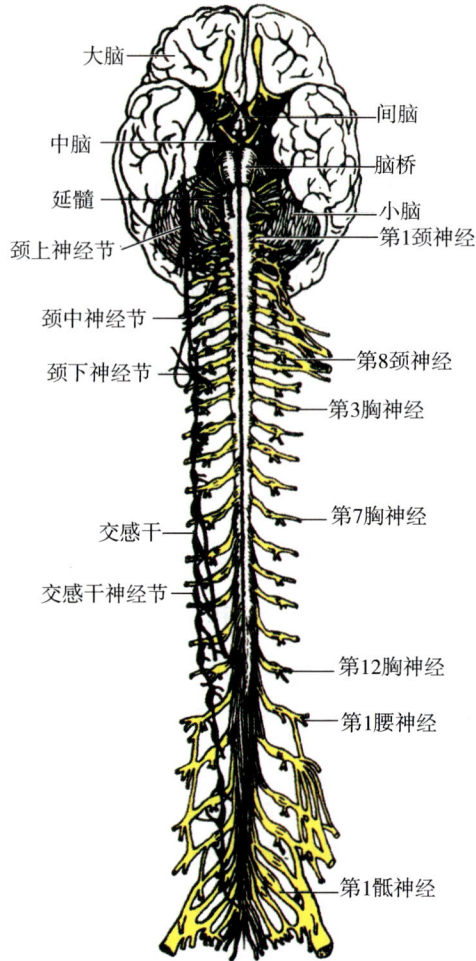

神经系统概况

1. 灰质和皮质　在中枢神经系统内，神经元胞体及其树突聚集部位，在新鲜标本上色泽灰暗，称灰质（gray matter）。在大脑和小脑表层形成的灰质层，称皮质（cortex）。

2. 白质和髓质　在中枢神经系统内，神经纤维聚集的部位，在新鲜标本上色泽白亮，称白质（white matter）。大脑和小脑深部的白质称髓质（medulla）。

3. 神经核和神经节　在中枢神经系统的皮质以外，形态与功能相似的神经元胞体聚集而成的灰质团块，称神经核（nucleus）。在周围神经系统内，神经元胞体聚集形成的结构，称神经节（ganglion）。

4. 纤维束和神经　在白质中，起止和功能基本相同的神经纤维集合成束，称纤维束（fasciculus）。神经纤维在周围部聚集成束，并被结缔组织被膜包裹形成索状的结构，称神经（nerve）。

5. 网状结构　在中枢神经系统内，神经纤维交织成网状，灰质核团散在其中，称网状结构（reticular formation）。

第十四章

中枢神经系统

学习目标

1. 脊髓的位置和外形。
2. 脑干的位置和分部。
3. 小脑的位置和分叶；小脑扁桃体位置及其临床意义。
4. 间脑的位置和分部。
5. 大脑半球的主要沟回和分叶；内囊的位置、分部及临床意义；基底核的位置和组成；大脑皮质机能定位。

第一节　脊　髓

一、脊髓的位置和外形

脊髓（spinal cord）位于椎管内，长 42～45cm。脊髓上端在枕骨大孔处与延髓相连，下端在成人约平第 1 腰椎体的下缘，小儿脊髓下端可达第 3 腰椎水平。因此临床上常选择第 3、4 或第 4、5 腰椎之间进行穿刺，不致损伤脊髓。

脊髓全长粗细不等呈前后略扁的圆柱状，有两处膨大，即颈膨大（cervical enlargement）和腰骶膨大（lumbosacral enlargement）。颈膨大自第 4 颈节至第 1 胸节之间，腰骶膨大位于第 2 腰节至第 3 骶节之间，这两处膨大的形成分别与支配四肢的神经元数量较多有关，人类上肢运动灵活，颈膨大比腰骶膨大更明显。脊髓腰骶膨大以下逐渐变细呈圆锥状，称脊髓圆锥（conus medullaris）。脊髓圆锥向下延伸出一条细丝，称为终丝（ilium terminale），已无神经组织，向下止于尾骨的背面（图 14-1，图 14-2）。

脊髓表面有 6 条纵贯全长的沟裂。位于脊髓前方正中较深的裂隙，称为前正中裂（anterior median fissure），位于脊髓后方正中较浅的沟，称为后正中沟（posterior median sulcus）。位于脊髓前正中裂和后正中沟两侧各有两条浅沟分别叫前外侧沟（anterolateral sulcus）和后外侧沟（posterolateral sulcus）。脊髓前外侧沟连接 31 对脊神经前根，由运动纤维组成；后外侧沟连接 31 对脊神经后根，每条脊神经的后根均有一个膨大神经节，称为脊

1. 灰质

（1）前角（anterior horn）　在脊髓的整体上，呈柱状，也称前柱，主要由运动神经元组成。前角运动神经元在配布上可分为内、外侧两群，内侧核群支配颈肌和躯干肌、外侧核群支配四肢肌。根据前角运动神经元形态和功能可分为 α-运动神经元和 γ-运动神经元，前者支配骨骼肌运动；后者主要与调节肌张力有关。

（2）后角（posterior horn）　也称后柱，结构较复杂，主要由与感觉有关的中间神经元组成，其树突与脊神经后根的纤维形成突触，接受后根传入的神经信息，其轴突有的进入白质形成纤维束入脑，有的则在脊髓的不同节段间起联络作用。

（3）侧角（lateral horn）　也称侧柱，仅见于 $T_1 \sim L_3$ 脊髓节段，是交感神经的低级中枢。在脊髓 $S_{2\sim4}$ 节段，虽无侧角但在侧角的位置有神经核团存在，称骶副交感核，是副交感神经的低级中枢之一。

2. 白质　白质位于灰质周围，由上、下走行的纤维束组成。上行（感觉）纤维束将不同的感觉冲动上传入脑；下行（运动）纤维束将脑发出的神经冲动下传给脊髓（图14-5）。

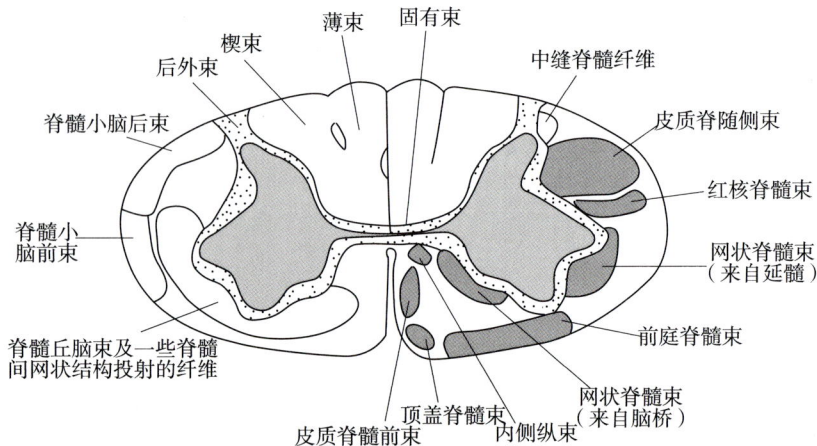

图 14-5　脊髓横断面

（1）上行（感觉）纤维束

①薄束（fasciculus gracilis）和楔束（fasciculus cuneatus）：位于后索，薄束位于内侧，楔束位于外侧，传导躯干和四肢的本体感觉（肌、腱、关节等处的位置觉、运动觉和震动觉）和精细触觉（如辨别两点间的距离和物体纹理粗细等）的冲动。薄束由脊髓第5胸节以下的上行纤维组成，楔束由脊髓第4胸节以上的上行纤维组成，向上分别止于延髓内的薄束核和楔束核（图14-6）。

②脊髓小脑束（spinocerebellar tract）：位于外侧索周边的前部和后部，包括脊髓小脑后束和脊髓小脑前束（图14-7），均起自后角，止于小脑，向小脑传导来自躯干下部和下肢的非意识性本体感觉冲动。

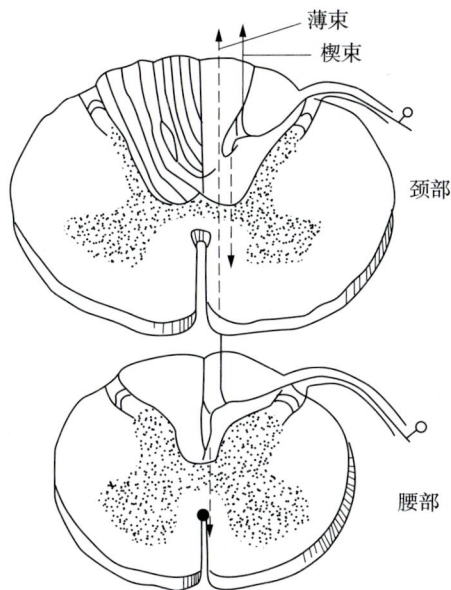

图 14 - 6 薄束和楔束

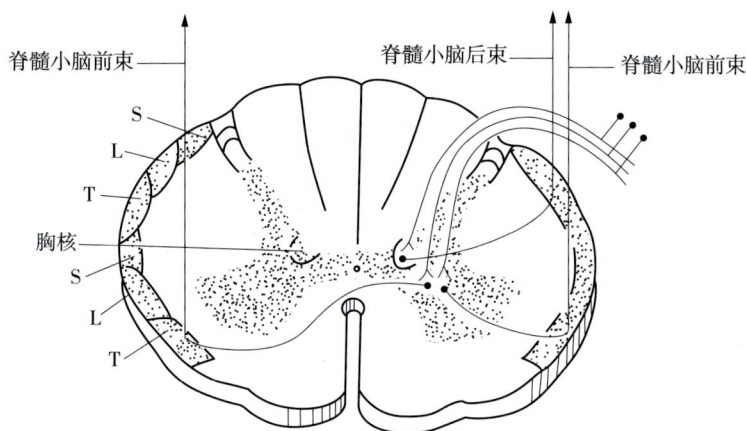

图 14 - 7 脊髓小脑后束和脊髓小脑前束

③脊髓丘脑束（spinothalamic tract）：位于脊髓的外侧索前半和前索内，可分为脊髓丘脑侧束和脊髓丘脑前束（图 14 - 8）。此束纤维起自后角，终于背侧丘脑。脊髓丘脑侧束传导躯干、四肢的痛觉、温觉的冲动，脊髓丘脑前束传导躯干、四肢的粗触觉和压觉的冲动。

（2）下行（运动）纤维束

①皮质脊髓束（corticospinal tract）：起自大脑皮质，下行至延髓下端，其中大部分纤维交叉到对侧后在脊髓外侧索下行，称为皮质脊髓侧束（lateral corticospinal tract），止于同侧脊髓前角运动神经元；少量未交叉的纤维在同侧脊髓前索下行，称为皮质脊髓前束（anterior corticospinal tract），止于双侧脊髓前角运动神经元（图 14 - 9）。皮质脊髓束将大脑皮质的神经冲动传至脊髓，通过脊髓前角的运动神经元控制骨骼肌的运动功能。

②红核脊髓束（rubrospinal tract）：位于皮质脊髓侧束的腹侧，起自中脑红核，止于前角运动神经元，与兴奋屈肌的运动神经元有关。

③前庭脊髓束（vestibulospinal tract）：位于前索，起自前庭神经核后止于前角运动神经元，与兴奋同侧伸肌运动神经元和抑制屈肌运动神经元有关，调节身体平衡。

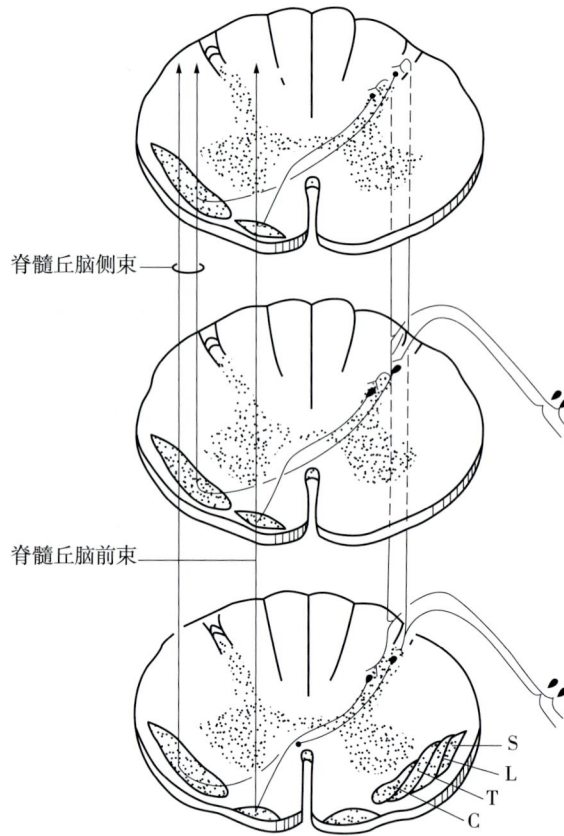

脊髓丘脑侧束

脊髓丘脑前束

S
L
T
C

图 14 - 8　脊髓丘脑侧束和脊髓丘脑前束

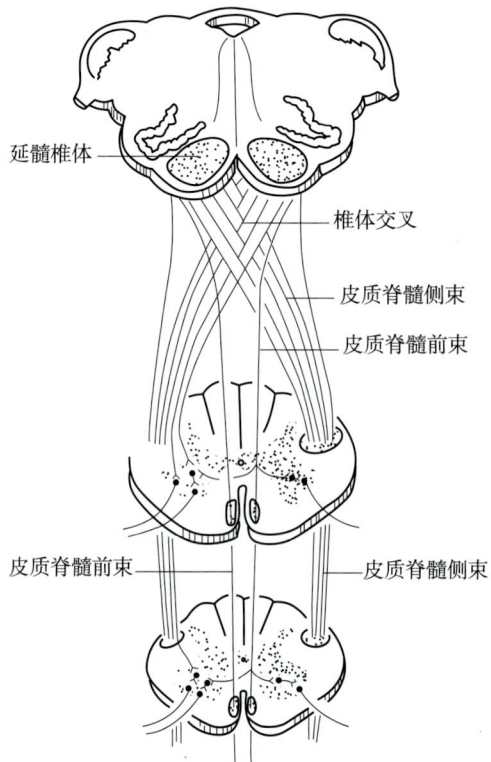

延髓椎体

椎体交叉

皮质脊髓侧束

皮质脊髓前束

皮质脊髓前束

皮质脊髓侧束

图 14 - 9　皮质脊髓束

其他下行束有网状脊髓束、顶盖脊髓束、内侧纵束等，与调节肌张力和运动协调有关。

三、脊髓的功能

1. 传导功能 脊髓是脑与躯干、四肢的感受器、效应器发生联系的重要通道。脊髓白质的上、下行纤维束是完成这一传导功能的主要结构。躯干、四肢和大部分内脏感觉都经过脊髓传导至脑。脑对躯干、四肢和部分内脏活动的控制又需经过脊髓才能完成。

2. 反射功能 脊髓反射指通过脊髓，使机体对内、外环境的各种刺激产生的不随意性反应，在正常情况下，其反射活动是在脑的控制下进行的。脊髓反射包括躯体反射和内脏反射。躯体反射是指骨骼肌的反射活动，如牵张反射、屈曲反射、浅反射等；内脏反射是指一些躯体内脏反射、内脏内脏反射和内脏躯体反射，如竖毛反射、排尿反射、排便反射等。

📋 知识链接

脊髓损伤的表现

脊髓完全横断：脊髓突然完全横断后，横断平面以下全部感觉和运动丧失，反射消失，处于无反射状态，称为脊髓休克。数周至数月后，各种反射可逐渐恢复，但是离断平面以下的感觉和运动不能恢复。

脊髓半横断：伤侧平面以下震动觉、位置觉和精细触觉丧失，同侧肢体硬瘫，损伤平面以下的对侧肢体痛、温觉丧失。

脊髓前角受损：主要伤及前角运动细胞，表现为这些神经元所支配的骨骼肌呈弛缓性瘫痪、肌张力低下、腱反射消失、肌萎缩、无病理反射，但感觉无异常，如脊髓灰质炎（小儿麻痹症）患者。

第二节 脑

脑（brain）位于颅腔内，由端脑、间脑、小脑、中脑、脑桥及延髓组成（图 14 - 10）。通常把中脑、脑桥、延髓合称为脑干。

一、脑干

脑干（brain stem）自下而上由延髓、脑桥和中脑三部分组成。延髓在枕骨大孔处下连脊髓，中脑向上接间脑，脑干背面与小脑相连。延髓、脑桥和小脑之间有中央管扩大形成的第四脑室（图 14 - 10）。

1. 脑干的外形

（1）腹侧面

①延髓（medulla oblongata）：延髓位于脑干的最下部，呈倒置的锥体形，上与脑桥以延髓脑桥沟分界，下连脊髓。延髓腹侧面有与脊髓相延续的前正中裂和前外侧沟，前正中裂的上部两侧有一对纵行隆起，称为锥体（pyramid），内有皮质脊髓束通过。锥体的下端

扫码"学一学"

是锥体交叉（decussation of pyramid），其内的皮质脊髓束的大部分纤维交叉走行至脊髓对侧。锥体外侧有卵圆形隆起称为橄榄（olive），内有下橄榄核。锥体与橄榄之间的有舌下神经根。在橄榄的后方，自上而下有舌咽神经根、迷走神经根、副神经根（图14-11）。

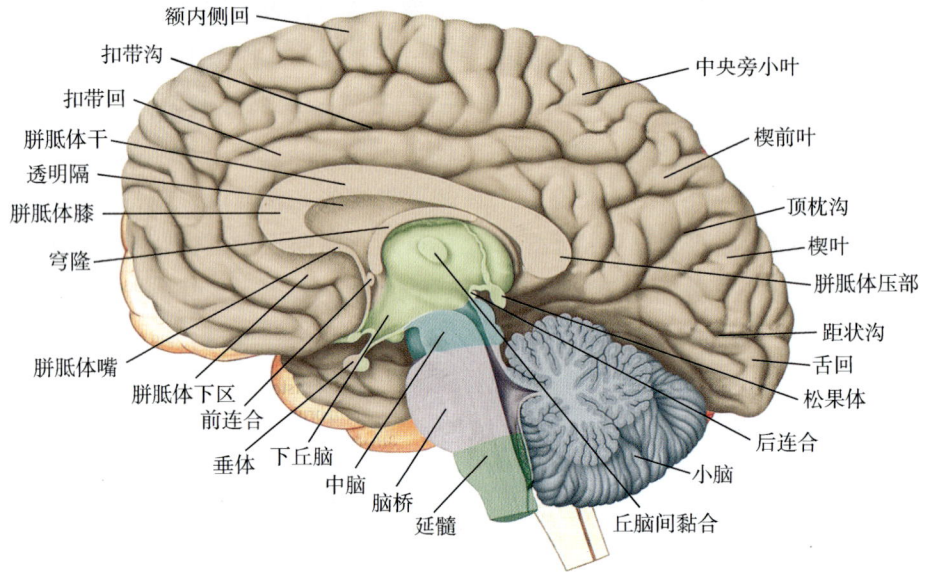

图14-10　脑正中矢状切面图

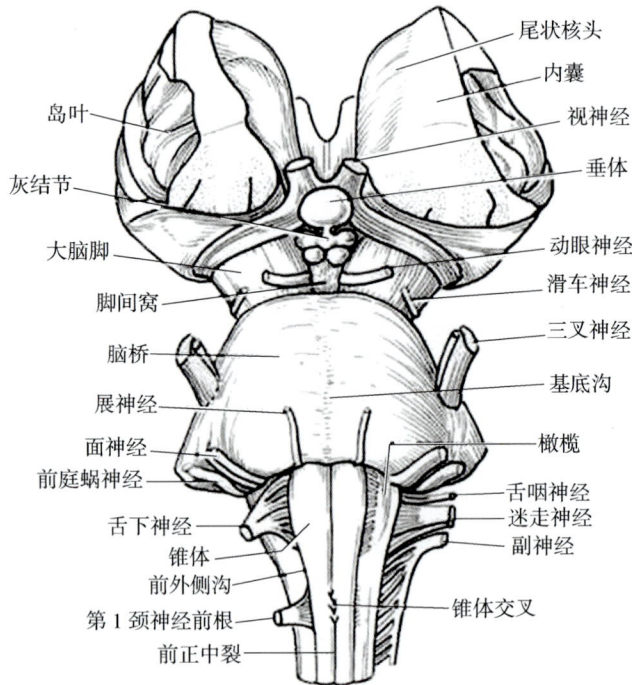

图14-11　脑干腹侧面

②脑桥（pons）：脑桥位于脑干的中部，其腹侧面的宽阔隆起称脑桥基底部，正中有一纵行的浅沟，称基底沟，容纳基底动脉。基底部向后外逐渐变窄，移行为小脑中脚（middle cerebellar peduncle），两者的移行处有三叉神经根附着。延髓脑桥沟中，由内侧向外侧依次有展神经根、面神经根和前庭蜗神经根附着。延髓、脑桥与小脑交界处，临床上

称为脑桥小脑三角。前庭蜗神经根和面神经根恰位于此处，因此该处的肿瘤能引起涉及这些脑神经和小脑的许多临床症状。

③中脑（midbrain）：中脑位于脑干的上部，上接间脑，下连脑桥，腹侧面有一对粗大的柱状结构称大脑脚（cerebral peduncle）。两脚之间的凹陷称脚间窝（interpeduncular fossa），脚间窝内有动眼神经根。

（2）背侧面

①延髓：延髓下半部形似脊髓，下部后正中沟两侧各有一对隆起，由内侧向外侧分别是薄束结节（gracile tubercle）和楔束结节（cuneate tubercle），深面分别是薄束核和楔束核，它们是薄、楔束终止的核团。楔束结节的外上方有小脑下脚（inferior cerebellar pedencle）（图14-12）。

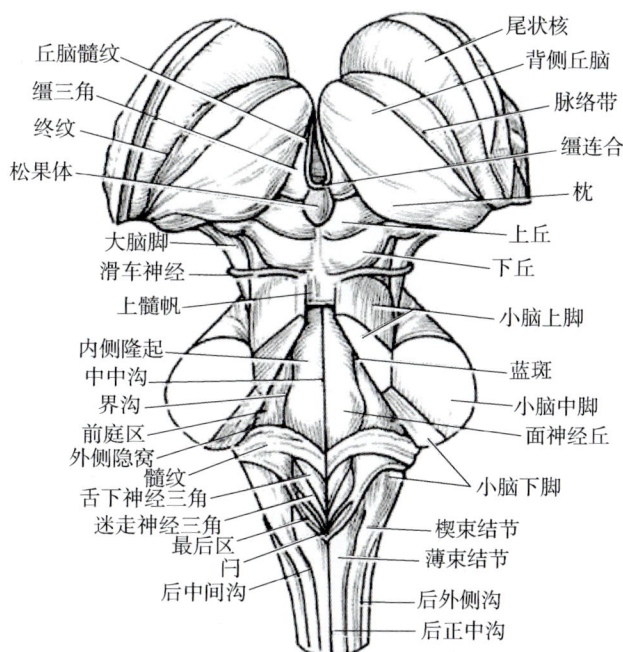

图14-12 脑干背侧面

②脑桥：脑桥背面形成菱形窝的上部，两侧是小脑上脚（superior cerebellar peduncle）和小脑中脚。两侧小脑上脚之间的薄层白质，称上髓帆。

③中脑：中脑背面有上、下两对圆形丘状隆起，上方的一对称上丘（superior colliculus），是视觉反射中枢。下方的一对称下丘（inferior colliculus），是听觉反射中枢。下丘的下方连有滑车神经根。

④菱形窝（rhomboid fossa）：菱形窝即第四脑室底，由延髓上部和脑桥的背侧面构成，中部有横行的髓纹（striae medullares），为脑桥和延髓背面的分界。菱形窝的正中有纵行的正中沟，正中沟的两侧为内侧隆起，外侧还有纵行的界沟，界沟的外侧为呈三角形的前庭区，其深面有前庭神经核。前庭区的外侧角上有一小隆起，称听结节，内含蜗神经核。内侧隆起下端的圆形隆突，称面神经丘，深面为展神经核。在髓纹以下可见两个小三角区：迷走神经三角位于外下方，深面为迷走神经背核；舌下神经三角位于内上方，深面为舌下神经核。

（3）第四脑室（fourth ventricle） 位于延髓、脑桥和小脑之间，内有脑脊液（图 14 - 13，图 14 - 14）。第四脑室底为菱形窝，顶如同一个帐篷形，前部由小脑上脚及上髓帆组成，后部由下髓帆和第四脑室脉络组织形成，下髓帆与上髓帆伸入小脑以锐角相会合。

第四脑室向上借中脑水管通第三脑室，向下续为延髓下部和脊髓的中央管，并借第四脑室正中孔和外侧孔与蛛网膜下隙相通。

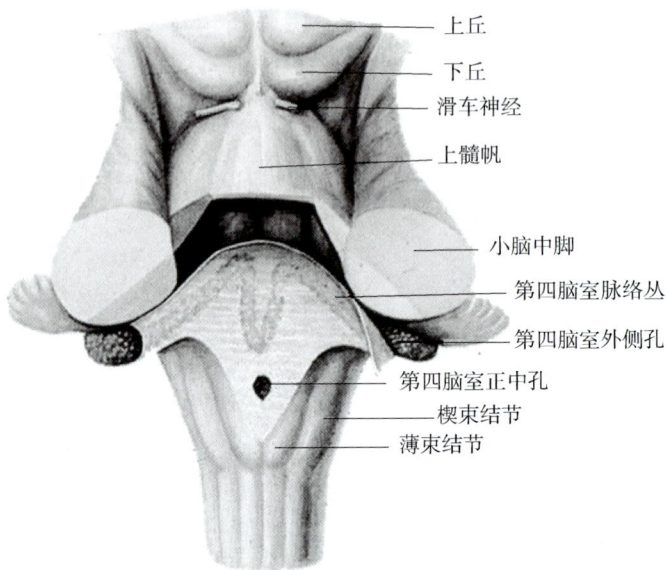

图 14 - 13　第四脑室示意图

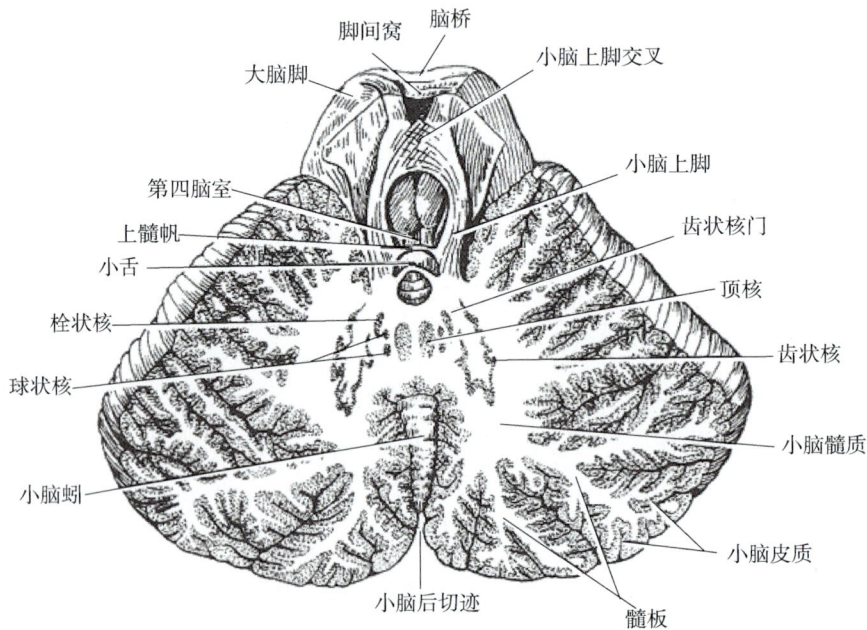

图 14 - 14　小脑冠状切面后面观，示第四脑室顶

2. 脑干的内部结构　脑干的内部结构比脊髓复杂，但和脊髓一样由灰质、白质及网状结构组成。

（1）脑干的灰质　脑干的灰质不再像脊髓那样形成纵贯全长的灰质柱，而是形成了团块状或者短柱状的独立神经核团。脑干的神经核包括两种：一种是直接与脑神经相连的，称脑神经核；第二种是参与组成各种神经传导通路或反射通路，称非脑神经核。

①脑神经核：根据脑神经的功能不同由内侧向外侧排列成四种性质的纵行细胞功能柱，可将脑神经核划分为躯体运动核、内脏运动核、躯体感觉核和内脏感觉核4种（图14－15）。

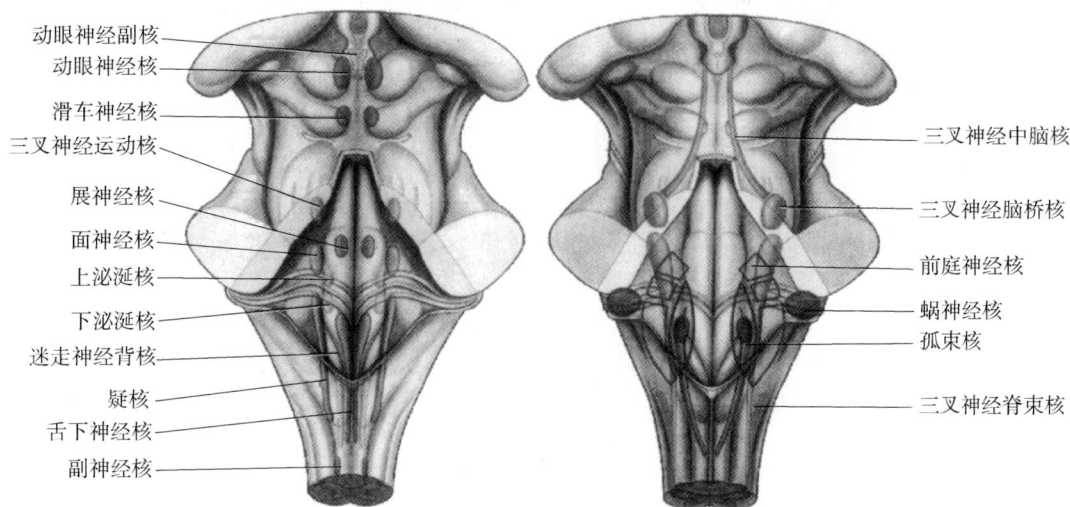

图14－15　脑神经核在脑干背面的投影

躯体运动核：邻近脑干背面的中线，包括由动眼神经核、滑车神经核、展神经核、下神经核、三叉神经运动核、面神经核、疑核、副神经核。

内脏运动核：位于躯体运动核的外侧，由四对脑神经核组成。包括动眼神经副核、上泌涎核、下泌涎核、迷走神经背核。

内脏感觉核：由一对孤束核构成。

躯体感觉核：位于内脏感觉核的腹外侧，由三叉神经感觉核、蜗神经核、前庭神经核三对脑神经核团组成。

②非脑神经核：非脑神经核与脑神经不直接相关，作为脑干低级中枢，或上、下行通路的中继站，通常与各级脑部或脊髓有广泛的联系。包括薄束核与楔束核、红核、黑质（图14－16，图14－17）。

（2）脑干的白质　包括脑干内各核团间及各核团与脑干以外结构间的联系纤维等组成。它们所形成的各种纤维束，其位置也不像脊髓那样集中于前、后和外侧索中，而是走行于脑干的各特定部位。主要由上行（感觉）和下行（运动）传导束构成。

①上行纤维束：主要有内侧丘系、脊髓丘系、三叉丘系和外侧丘系。

内侧丘系（medial lemniscus）：由薄束核、楔束核发出的纤维经延髓中央管的腹侧交叉，交叉后的纤维组成内侧丘系上行，终止于背侧丘脑的腹后外侧核，传导对侧躯干和上、下肢的本体感觉和精细触觉。

脊髓丘系（spinal lemniscus）：由脊髓丘脑束进入脑干后，组成脊髓丘系，终止于背侧丘脑腹后外侧核，传导对侧躯干、四肢的温、痛、粗触觉。

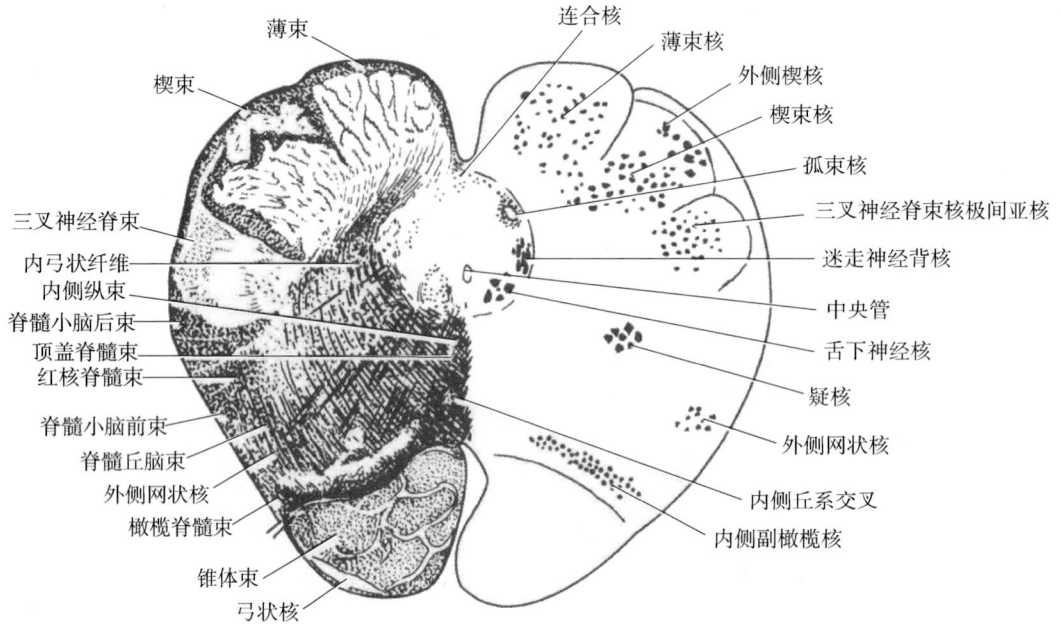

图 14 – 16　延髓横断面（经内侧丘系交叉高度）

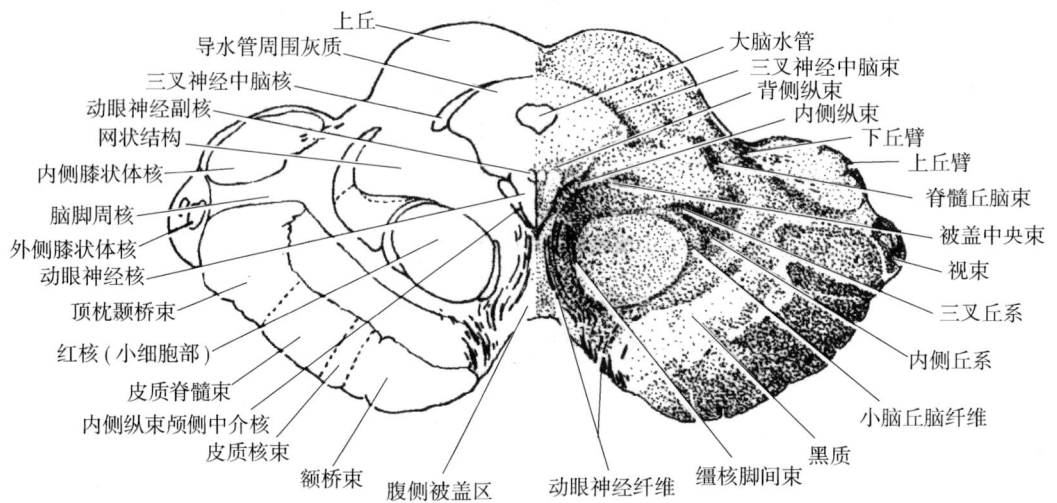

图 14 – 17　中脑横断面（上丘平面）

三叉丘系（trigeminal lemniscus）：由三叉神经脑桥核及三叉神经脊束核发出的纤维交叉至对侧上行，组成三叉丘系，终止于背侧丘脑腹后内侧核，传导对侧头面部的温、痛、触觉。

外侧丘系（lateral lemniscus）：由蜗神经核发出的纤维，在脑桥横行相互交叉后至对侧折向上行，组成外侧丘系，终止于间脑的内侧膝状体，传导听觉。

②下行纤维束：主要有锥体束。

锥体束（pyramidal tract）是大脑皮质发出的控制骨骼肌随意运动的下行纤维束。锥体束可分为两部分：下行止于各脑神经躯体运动核的称皮质核束（corticonuclear tract）；下行止于脊髓前角的称皮质脊髓束（corticospinal tract）。皮质脊髓束的大部分纤维在锥体下端互相交叉，形成锥体交叉，在脊髓外侧索内下行，称为皮质脊髓侧束。小部分纤维不交叉，在脊髓前索内下行，称为皮质脊髓前束。

起自脑干下行的纤维束：红核脊髓束、顶盖脊髓束、前庭脊髓束和网状脊髓束。

③脑干网状结构：脑干网状结构（reticular formation of brain stem）是指在脑干中各神经核团及纤维束之间，尚有纵横交错的神经纤维交织成网，网眼内散布着大小不等的神经细胞核团。网状结构涉及觉醒睡眠的周期节律，脑和脊髓的运动控制及各种内脏活动的调节，并与脑的学习、记忆等高级功能有关。

二、小脑

1. 小脑的位置和外形　小脑（cerebellum）位于颅后窝内，在延髓和脑桥的背侧，借小脑下脚、中脚和上脚与脑干相连。小脑与脑桥、延髓围成第四脑室。

小脑上面平坦，下面中间部凹陷，容纳延髓。小脑两侧膨隆，称小脑半球（cerebellar hemisphere）（图14-18，图14-19）。半球上面前1/3与后2/3交界处，有一深沟，称原裂。两小脑半球的中间缩窄，称小脑蚓（vermis），小脑半球下面近枕骨大孔处膨出部分，称小脑扁桃体（tonsil of cerebellum）。当颅内压增高时，小脑扁桃体可嵌入枕骨大孔，形成小脑扁桃体疝（枕骨大孔疝），压迫延髓内的呼吸中枢和心血管中枢，导致呼吸、心跳骤停，危及生命。

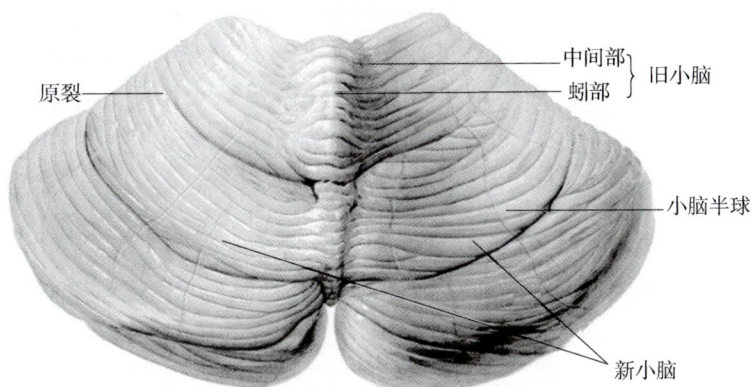

图14-18　小脑上面观

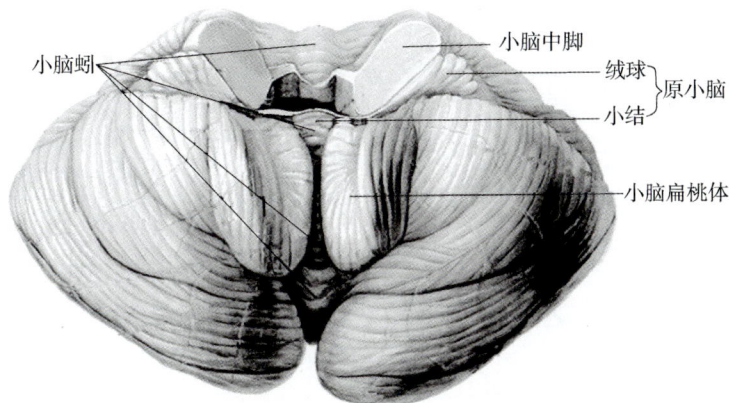

图14-19　小脑下面观

2. 小脑的分叶　根据小脑的发生、功能和纤维联系，可把小脑为三个叶：

（1）绒球小结叶（flocculonodular lobe）　位于小脑下面，包括半球上的绒球和蚓部的小结以及两者间的绒球脚。此叶因种系发生上最古老，故称原小脑或者古小脑。主要接受内耳的前庭的信息，与维持身体平衡有关，古小脑损伤后，患者平衡失调，站立和行走时摇晃不稳，甚至倾倒。

（2）前叶（anterior lobe）　占小脑的前上部，以原裂与后叶分界，加上小脑下面的蚓垂和蚓锥体。在种系发生上晚于绒球小结叶，称为旧小脑。主要接受来自脊髓的信息，与肌张力的调节有关，损伤后主要表现为肌张力降低。

（3）后叶（posterior lobe）　原裂以后的部分，在人类占小脑的大部分。在进化过程中是新发生的结构，称为新小脑。主要接受来自大脑皮质的信息，与骨骼肌的协调运动有关，损伤后表现为随意运动不协调，患者不能完成精巧动作，把握不住动作的力量和方向等，不能进行快速交替运动，不能进行多个关节同时活动的复杂运动等。

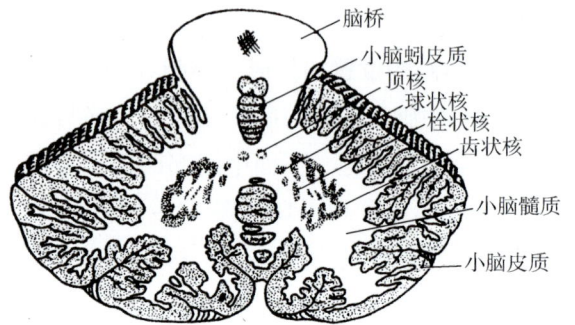

图 14 - 20　小脑的内部结构

3. 小脑的内部结构　小脑表面被覆一层灰质为小脑皮质。其深部是白质也称小脑髓质。包埋于髓质的灰质核团，称小脑核（cerebellar nuclei）。包括 4 对，由内向外依次为顶核、球状核、栓状核和齿状核（图 14 - 14，图 14 - 20）。这些核团主要接受小脑皮质的纤维，发出小脑的传出纤维。

三、间脑

间脑（diencephalon）位于脑干与端脑之间，两侧和背面被大脑半球所掩盖，仅部分露于脑底。间脑可分为背侧丘脑、后丘脑、下丘脑、上丘脑和底丘脑五部分。两侧间脑之间的腔隙称第三脑室（图 14 - 21）。

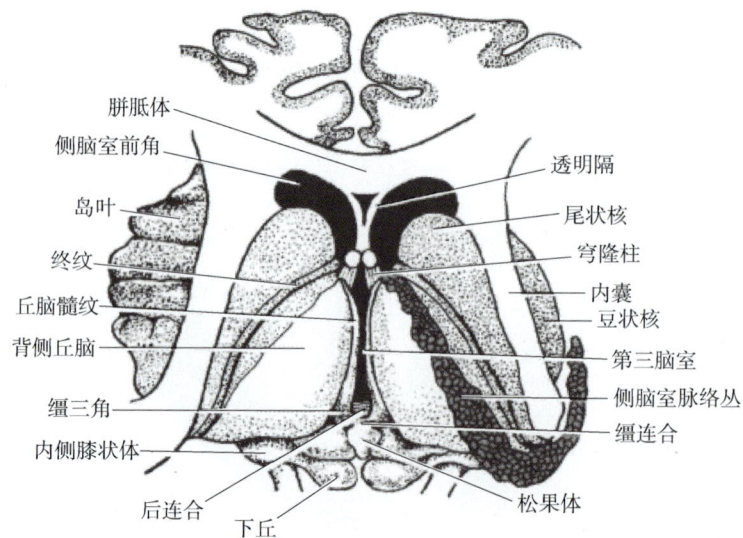

图 14 - 21　间脑背面

1. 背侧丘脑 背侧丘脑（dorsal thalamus）又称丘脑，由一对卵圆形的灰质团块组成，借丘脑间黏合连接而成。背侧丘脑的前端隆凸称前结节，后端膨大称丘脑枕，其外侧面连接内囊，背面和内侧面游离，内侧面参与组成第三脑室的侧壁。在内侧面有一自室间孔走向中脑水管的浅沟，称下丘脑沟，它是背侧丘脑与下丘脑的分界线。

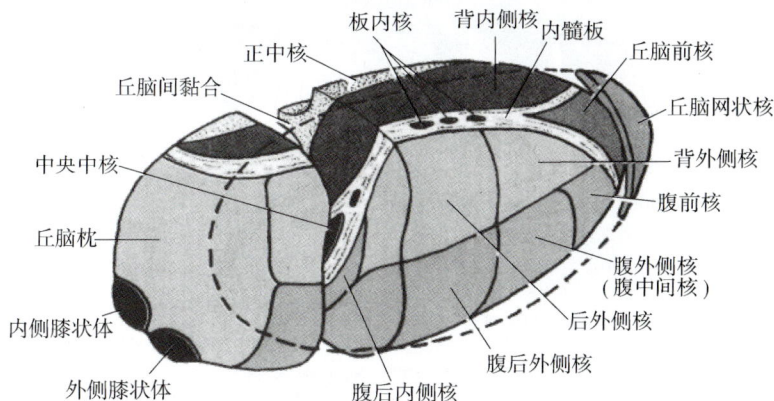

图 14-22　背侧丘脑核团示意图

在背侧丘脑的内部有一由白质构成"Y"字形的内髓板，它将背侧丘脑分为前核群、内侧核群和外侧核群。其中外侧核又可分为背侧部和腹侧部，腹侧部由前向后分为腹前核、腹中间核（又称腹外侧核）和腹后核，腹后核又分为腹后内侧核和腹后外侧核（图 14-22）。腹后内侧核为对侧头面部浅、深感觉的换元核，腹后外侧核为对侧躯干四肢浅、深感觉的换元核。

背侧丘脑是皮质下感觉的最后中继站；当背侧丘脑受损时，可引起感觉功能障碍和痛觉过敏、自发性疼痛等。

2. 后丘脑 后丘脑（metathalamus）位于丘脑枕的下外方（图 14-22），包括外侧膝状体和内侧膝状体。外侧膝状体接受视觉传导通路的纤维，发出纤维至大脑皮质的视觉中枢。内侧膝状体接受听觉传导通路的纤维，发出纤维至大脑皮质的听觉中枢。

3. 上丘脑 上丘脑（epithalamus）位于第三脑室顶部周围，包括松果体（pineal body）、缰三角、缰连合和丘脑髓纹（图 14-21）。松果体为内分泌腺。

4. 下丘脑 下丘脑（hypothalamus）位于背侧丘脑的下方，构成第三脑室下壁和侧壁的下部。在脑底面由前向后可见视交叉、灰结节和乳头体，灰结节向下延为漏斗，漏斗向下与垂体相接（图 14-23）。

下丘脑的主要核团包括视上核（supraoptic nucleus）和室旁核（paraventricular nucleus），视上核在视交叉外端的背外侧，室旁核在第三脑室上部的两侧。

下丘脑是神经内分泌中心，通过与垂体之间的联系，将神经调节与体液调节融为一体，调节机体的内分泌活动；下丘脑也是皮质下调节内脏活动的高级中枢，参与对体温、摄食、生殖、水盐平衡和内分泌活动等的调节；下丘脑还与边缘系统有密切的联系，参与对情绪行为的调节。

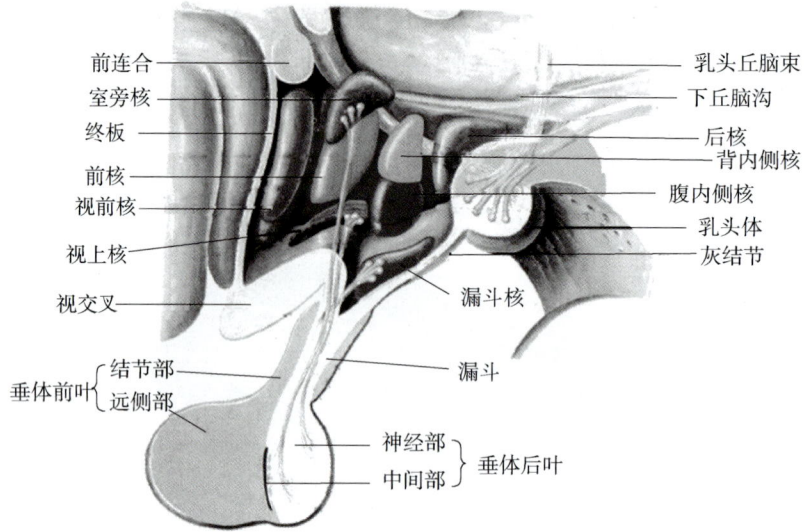

前连合
室旁核
终板
前核
视前核
视上核
视交叉
垂体前叶 { 结节部 / 远侧部
漏斗核
漏斗
神经部
中间部 } 垂体后叶

乳头丘脑束
下丘脑沟
后核
背内侧核
腹内侧核
乳头体
灰结节

图 14 - 23　下丘脑主要核团

5. 底丘脑　底丘脑（subthalamus）位于间脑与中脑的过渡区，内含底丘脑核。

6. 第三脑室　第三脑室（third ventricle）位于两侧背侧丘脑和下丘脑之间的狭窄腔隙（图 14 - 21，图 14 - 24）。前借左、右室间孔与大脑半球内的侧脑室相通，后借中脑水管与第四脑室相通。

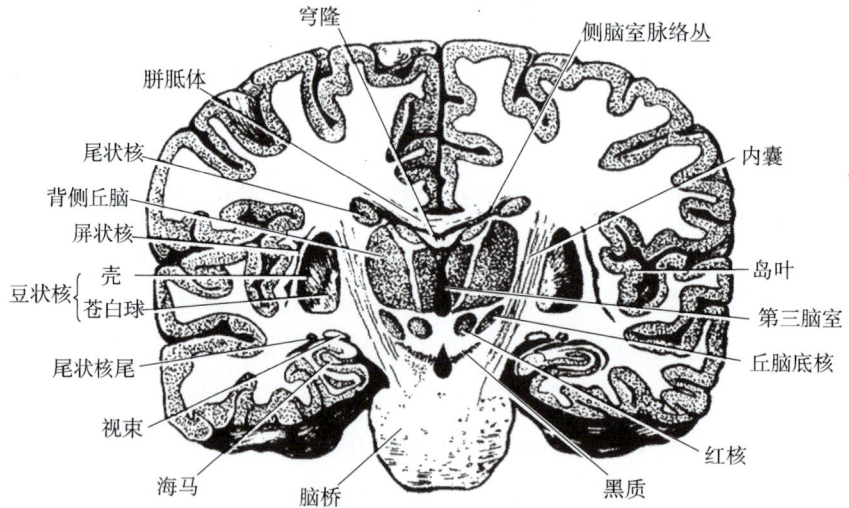

穹隆
胼胝体
尾状核
背侧丘脑
屏状核
豆状核 { 壳 / 苍白球
尾状核尾
视束
海马
脑桥

侧脑室脉络丛
内囊
岛叶
第三脑室
丘脑底核
红核
黑质

图 14 - 24　脑冠状切面

四、端脑

端脑（telencephalon）是脑的最高级部位。端脑被大脑纵裂（cerebral longitudinal fissure）分为左、右两侧大脑半球。大脑和小脑之间为大脑横裂（cerebral transverse fissure）。大脑半球表层的灰质，称大脑皮质（cerebral cortex），皮质的深面是髓质（白质），髓质中包藏着一些核团，称基底核（basal nuclei）。大脑半球内部的腔隙为侧脑室（lateral ventricle）。

1. 大脑半球的外形和分叶　大脑半球表面凹凸不平，凹陷处形成大脑沟（cerebral sulci），沟间隆起的部分，称为大脑回（cerebral gyri）。每个半球分为上外侧面、内侧面和下面。每侧大脑半球以较恒定的三条大脑沟为标记，将大脑分为五叶。这三条沟是：外侧沟（lateral sulcus）起自半球下面，行向后上方，至上外侧面；中央沟（central sulcus）起自半球上缘中点稍后方，向前下斜行于半球上外侧面；顶枕沟（parietooccipital sulcus）位自半球内侧面的后部，自前下向后上并略转向上外侧面。五个叶是：在中央沟以前和外侧沟上方的部分为额叶（frontal lobe）；外侧沟以下的部分为颞叶（temporal lobe）；中央沟后方、外侧沟上方的部分为顶叶（parietal lobe）；顶枕沟以后较小部分为枕叶（occipital lobe）；岛叶（insula）呈三角形岛状，位于外侧沟深面，被额、顶、颞叶所掩盖（图14 – 25 ~ 图14 – 28）。

2. 大脑半球的重要沟回（图14 – 25，图14 – 26）

（1）大脑半球的上外侧面　在中央沟前方，有与之平行的中央前沟，此沟与中央沟之间称中央前回。自中央前沟水平向前分出两条沟，分别称额上沟和额下沟。额上沟以上的部分为额上回。额上、下沟之间的部分为额中回，额下沟和外侧沟之间的部分为额下回。

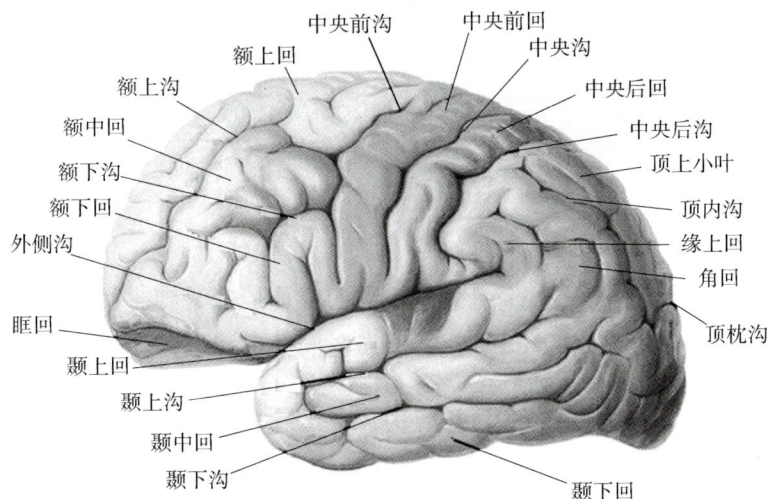

图14 – 25　大脑半球上外侧面

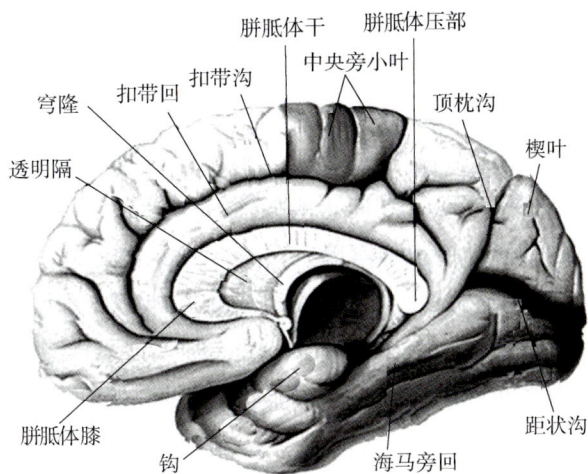

图14 – 26　大脑半球内侧面

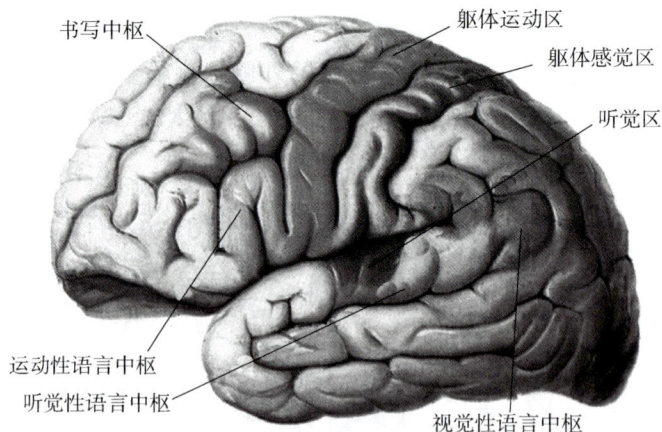

图 14 - 30　大脑半球上外侧面皮质的中枢

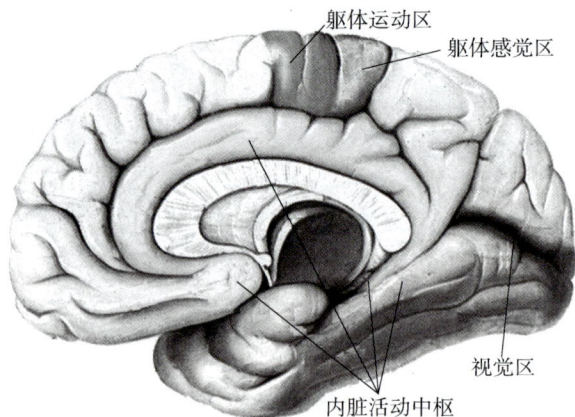

图 14 - 31　大脑半球内侧面皮质的中枢

（2）躯体感觉区（somatic sensory area）　位于中央后回和中央旁小叶后部，接受背侧丘脑腹后核传来的对侧半身痛、温、触、压以及位置和运动觉。身体各部投影和躯体运动区相似，其特点是：①上下颠倒，但头部也是正的。中央旁小叶的后部与小腿和会阴部的感觉有关，中央后回的最下方与咽、舌的感觉有关；②左右交叉。一侧躯体感觉区管理对侧半身的感觉；③身体各部在该区投射范围的大小与该部感觉敏感程度有关，而与部位的大小无关，例如手指和唇的感受器最密，在感觉区的投射范围最大（图 14 - 33）。

（3）视觉区（visual area）　位于距状沟上下的枕叶皮质，即上方楔叶和下方舌回，接受外侧膝状体的纤维。一侧视区接受同侧视网膜颞侧半和对侧视网膜鼻侧半的冲动。因此，一侧视区损伤，可引起双眼对侧视野同向性偏盲（图 14 - 31）。

（4）听觉区（auditory area）　位于颞横回，接受内侧膝状体的纤维。每侧的听区都接受来自两耳的冲动，因此一侧听区受损，引起听觉功能下降，不致引起全聋（图 14 - 30）。

（5）语言中枢　人类大脑皮质与动物的本质区别是有思维和意识等高级活动，并进行语言的表达，所以在人类大脑皮质上具有相应的语言中枢，如说话、阅读和书写等中枢（图 14 - 30）。

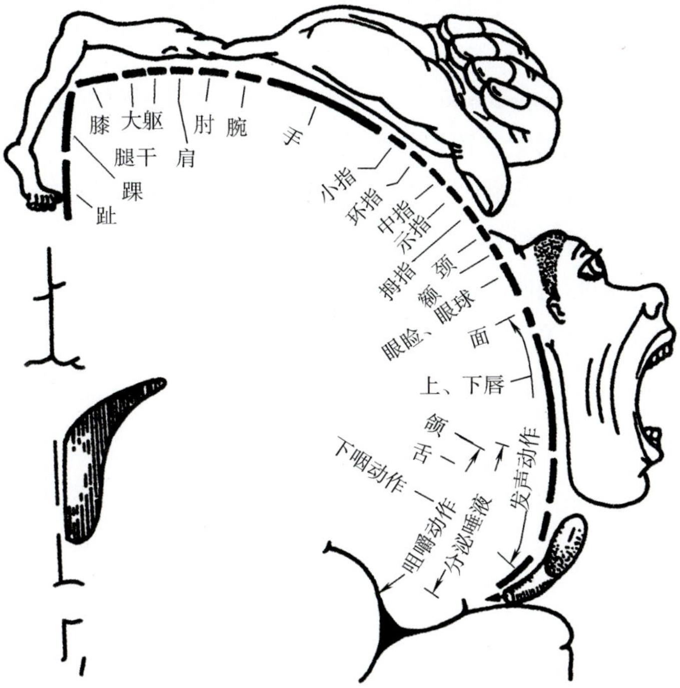

图 14-32　人体各部在躯体运动区的定位

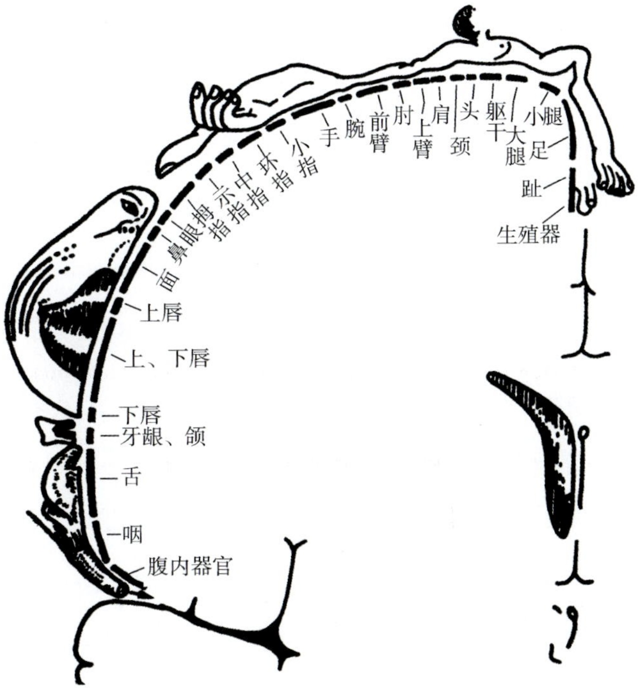

图 14-33　人体各部在躯体感觉区的定位

　　运动性语言中枢（motor speech area）：在额下回后部。此区受损，导致运动性失语症，即病者能发音，但却不能说出具有意义的句子。

　　书写中枢（writing area）：在额中回的后部。此区受损，虽然手的运动功能虽正常，但不能写出正确的文字，称为失写症。

听觉性语言中枢（auditory speech　area）：在颞上回后部。此区受损后，病者虽能听到别人讲话，但不理解讲话的意思，自己讲的话也同样不能理解，故不能正确回答问题和正常说话，称感觉性失语症。

视觉性语言中枢（visual speech area）：又称阅读中枢，在顶下小叶的角回。此区受损时，视觉没有障碍，但不识别文字符号的意义，称为失读症。

（6）联络区的功能　除上述的功能区外，大脑皮质广泛的联络区中，额叶的功能与躯体运动、语言、发音及高级思维活动有关；顶叶与躯体感觉、味觉、语言等有关；枕叶与视觉信息的整合有关；颞叶与听觉、语言和记忆功能有关；岛叶与内脏感觉有关；边缘叶与情绪、行为、内脏活动有关。

知识链接

大脑优势半球

在长期的进化和发育过程中，大脑皮质的结构和功能都得到了高度的分化。而且，左、右大脑半球的发育情况不完全相同，呈不对称性。左侧大脑半球与语言、意识、数学、分析、逻辑推理等功能密切相关；右侧半球则主要具有感知非语言信息、图形、音乐、想象和时空概念等功能。左、右大脑半球各有优势，它们互相协调和配合完成各种高级神经精神活动。例如：科学家比较理性、有逻辑，所以左脑发达；艺术家重感性、具创造力、擅长空间和物体形状认知，故右脑发达。

4. 大脑的内部结构

（1）基底核（basal nucleus）　位于白质内，位置靠近脑底，包括纹状体、屏状核和杏仁体（图14-34，图14-35）。

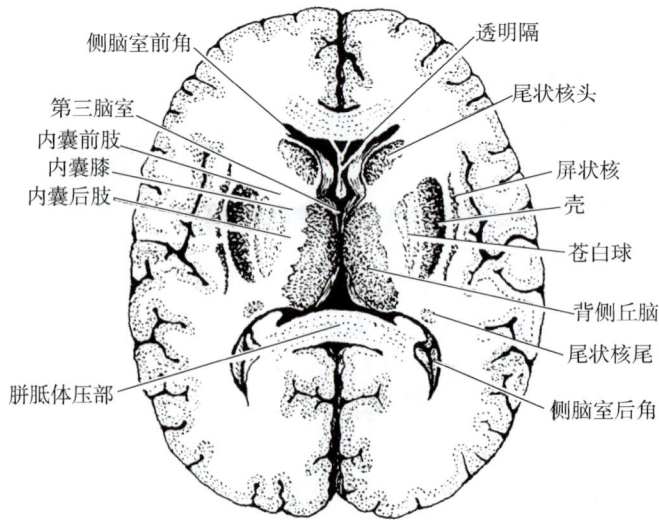

图14-34　大脑半球水平面（示基底核和内囊）

纹状体（corpus striatum）由尾状核和豆状核组成，其前端互相连接（图14-35）。尾状核（caudate nucleus）是呈"C"形弯曲的圆柱体，分为头、体、尾三部，位于丘脑背外侧，延伸于侧脑室前角、中央部和下角的壁旁。豆状核（lentiform nucleus）位于尾状核和背侧丘脑的外侧，岛叶的深部。在水平切面上呈三角形，被两个白质的板层分成三部，外侧部最大称壳（putamen），内侧的两部分合称苍白球（globus pallidus）。在种系发生上，尾状核及壳发生较晚，称新纹状体。苍白球较为古老，称旧纹状体。纹状体是锥体外系的重要组成部分，主要功能是维持肌肉的张力，协调骨骼肌的运动。

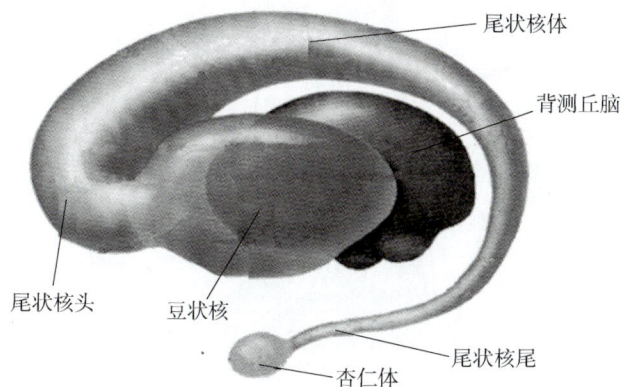

图 14 - 35　基底核和丘脑示意图

杏仁体（amygdaloid body）在海马旁回、钩的深面，与尾状核的尾部相连，属于边缘系统的一部分，其功能与调节内脏活动和情绪的产生有关。

屏状核（claustrum）位于岛叶皮质与豆状核之间，其功能尚不清楚。

（2）大脑半球的髓质　大脑半球的髓质主要由联系皮质各部和皮质下结构的神经纤维组成，可分为三类：连合纤维、联络纤维和投射纤维（图 14 - 36）。

连合纤维（commissural fibers）是连接左右两半球的纤维。包括胼胝体、前连合和穹隆连合。

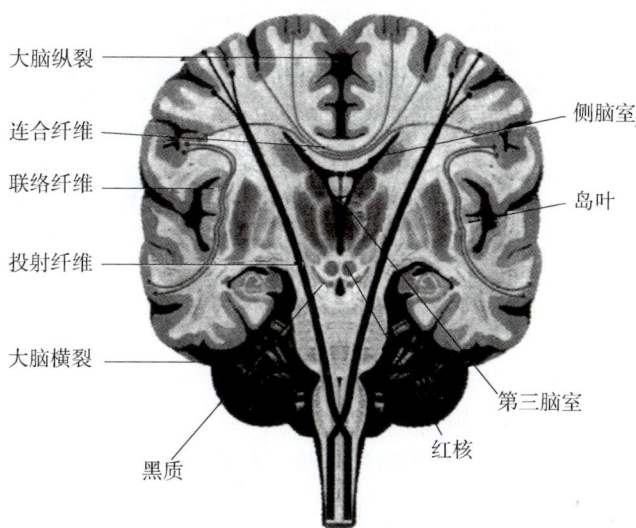

图 14 - 36　大脑半球纤维联系示意图

胼胝体（图 14 - 37）位于大脑纵裂的底部，由连合两侧半球的纤维构成。在正中矢状切面上，胼胝体呈弓状，其前部称胼胝体嘴，弯曲部称胼胝体膝，中间部称胼胝体干，后部称胼胝体压部。

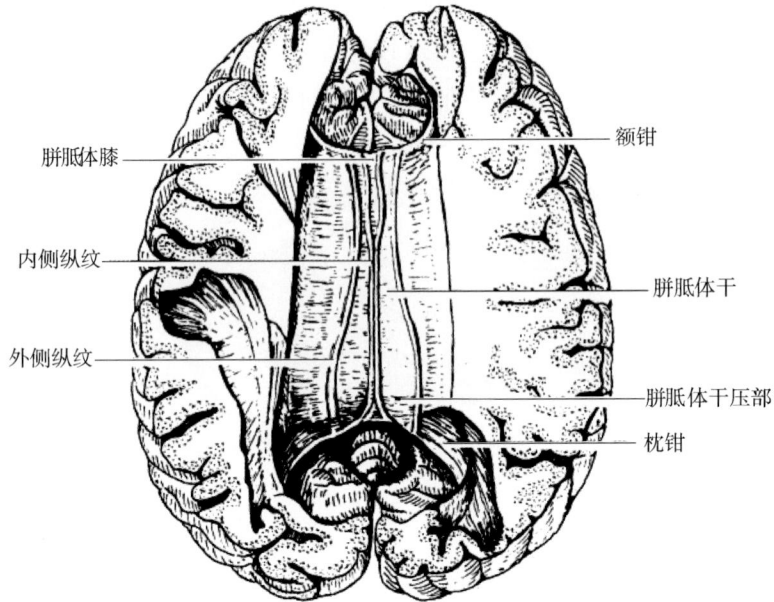

图 14 - 37　胼胝体上面观

联络纤维（association fibers）是联系同侧半球内各部分之间的纤维。其中短纤维联系相邻脑回，称弓状纤维；长纤维联系各叶，有扣带束、上纵束、下纵束和钩束等（图 14 - 38）。

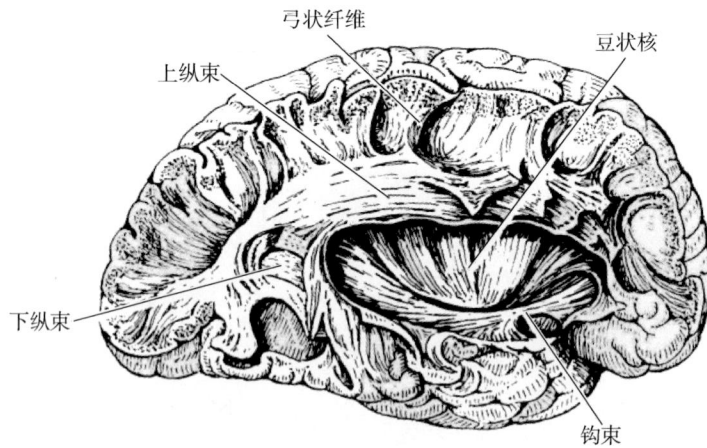

图 14 - 38　大脑的联络纤维

投射纤维（projection fibers）由联系大脑皮质与皮质下各中枢间的上、下行纤维束组成。这些纤维绝大部分经过尾状核、背侧丘脑与豆状核之间，形成宽厚的白质纤维板，称内囊（internal capsule）。在端脑的水平切面上，左右略呈"＞＜"形，分前肢、膝部和后肢三部。前肢位于豆状核和尾状核之间，主要有额桥束和丘脑前辐射通过；后肢位于豆状核和背侧丘脑之间，主要有皮质脊髓束、皮质红核束、丘脑中央辐射、听辐射和视辐射通过；膝部位于前、后肢之间，主要有皮质核束通过（图 14 - 39，图 14 - 40）。

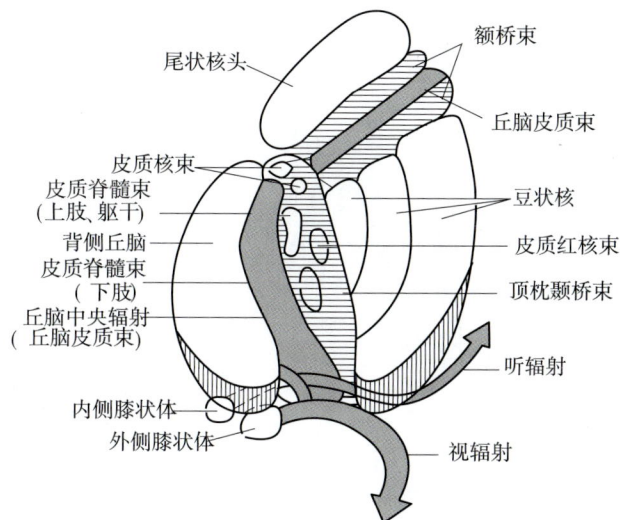

图 14 - 39　内囊模式图

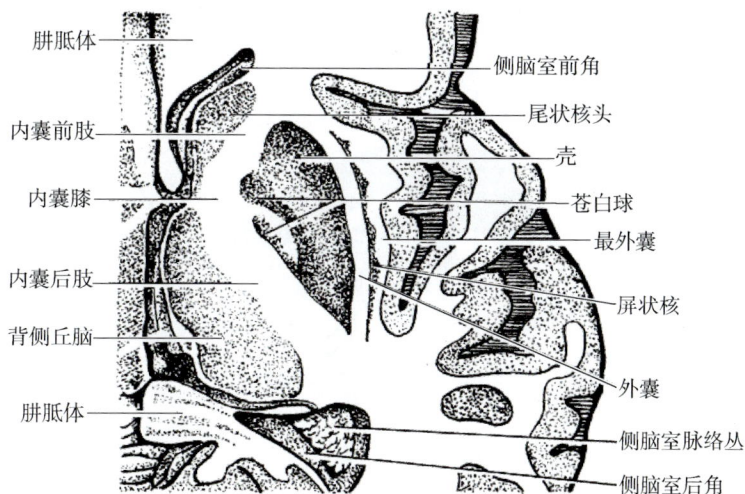

图 14 - 40　内囊

知识拓展

三偏综合征

内囊是投射纤维高度集中的区域，所以此处的病灶即使不大，亦可导致严重的后果。例如一侧供给内囊的小动脉破裂或栓塞时，将导致"三偏综合征"：①对侧半身深、浅感觉障碍，即偏身感觉障碍（丘脑中央辐射受损）；②对侧半身随意运动障碍，即偏瘫（皮质脊髓束、皮质核束受损）；③双眼对侧半视野同向偏盲（视辐射受损）。此即临床所谓的脑血管意外，俗称"中风"。

（3）侧脑室　侧脑室左右各一，位于大脑半球内，延伸至半球的各个叶内，可分为四部分。中央部位于顶叶内，前角是中央部伸向额叶的部分，后角是中央部伸向枕叶的部分，下角是中央部伸向颞叶的部分。侧脑室经左、右室间孔与第三脑室相通，室腔内有产生脑脊液的脉络丛（图 14 - 41，图 14 - 42）。

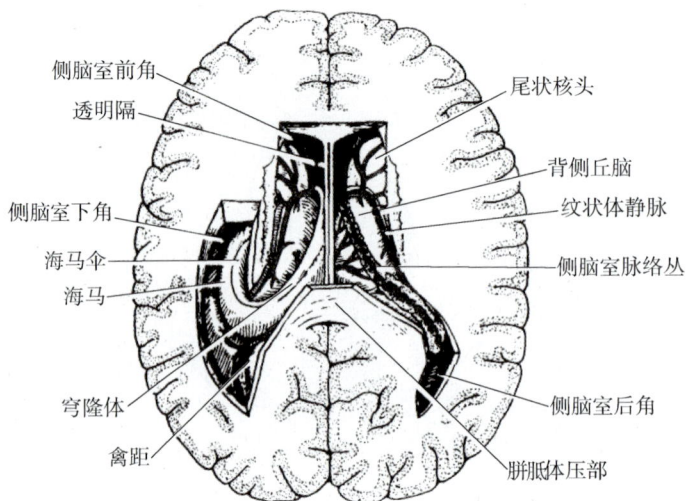

图 14－41　侧脑室的上面观

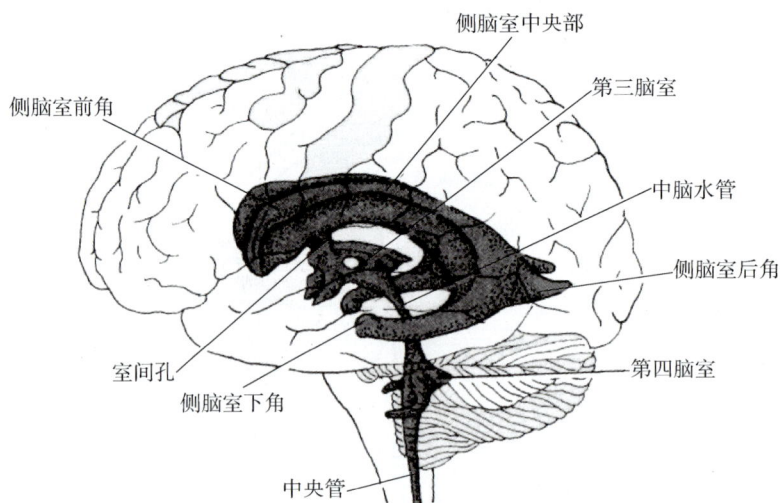

图 14－42　脑室投影图

思考题

1. 简述脊髓的位置和外形结构。

2. 试述内囊的位置、分部及各部的主要纤维束。若左侧内囊损伤，可出现哪些功能障碍？

3. 简述脑干的组成和外形。

4. 简述端脑的外形、分叶和内部结构。

5. 试述大脑皮质功能定位。

扫码"练一练"

（庞振英）

周围神经系统

周围神经系统（peripheral nervous system）由分布于躯体各处的神经、神经节、神经丛构成，与中枢神经系统在形态和功能上密切联系。周围神经系统向中枢神经系统传递躯体和内脏的各种感觉信息，同时接受来自中枢的运动信息并将其传送至躯体的各种效应器，从而引发躯体和内脏的活动。周围神经分为 3 部分，即脊神经、脑神经和内脏神经。

第一节 脊神经

一、概述

（一）脊神经构成、分部和纤维成分

脊神经（spinal nerves）共 31 对，借前根和后根连于脊髓。前、后根均由许多根丝构成，前根属运动性，后根属感觉性，两者在椎间孔处合成脊神经，在椎间孔附近脊神经后根有椭圆形膨大，称脊神经节。31 对脊神经中包括 8 对颈神经，12 对胸神经，5 对腰神经，5 对骶神经，1 对尾神经。第 1 颈神经通过寰椎与枕骨之间穿出椎管，第 2~7 颈神经均通过同序数颈椎上方的椎间孔穿出椎管，第 8 颈神经经第 7 颈椎下方的椎间孔穿出，12 对胸神经和 5 对腰神经都通过同序数椎骨下方的椎间孔穿出，第 1~4 骶神经由同序数的骶前、后孔穿出，第 5 骶神经和尾神经由骶管裂孔穿出。

脊神经是混合性神经，含有 4 种纤维：①躯体感觉纤维，始于脊神经节的假单极神经元，假单极神经元的中枢突组成后根入脊髓；周围突加入脊神经，分布于皮肤、肌、关节等处，将躯体的感觉冲动传向中枢。②内脏感觉纤维，也来自于脊神经节的假单极神经元，假单极神经元的中枢突组成后根入脊髓；周围突分布于内脏、心血管和腺体等的感受器，将内脏的感觉冲动传向中枢。③躯体运动纤维，由脊髓灰质的前角运动神经元的轴突组成，

分布于骨骼肌。④内脏运动纤维，由胸腰部侧角和骶副交感核运动神经元的轴突组成，分布于平滑肌和腺体（图15-1）。

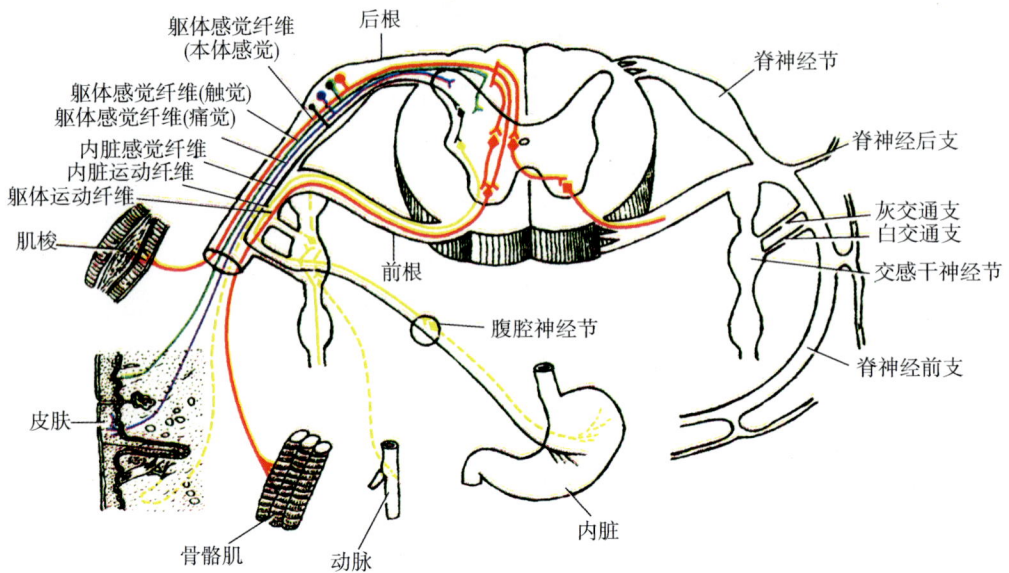

图15-1　脊神经组成及分布模式图

（二）脊神经的分支

脊神经干很短，出椎间孔后立即分为4支，即前支、后支、脊膜支和交通支（图15-1）。

1. 脊膜支（meningeal branch）　细小，经椎间孔返回椎管，分成横支、升支和降支分布于脊髓的被膜、脊柱的韧带、骨膜和椎间盘等处。

2. 交通支（communicating branch）　为连于脊神经与交感干之间的细支。其中发自脊神经连至交感干的称白交通支；而发自交感干连于每条脊神经的称灰交通支（详见内脏神经）。

3. 后支（posterior branch）　较细，混合性，经相邻椎骨横突之间或骶后孔向后行走，都有肌支和皮支，肌支分布于项、背及腰骶部深层肌；皮支分布于枕、项、背、腰、臀部的皮肤，其分布有明显的节段性（图15-2）。

4. 前支（anterior branch）　粗大，混合性，分布于躯干前外侧和四肢的肌肉和皮肤（图15-3）。在人类，胸神经前支保持着明显的节段性走行和分布，其余各部的前支分别交织成丛，即颈丛、臂丛、腰丛和骶丛等。由丛再发出分支分布于相应的区域。

二、颈丛

（一）颈丛的组成和位置

颈丛（cervical plexus）由第1~4颈神经的前支交织而构成（图15-2），位于胸锁乳突肌上部的深方，中斜角肌和肩胛提肌起始端的前方。

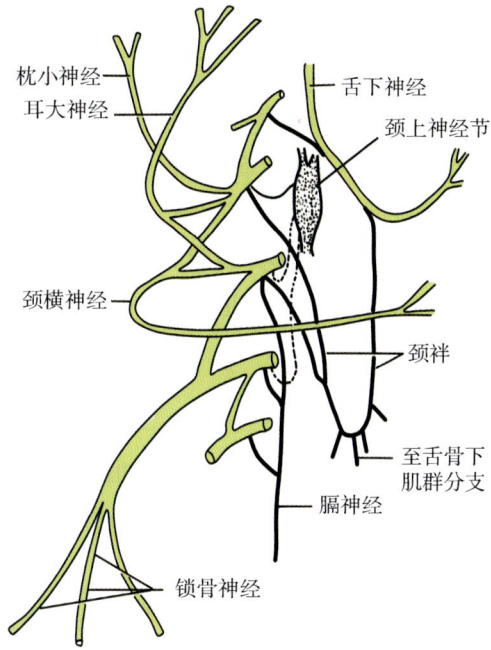

图 15 - 2　颈丛的组成

（二）颈丛的分支

1. 枕小神经（lesser occipital nerve）（C_2）　　沿胸锁乳突肌后缘上升，分布于枕部及耳郭背面上部的皮肤（图 15 - 3）。

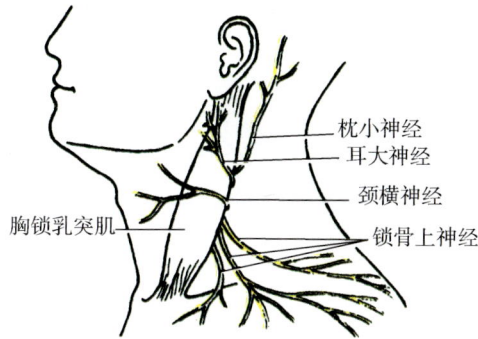

图 15 - 3　颈丛的皮支

2. 耳大神经（great auricular nerve）（$C_{2~3}$）　　沿胸锁乳突肌表面向耳垂方向上行，至耳郭及其附近的皮肤。

3. 颈横神经（transverse nerve of neck）（$C_{2~3}$）　　横穿胸锁乳突肌浅面向前行，分布于颈部皮肤。常与面神经有交通支。

4. 锁骨上神经（supraclavicular nerves）（$C_{3~4}$）　　有 2~4 支辐射状行向外下方，分布于颈侧部、胸壁上部和肩部的皮肤。

颈丛深支主要支配颈部深肌、肩胛提肌、舌骨下肌群和膈。

尺神经在臂部没有分支，在前臂上部发出肌支分布尺侧腕屈肌和指深屈肌的尺侧半。手背支转向手背侧，分布于手背尺侧半和小指、环指及中指尺侧半背面的皮肤（图 15 - 10）。浅支分布于小鱼际、小指和环指尺侧半掌面的皮肤。深支支配小鱼际肌、拇收肌、骨间掌侧肌、骨间背侧肌及第 3、4 蚓状肌。

尺神经干受伤时，运动障碍表现为屈腕力减弱，环指和小指的远节指骨不能屈曲。小鱼际肌萎缩变平坦，拇指不能内收，骨间肌萎缩，各指不能互相靠拢，各掌指关节过伸，出现"爪形手"。手掌及手背内侧缘皮肤感觉丧失。

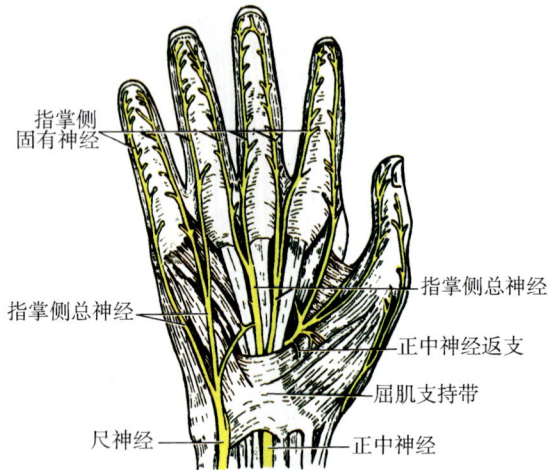

图 15 - 8　手掌面的神经

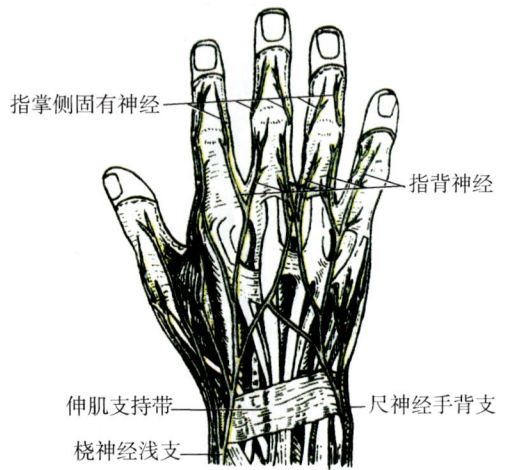

图 15 - 9　手背面的神经

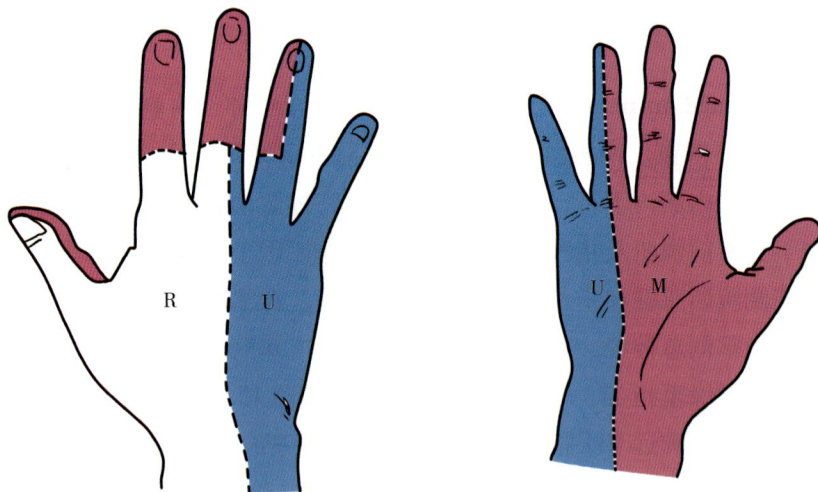

图 15 - 10　手皮肤的神经分布

M. 正中神经；U. 尺神经；R. 桡神经

7. 桡神经（radial nerve）（$C_5 \sim T_1$）（图 15 - 6）　是发自臂丛后束的一条粗大神经，在腋腔内位于腋动脉的后方，并向外下与肱深动脉伴行，先经肱三头肌长头与内侧头之间，然后沿桡神经沟绕肱骨中段背侧旋向下外，在肱骨外上髁上方穿经外侧肌间隔，至肱桡肌与肱肌之间，继而向下行于肱肌与桡侧腕长伸肌之间。

桡神经在臂部发出的分支有：①皮支：臂后皮神经，分布于臂背面皮肤；臂外侧下皮神经，分布于臂下外侧皮肤；前臂后皮神经，分布于前臂背面皮肤。②肌支：支配肱三头肌、肘肌、肱桡肌和桡侧腕长伸肌。

　　肱骨中段或中、下 1/3 交界处骨折时，容易合并损伤桡神经。主要运动障碍是前臂伸肌瘫痪，表现为抬前臂时呈"垂腕"征（图 15-13）。感觉障碍以第 1、2 掌骨间隙背面皮肤最为明显。桡骨颈骨折时，也可伤及桡神经深支，主要表现伸腕能力弱和不能伸指等症状。

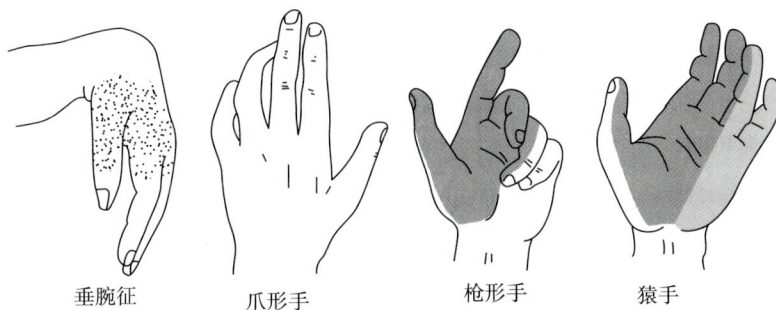

| 垂腕征 | 爪形手 | 枪形手 | 猿手 |

图 15-11　上肢主要神经损伤的手形

四、胸神经前支

　　胸神经前支共 12 对。第 1～11 对各自位于相应的肋间隙中，称肋间神经（intercostal nerves），第 12 对胸神经前支位于第 12 肋下方，故名肋下神经（subcostal nerve）。肋间神经行于肋间内、外肌之间，肋间血管的下方。上 6 对肋间神经在胸腹壁侧面发出外侧皮支（图 15-12），分布于胸侧壁和肩胛区的皮肤，其本干继续前行，到达胸骨侧缘处穿至皮下，则称前皮支，分布于胸前壁的皮肤；其肌支支配肋间肌、上后锯肌和胸横肌。下 5 对肋间神经和肋下神经斜向前下，行于腹内斜肌与腹横肌之间，并在腹直肌外缘进入腹直肌鞘，前行至腹白线附近穿至皮下，成为前皮支。其肌支支配相应的肋间肌和腹肌的前外侧群，皮支除分布于胸、腹壁的皮肤外还分布到胸、腹膜壁层。其中第 4～6 肋间神经的外侧皮支和第 2～4 肋间神经的前皮支，均有分支分布于乳房。

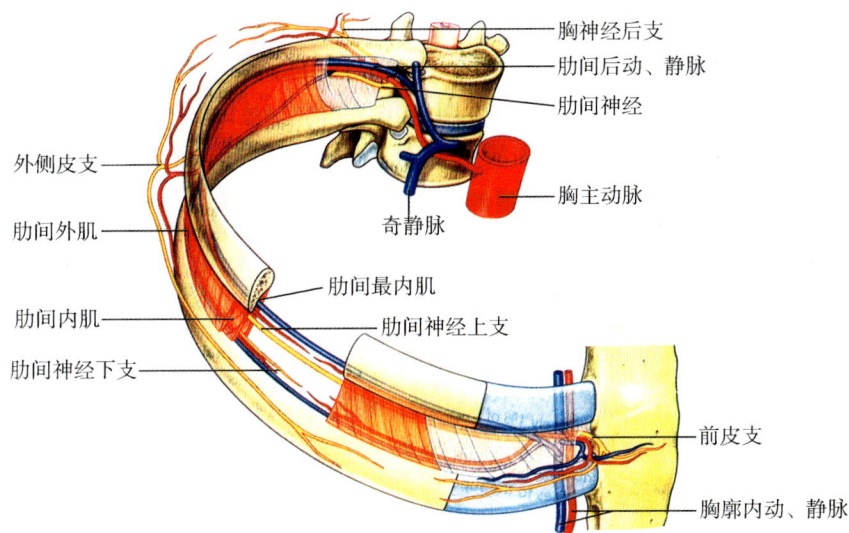

图 15-12　肋间神经

面、股动脉外侧到达股三角，随即分为数支：①肌支，支配髂肌、耻骨肌、股四头肌和缝匠肌；②皮支，有数条较短的皮支，即股中间、股内侧皮神经，分布于大腿和膝关节前面的皮肤（图15－18）；最长的皮支称隐神经（saphenous nerve），伴随股动脉入收肌管下行，至膝关节内侧浅出至皮下后，伴随大隐静脉沿小腿内侧面下行达足内侧缘，沿途分布于髌下、小腿内侧面和足内侧缘的皮肤。

股神经损伤后出现屈髋无力，坐位时不能伸小腿，行走困难，股四头肌萎缩，膝反射消失，大腿前面和小腿内侧面皮肤感觉障碍等体征。

5. 闭孔神经（obturator nerve）（L$_{2\sim4}$）（图15－16）　自腰丛发出后，从腰大肌内侧缘穿出，沿小骨盆内侧壁前行，伴闭孔血管穿闭膜管出小骨盆，分前、后两支，分别从短收肌前、后面进入大腿内侧区。其皮支分布于大腿内侧面的皮肤，肌支支配闭孔外肌、大腿内收肌群。闭孔神经也发出细支分布于髋、膝关节。闭孔神经前支发出支配股薄肌的分支先穿经长收肌后，约在股中部，进入股薄肌。

六、骶丛

（一）骶丛的组成和位置

骶丛（sacral plexus）由第4腰神经前支的下部和第5腰神经前支合成的腰骶干（L$_{4、5}$）以及全部骶神经和尾神经的前支组成，是全身最大的神经丛。位于盆腔内，在骶骨及梨状肌的前面，髂血管的后方。

（二）骶丛的分支

骶丛分支分布于盆壁、臀部、会阴、股后部、小腿以及足部的肌肉和皮肤。骶丛在盆壁直接发出许多短小的肌支支配梨状肌、闭孔内肌、股方肌等，另外发出以下其他分支。

1. 臀上神经（superior gluteal nerve）（L$_{4、5}$，S$_1$）　从骶丛发出后伴臀上动、静脉经梨状肌上孔出盆腔，行于臀中、小肌间，支配臀中、小肌和阔筋膜张肌（图15－17）。

2. 臀下神经（inferior gluteal nerve）（L$_5$，S$_{1、2}$）　从骶丛发出后伴臀下动、静脉经梨状肌下孔出盆腔，行于臀大肌深面，支配臀大肌。

3. 阴部神经（pudendal nerve）（S$_{2\sim4}$）（图15－18）　从骶丛发出后伴阴部内动、静脉出梨状肌下孔，绕坐骨棘穿坐骨小孔进坐骨直肠窝，贴此窝外侧壁向前分支分布于会阴部和外生殖器的肌和皮肤。

4. 坐骨神经（sciatic nerve）（L$_{4、5}$，S$_{1\sim3}$）（图15－17）　是全身最粗大的脊神经，穿梨状肌下孔出盆腔，在臀大肌深面，经坐骨结节与股骨大转子之间（稍内侧）入股后区，沿中线经股二头肌长头和大收肌

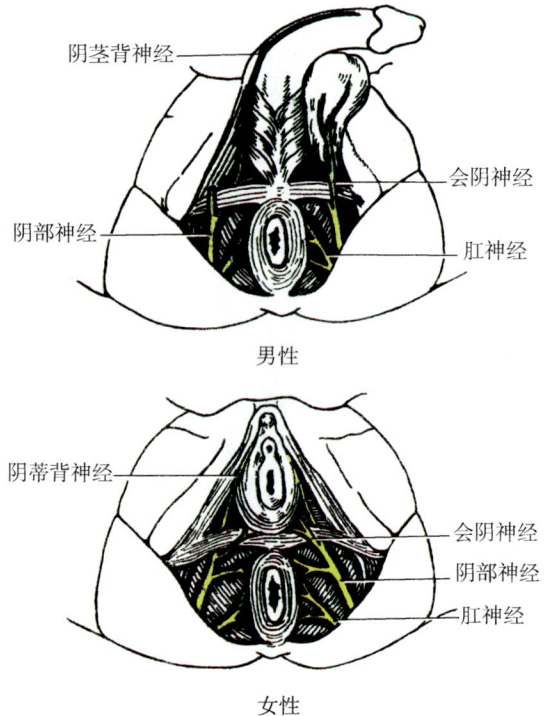

图15－18　阴部神经

之间下降，一般在腘窝上角处分为胫神经和腓总神经。在股后部发出肌支支配大腿后群肌。自坐骨结节与大转子之间的中点稍内侧到股骨内、外侧髁之间中点的连线的上 2/3 段为坐骨神经在股部的体表投影。坐骨神经痛时，常在此投影线上出现压痛。

（1）胫神经（tibial nerve）（$L_{4,5}$，$S_{1\sim3}$）（图 15 – 17） 是坐骨神经本干的直接延续。于股后区沿中线下行入腘窝，在腘窝内与深部的腘血管伴行向下，在小腿后区比目鱼肌深面伴胫后血管下降，经内踝后方，在屈肌支持带深面分为足底内侧神经（medial plantar nerve）和足底外侧神经（lateral plantar nerve）两终支行向足底。胫神经在腘窝及小腿部沿途发出肌支支配小腿肌后群。在腘窝胫神经还发出腓肠内侧皮神经，伴小隐静脉下行，在小腿下部与腓肠外侧皮神经（发自腓总神经）吻合成腓肠神经，经外踝后方弓形向前。分布于小腿后面下部、足背外侧缘和小趾外侧缘的皮肤。

胫神经损伤后主要运动障碍是足内翻力弱，不能跖屈，不能以足尖站立。由于小腿前外侧群肌过度牵拉，致使足呈背屈、外翻位，出现"钩状足"（图 15 –19）畸形。感觉障碍区以足底面皮肤明显。

（2）腓总神经（common peroneal nerve）（$L_{4,5}$，$S_{1,2}$）（图 15 – 17） 与胫神经分离后沿股二头肌内侧缘行向下外，绕腓骨头后方至腓骨颈外侧向前，穿腓骨长肌分为腓浅和腓深神经。腓总神经的分布范围包括小腿前、外侧群肌和小腿外侧、足背和趾背的皮肤。在腘窝腓总神经还发出关节支分布于膝关节。

腓总神经在绕经腓骨颈处位置表浅，最易受损伤。受损伤后，足不能背屈，趾不能伸，足下垂且内翻，成"马蹄"内翻足畸形。行走呈"跨阈步态"。感觉障碍主要在小腿外侧面和足背较为明显（图 15 –19）。

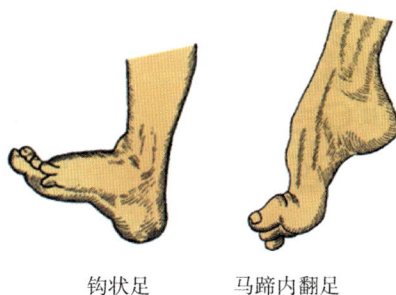

钩状足　　马蹄内翻足

图 15 –19　小腿神经损伤足的畸形

知识拓展

注射性神经伤

指因操作者不遵循医护操作常规，或不熟悉注射部位的局部解剖关系，在肌内注射时将刺激性较强的药物直接注入神经干或神经干周围，在静脉注射时将药物漏至血管外的神经干周围，造成神经组织不同程度的损伤和功能障碍。

体位性神经伤

指患者在麻醉或昏迷状态下处于强迫性体位，肢体失去调节能力，长时间处于不适当位置所致的神经损伤。

二、视神经

视神经（optic nerve）（图 15 - 22）为传导视觉冲动的感觉性神经，由视网膜节细胞的轴突，在视神经盘处会聚穿过巩膜而构成。视神经在眶内行向后内，穿视神经管入颅中窝，于垂体前方连于视交叉，再经视束连于间脑外侧膝状体。

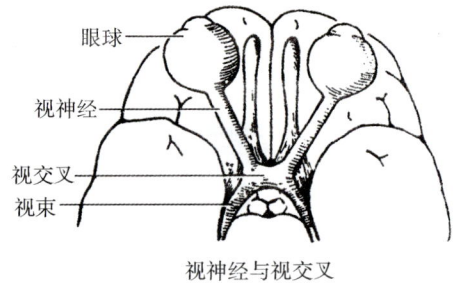

视神经与视交叉

三、动眼神经

动眼神经（oculomotor nerve）（图 15 - 23，图 15 - 24）为运动性神经，含有躯体运动和内脏运动两种纤维。躯体运动纤维起于动眼神经核，内脏运动纤维起于动眼神经副核。动眼神经自眶上裂入眶，立即分成上、下两支。上支细小，支配上睑提肌和上直肌。下支粗大，支配下直肌、内直肌和下斜肌。下斜肌支分出一小支称睫状神经节短根，由内脏运动纤维（副交感）组成，进入睫状神经节交换神经元后，分布于眼球内的睫状肌和瞳孔括约肌，参与调节反射和瞳孔对光反射。动眼神经损伤，可致上睑提肌、上直肌、下直肌、内直肌及下斜肌瘫痪；出现上睑下垂、瞳孔斜向外下方以及瞳孔扩大，对光反射消失等症状。

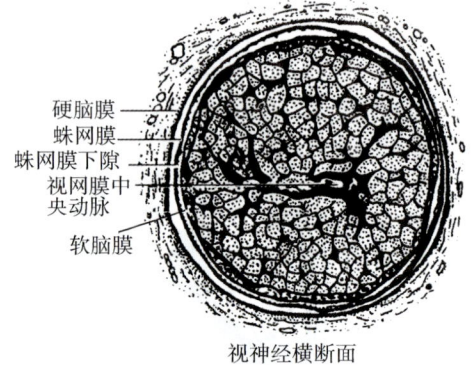

视神经横断面

图 15 - 22　视神经

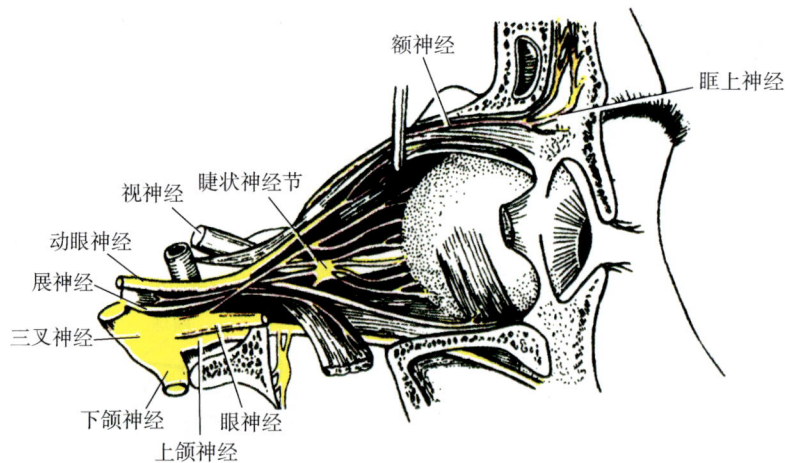

图 15 - 23　眶内神经分布（右侧、外面）

四、滑车神经

滑车神经（trochlear nerve）（图 15 - 24）为运动性神经。起于滑车神经核，自中脑的下丘下方出脑后，绕大脑脚外侧前行，穿经海绵窦外侧壁，经眶上裂入眶，越过上直肌和上睑提肌向前内走行，支配上斜肌。

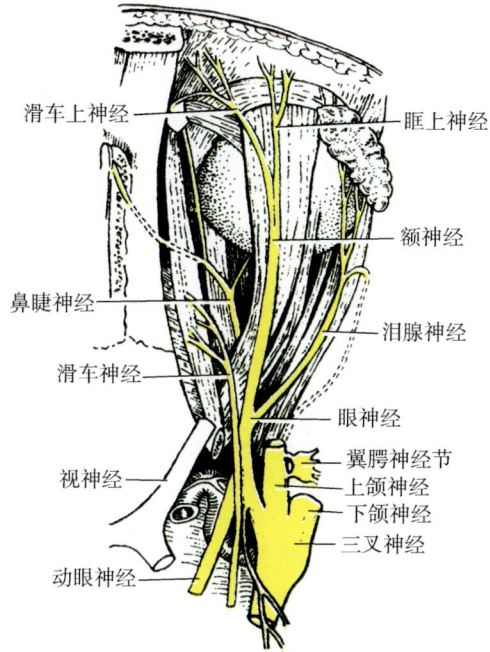

图 15 - 24　眶内神经分布（右侧、上面）

五、三叉神经

三叉神经（trigeminal nerve）（图 15 - 25）为混合性神经，含有躯体感觉和躯体运动两种纤维。躯体运动纤维始于三叉神经运动核，组成三叉神经运动根，位于感觉根下内侧，后进入下颌神经，经卵圆孔出颅，分布于咀嚼肌等。

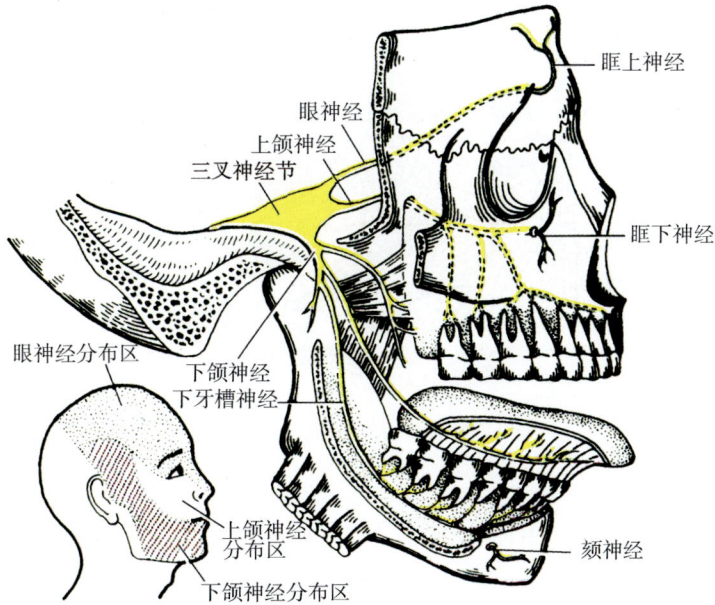

图 15 - 25　三叉神经

1. 眼神经　眼神经（ophthalmic nerve）（图 15 - 25）为感觉性神经。自三叉神经节发出后，穿经海绵窦外侧壁，在动眼神经和滑车神经下方经眶上裂入眶。主要发出眶上神经、泪腺神经、额神经和鼻睫神经等分支，分布于眶、眼球、泪腺、结膜、硬脑膜和部分鼻黏膜及额顶部、上睑和鼻背的皮肤。

2. 上颌神经 上颌神经（maxillary nerve）（图 15-25）为感觉性神经。自三叉神经节发出后，穿经海绵窦外侧壁，经圆孔出颅入翼腭窝，再经眶下裂入眶，延续为眶下神经。主要分支包括眶下神经、颧神经和上牙槽神经，分布于硬脑膜、眼裂和口裂间的皮肤、上颌牙齿以及鼻腔和口腔黏膜。

3. 下颌神经 下颌神经（mandibular nerve）（图 15-25，图 15-26）是 3 支中最粗大的 1 支，为混合性神经。自卵圆孔出颅后，在翼外肌深面分为前、后两干。前干细小，除发肌支支配咀嚼肌、鼓膜张肌和腭帆张肌外，还分出 1 支颊神经。主要分支包括耳颞神经、颊神经、舌神经、下牙槽神经和咀嚼肌神经。下牙槽神经中的运动纤维支配下颌舌骨肌和二腹肌前腹。

一侧三叉神经损伤时出现同侧面部皮肤及眼、口和鼻腔黏膜感觉丧失；角膜反射因角膜感觉丧失而消失；患侧咀嚼肌瘫痪和萎缩，张口时下颌偏向患侧。临床上常见的三叉神经痛能波及三叉神经全部分支或某一分支，此时不仅疼痛的部位与三叉神经 3 个分支在面部的分布区（图 15-27）相一致，而且压迫眶上孔、眶下孔或颏孔时，可诱发患支分布区的疼痛。

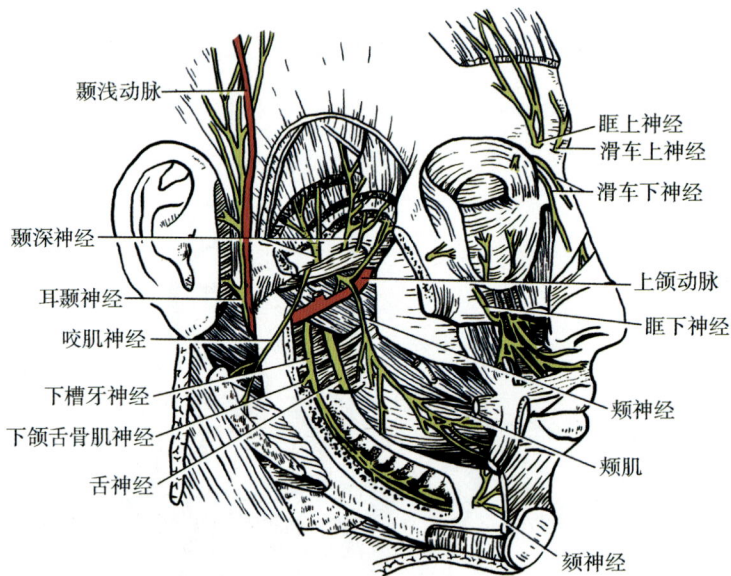

图 15-26 下颌神经

六、展神经

展神经（abducent nerve）（图 15-23）为运动性神经，起于展神经核，在三叉神经内侧前行至颞骨岩部尖端入海绵窦，在窦内位于颈内动脉的外侧出窦后，经眶上裂入眶，分布于外直肌支配该肌。展神经损伤可引起外直肌瘫痪，产生内斜视。

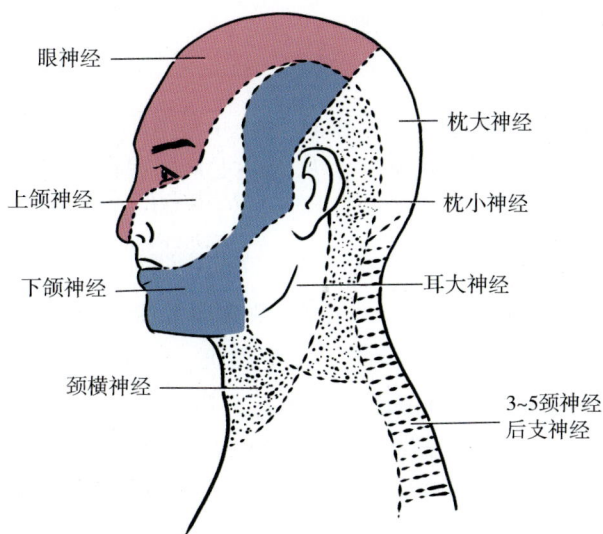

图 15 – 27　头面皮神经分布示意图

七、面神径

面神经（facial nerve）（图 15 – 28）为混合性脑神经，含有四种纤维成分：①躯体运动纤维起于面神经核，主要支配面肌的运动；②内脏运动纤维起于上泌涎核，属副交感节前纤维，换元后的节后纤维分布于泪腺、下颌下腺、舌下腺及鼻、腭的黏膜腺，支配腺体的分泌；③内脏感觉纤维，即味觉纤维；④躯体感觉纤维，传导耳部皮肤的躯体感觉和表情肌的本体感觉。

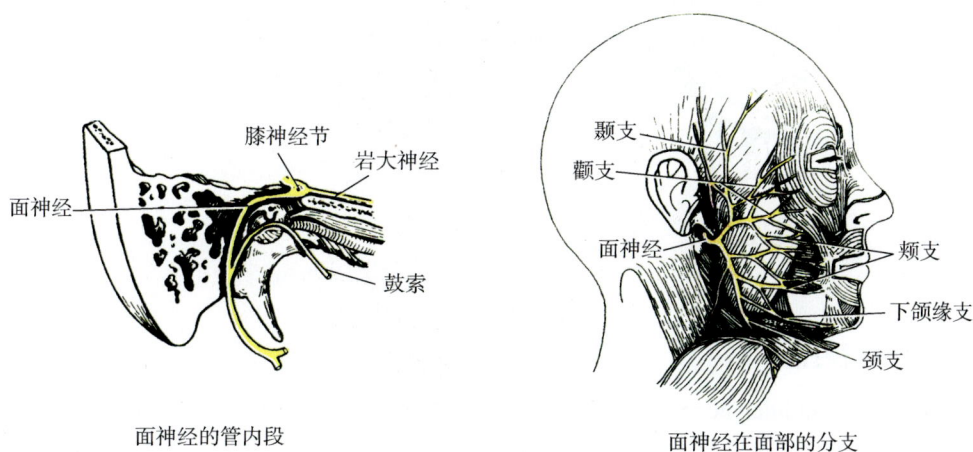

面神经的管内段

面神经在面部的分支

图 15 – 28　面神经肌支分布

（一）面神经管内的分支

1. 鼓索　在面神经出茎乳孔前约 6mm 处发出，向前上行进入鼓室，继而穿岩鼓裂出鼓室至颞下窝，行向前下并入舌神经。鼓索含两种纤维：味觉纤维随舌神经分布于舌前 2/3 的味蕾，传导味觉；副交感纤维进入下颌下神经节，换元后节后纤维分布于下颌下腺和舌下腺，支配腺体分泌。

2. 岩大神经　含副交感分泌纤维，支配泪腺、腭及鼻黏膜的腺体分泌。

3. 镫骨肌神经　支配鼓室内的镫骨肌。

（二）颅外分支

面神经出茎乳孔后即发出 3 小支，支配枕肌、耳周围肌、二腹肌后腹。面神经主干进入腮腺实质，在腺内分支组成腮腺内丛，由丛发分支从腮腺前缘呈辐射状分布，支配面部表情肌。

1. 颞支（temporal branches）　常为 3 支，支配额肌和眼轮匝肌等。

2. 颧支（zygomatic branches）　3～4 支，支配眼轮匝肌及颧肌。

3. 颊支（buccal branches）　3～4 支，支配颊肌、口轮匝肌及其他口周围肌。

4. 下颌缘支（marginal mandibular branch）　沿下颌下缘向前，支配下唇诸肌。

5. 颈支（cervical branch）　在颈阔肌深面向前下，支配该肌。

面神经损伤后的主要临床表现为面肌瘫痪。具体表现有：①患侧额纹消失，闭眼困难，鼻唇沟变平坦；②笑时口角偏向健侧，不能鼓腮，说话时唾液从口角流出；③因眼轮匝肌瘫痪闭眼困难，故角膜反射消失；④听觉过敏；⑤舌前 2/3 味觉丧失；⑥泌泪障碍引起角膜干燥；⑦泌涎障碍等。

八、前庭蜗（位听）神经

前庭蜗神经（vestibulocochlear nerve）（图 15－29）由前庭神经和蜗神经组成，属感觉性脑神经。

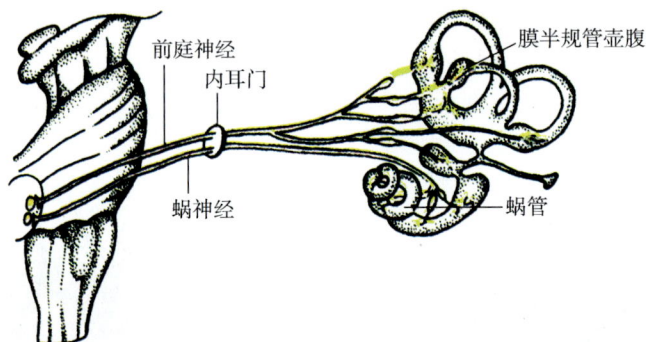

图 15－29　前庭蜗神经

（一）前庭神经

前庭神经（vestibular nerve）传导平衡觉。其双极神经元的胞体在内耳道底聚集成前庭神经节（vestibular ganglion），周围突穿内耳道底分布于内耳球囊斑、椭圆囊斑和壶腹嵴，中枢突组成前庭神经，经内耳门入颅，终于前庭神经核。

（二）蜗神经

蜗神经（cochlear nerve）传导听觉。其双极神经元的胞体在内耳蜗轴内聚集成蜗神经节（螺旋神经节）cochlear ganglion，其周围突分布于内耳螺旋器，中枢突组成蜗神经，经内耳门入颅，经脑桥延髓沟入脑，终于蜗神经核。

九、舌咽神经

舌咽神经（glossopharyngeal nerve）（图 15－30）为混合性神经，主要分支包括鼓室神经、颈动脉窦支、舌支。

（一）鼓室神经

鼓室神经发自下神经节，进入鼓室，在鼓室内侧壁黏膜内与交感神经纤维共同形成鼓室丛，发数小支分布至鼓室、乳突小房和咽鼓管黏膜，传导感觉。鼓室神经的终支为岩小神经，含来自下泌涎核的副交感纤维，出鼓室达耳神经节换元后，节后纤维随耳颞神经分布于腮腺，支配其分泌。

（二）颈动脉窦支

颈动脉窦支有 1~2 支，在颈静脉孔下方发出，沿颈内动脉下行，分布于颈动脉窦和颈动脉小球，分别感受血压和血液中二氧化碳浓度的变化，反射性地调节血压和呼吸。

（三）舌支

舌支为舌咽神经的终支，经舌骨舌肌深面分布于舌后 1/3 黏膜和味蕾，传导一般感觉和味觉。

十、迷走神经

迷走神经（vagus nerve）（图 15-31）为混合性神经，是行程最长、分布最广的脑神经。含有四种纤维成分：①内脏运动（副交感）纤维，起于迷走神经背核，分布于颈、胸和腹部的多种脏器，在器官旁或器官内节换元后，节后纤维控制平滑肌、心肌和腺体的活动；②内脏感觉纤维，中枢突终于孤束核，周围突分布于颈、胸和腹部的脏器；③躯体感觉纤维，其胞体位于迷走神经上神经节（superior ganglion）内，其中枢突止于三叉神经脊束核，周围突分布于耳郭、外耳道的皮肤和硬脑膜；④躯体运动纤维，起于疑核，支配咽喉肌。

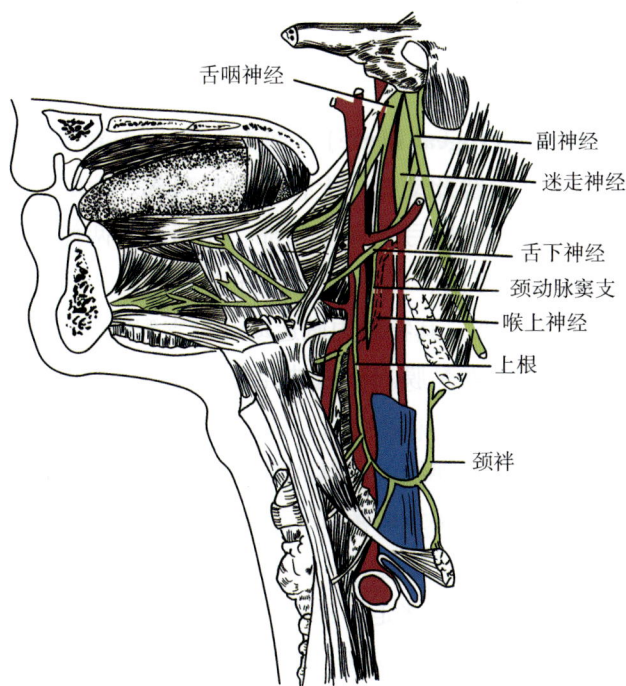

图 15-30 舌咽神经、副神经和舌下神经

和下颌下腺管下方穿颏舌肌入舌，支配全部舌内肌和大部分舌外肌。

一侧舌下神经完全损伤时，患侧舌肌瘫痪，伸舌时，由于患侧颏舌肌瘫痪，健侧颏舌肌收缩使健侧半舌伸出，舌尖偏向患侧。

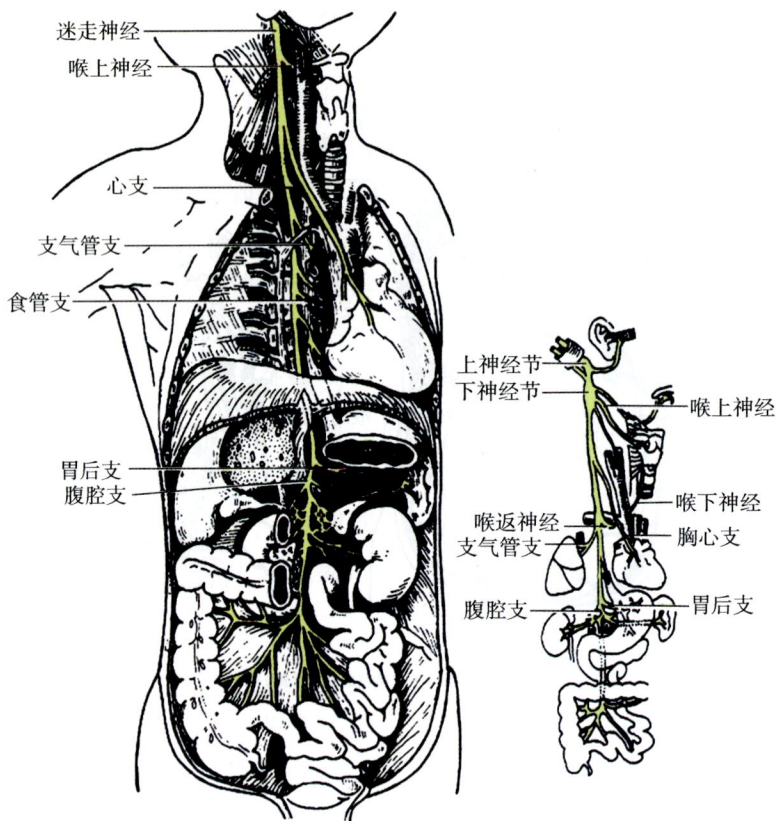

图 15-33　右迷走神经

第三节　内脏神经

一、内脏运动神经

内脏运动神经（图 15-34）无论在形态上还是在结构上，与躯体运动神经都有着许多不同之处。就形态而言，其差异主要表现在以下几个方面：

1. 支配对象不同　躯体运动神经支配骨骼肌，而内脏运动神经支配的则是平滑肌、心肌和腺体。

2. 纤维成分不同　躯体运动神经为单一纤维成分，而内脏运动神经则包括两种纤维成分：交感与副交感，并且多数内脏器官同时接受这两者的共同支配。

3. 从低级中枢到支配器官间所须经过的神经元数目不同　躯体运动神经在到达骨骼肌前只须经过一个神经元，而内脏运动神经在到达效应器前则须经过两个神经元（肾上腺髓质例外，只需一个神经元）。第一个神经元，胞体位于脑干和脊髓内，称之为节前神经元，其轴突称为节前纤维；第二个神经元，胞体位于周围部的植物性神经节内，称之为节后神经元，其轴突称为节后纤维。节后神经元的数目较多，一个节前神经元可以和多个节后神

扫码"学一学"

经元构成突触。

4. 分布形式不同　躯体运动神经以神经干的形式分布于效应器，而内脏运动神经的节后纤维则通常是先在效应器周围形成神经丛，再由神经丛分支至器官。

5. 神经纤维的种类不同　躯体运动神经通常是较粗的有髓纤维，而内脏运动神经则常为薄髓（节前纤维）和无髓（节后纤维）的细纤维。

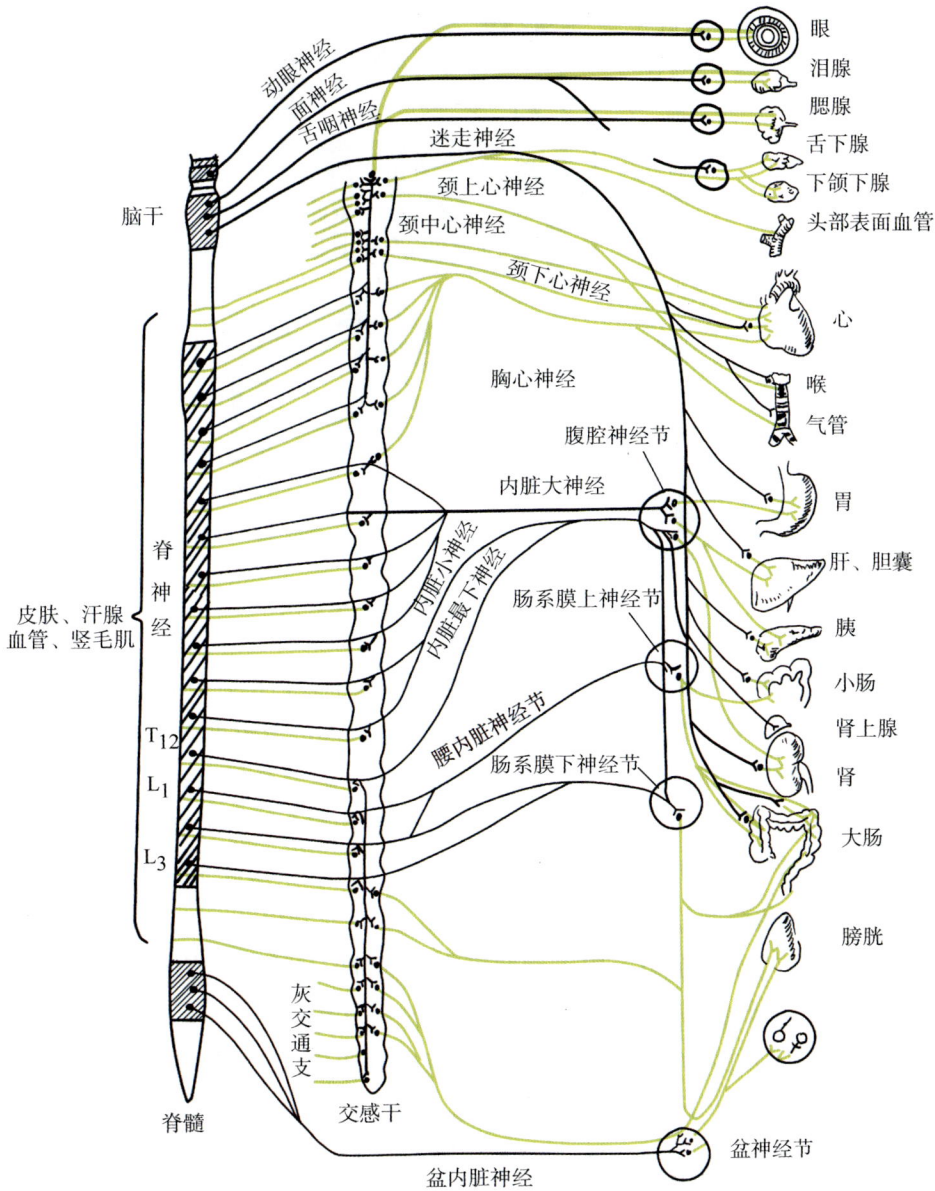

图 15 – 34　内脏运动神经概况示意图

6. 接受机体意志控制的程度不同　躯体运动神经一般是在意志控制下对效应器进行支配，而内脏运动神经在一定程度上是不受意志控制的。

综合形态、功能的特点，将内脏运动神经分为交感神经和副交感神经。

（一）交感神经

交感神经（sympathetic part）低级中枢位于脊髓胸 1 至腰 3 节段灰质侧角的中间带外侧核组成，并由此发出节前纤维（图 15 – 35）。交感神经的周围部由交感干、交感神经节、感神经的作用范围较广泛，而副交感神经则较局限。

4. 分布范围不同 交感神经除分布至头颈部、胸、腹腔脏器外，尚遍及全身血管、腺体、竖毛肌等，故其分布范围较广。而副交感神经，一般认为大部分血管、汗腺、竖毛肌、肾上腺髓质不受其支配，故其分布不如交感神经广泛。

5. 对同一器官所起的作用不同 交感与副交感神经对同一器官的作用即是互相拮抗又是互相统一的。

二、内脏感觉神经

机体内感受器将来自内脏的刺激传递至内脏感觉神经，由此将内脏感觉性冲动传到中枢，中枢可直接通过内脏运动神经调节各内脏器官的活动，也可以间接通过体液调节起作用。在中枢内，内脏感觉纤维一方面经过一定的传导途径，将冲动传导到大脑皮质，产生内脏感觉；另一方面，直接或经中间神经元与内脏运动神经元联系，以完成内脏—内脏反射；或与躯体运动神经元联系，形成内脏—躯体反射。

三、牵涉性痛

牵涉性痛是指当某些内脏器官发生病变时，常在体表一定区域产生感觉过敏或疼痛感觉的现象。牵涉性痛可发生在患病内脏邻近的皮肤区，也可以发生在距患病内脏较远的皮肤区。例如，心绞痛时，常在胸前区及左臂内侧皮肤感到疼痛；肝胆疾患时，常在右肩部感到疼痛等（图 15 – 37）。

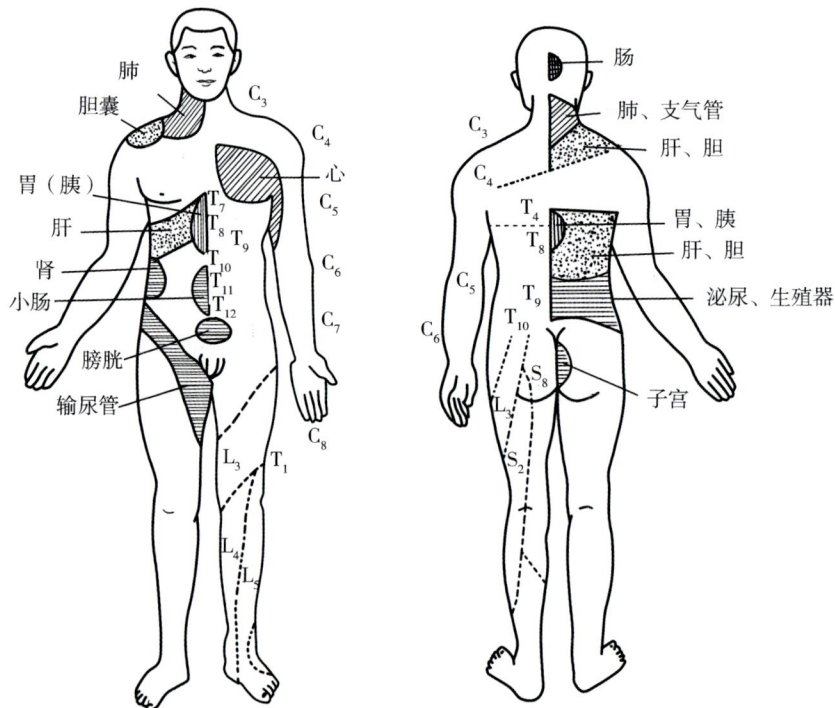

图 15 – 37 牵涉性痛区

思考题

1. 试述膈神经的起源、走行和分布。

2. 试述臂丛的组成、位置和主要分支。

3. 肱骨中段骨折时，可能损伤哪条神经，会出现何种临床症状？

4. 肱骨颈骨折时可能损伤哪条神经，会出现何种临床症状？

5. 试述手掌和手背皮肤感觉神经的分布形式。

6. 试述股神经的发起、走行和分布范围。

7. 试述坐骨神经的发起、走行及各主要分支的分布范围。

8. 试述动眼神经的纤维成分及各分支的分布范围。

9. 试述三叉神经的纤维成分及感觉纤维的分布范围。

10. 简述舌下神经、舌咽神经和舌神经在舌的分布范围。

11. 甲状腺手术结扎时应注意避免损伤哪条神经？为什么？

（邓仁川）

内假单极神经元，其周围突经三叉神经分布于头面部皮肤及口鼻腔黏膜的有关感受器；中枢突经三叉神经根入脑桥，传导痛、温觉的纤维再下降为三叉神经脊束，止于三叉神经脊束核；传导触觉的纤维终止于三叉神经脑桥核。第2级神经元的胞体在三叉神经脊束核和脑桥核内，它们发出纤维交叉到对侧，组成三叉丘系，止于背侧丘脑的腹后内侧核。第3级神经元的胞体在背侧丘脑的腹后内侧核，发出纤维经内囊后肢，投射到中央后回下部。

三、视觉传导通路和瞳孔对光反射传导通路

1. 视觉传导通路　在眼球视网膜内的视锥细胞和视杆细胞为光感受器细胞（图16－3）。双极细胞为第1级神经元。节细胞为第2级神经元，其轴突在视神经盘处集合成视神经。视神经经视神经管入颅腔，形成视交叉后，延为视束。在视交叉中，来自两眼视网膜鼻侧半的纤维交叉，交叉后加入对侧视束；来自视网膜颞侧半的纤维不交叉，进入同侧视束。因此，左侧视束内含有来自两眼视网膜左侧半的纤维，右侧视束内含有来自两眼视网膜右侧半的纤维。视束绕大脑脚向后，主要终止于外侧膝状体。第3级神经元胞体在外侧膝状体内，由外侧膝状体核发出纤维组成视辐射（optic radiation），经内囊后肢投射到端脑距状沟两侧的视区，产生视觉。

视野是指眼球固定向前平视时所能看到的空间范围。由于眼球屈光装置对光线的折射作用，鼻侧半视野的物象投射到颞侧半视网膜，颞侧半视野的物象投射到鼻侧半视网膜，上半视野的物象投射到下半视网膜，下半视野的物象投射到上半视网膜。

2. 瞳孔对光反射通路　光照一侧瞳孔，引起两眼瞳孔缩小的反应称为瞳孔对光反射（图16－3）。光照一侧的反应称直接对光反射，未照射侧的反应称间接对光反射。瞳孔对光反射的通路如下：视网膜→视神经→视交叉→两侧视束→上丘臂→顶盖前区→两侧动眼神经副核→动眼神经→睫状神经节→节后纤维→瞳孔括约肌收缩→两侧瞳孔缩小。

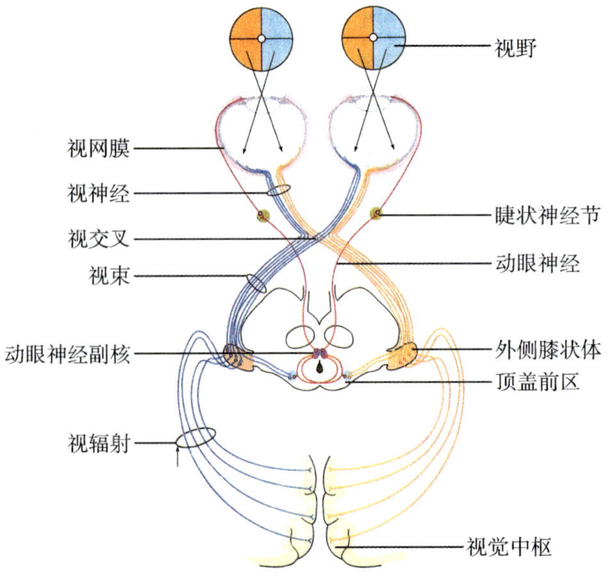

图16－3　视觉传导通路及瞳孔对光反射通路

角膜反射

被检查者向内上方注视，检查者用细棉签毛由角膜外缘轻触被检查者的角膜。正常时，被检查者眼睑迅速闭合，称为直接角膜反射。同时和刺激无关的另一只眼睛也会同时产生反应，称为间接角膜反射。

四、听觉传导通路

听觉传导的第 1 级神经元为蜗神经节的双极细胞，其周围突分布于内耳的螺旋器（Corti 器）；中枢突组成蜗神经，与前庭神经一起，在延髓脑桥沟入脑，止于蜗神经前核和后核（图 16-4）。第 2 级神经元胞体在蜗神经前核和后核，发出纤维大部分在脑桥内经斜方体交叉至对侧，至上橄榄核外侧折向上行，称外侧丘系。外侧丘系的纤维经中脑被盖的背外侧部大多数止于下丘。第 3 级神经元胞体在下丘，其纤维经下丘臂止于内侧膝状体。第 4 级神经元胞体在内侧膝状体，发出纤维组成听辐射（acoustic radiation），经内囊后肢，止于大脑皮质颞横回的听区。少数蜗神经前、后核的纤维不交叉，进入同侧外侧丘系。听觉冲动是双侧传导的。若一侧通路在外侧丘系以上受损，不会产生明显症状，但若损伤了蜗神经、内耳或中耳，则将导致听觉障碍。

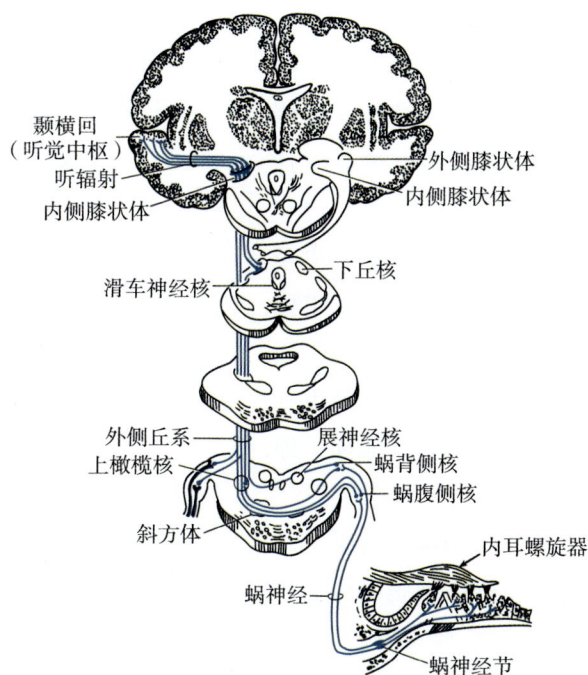

图 16-4　听觉传导通路

第二节 运动传导通路

运动传导路管理骨骼肌运动。它由上运动神经元和下运动神经元所组成。下运动神经元（lower motor neurons）为脑神经运动核和脊髓前角的运动神经元。上运动神经元（upper motor neurons）为中央前回和中央旁小叶前部的锥体细胞。运动传导路径包括锥体系和锥体外系两部分。

一、锥体系

锥体系（pyramidal system）由位于中央前回和中央旁小叶前部巨型锥体细胞（Betz细胞）和其他类型的锥体细胞以及位于额、顶叶部分区域的锥体细胞组成。上述神经元的轴突共同组成锥体束（pyramidal tract），其中，下行至脊髓的纤维束称皮质脊髓束；止于脑干脑神经躯体运动核的纤维束称皮质核束。

1. 皮质脊髓束（corticospinal tract）（图16-5） 由中央前回上、中部和中央旁小叶前半部等处皮质的锥体细胞轴突集中而成，下行经内囊后肢的前部、大脑脚底中3/5的外侧部和脑桥基底部至延髓锥体，在锥体下端，约75%~90%的纤维交叉至对侧，形成锥体交叉，交叉后的纤维继续于对侧脊髓侧索内下行，称皮质脊髓侧束，此束沿途发出侧支，逐节终止于前角细胞（可达骶节），支配四肢肌。在延髓锥体，皮质脊髓束小部分未交叉的纤维在同侧脊髓前索内下行，称皮质脊髓前束，该束仅达胸节，并经白质前连合逐节交叉至对侧，终止于前角细胞，支配躯干和四肢肌的运动。皮质脊髓前束中有一部分纤维始终不交叉而止于同侧脊髓前角细胞，支配躯干肌。所以，躯干肌是受两侧大脑皮质支配的。一侧皮质脊髓束在锥体交叉前受损，主要引起对侧肢体瘫痪，躯干肌运动没有明显影响。

2. 皮质核束（corticonuclear tract）（图16-6） 主要由中央前回下部的锥体细胞的轴突集合而成，下行经内囊膝部至大脑脚底中3/5的内侧部，由此向下，陆续分出纤维，大部分终止于双侧脑神经运动核（动眼神经核、滑车神经核、展神经核、三叉神经运动核、面神经运动核支配面上部肌的细胞群、疑核和副神经脊髓核），支配眼外肌、咀嚼肌、面上部表情肌、胸锁乳突肌、斜方肌和咽喉肌。小部分纤维完全交叉到对侧，终止于面神经运动核下部和舌下神经核，支配面下部表情肌和舌肌。因此，除面神经核下部和舌下神经核为单侧（对侧）支配外，其他脑神经运动核均接受双侧皮质核束的纤维。

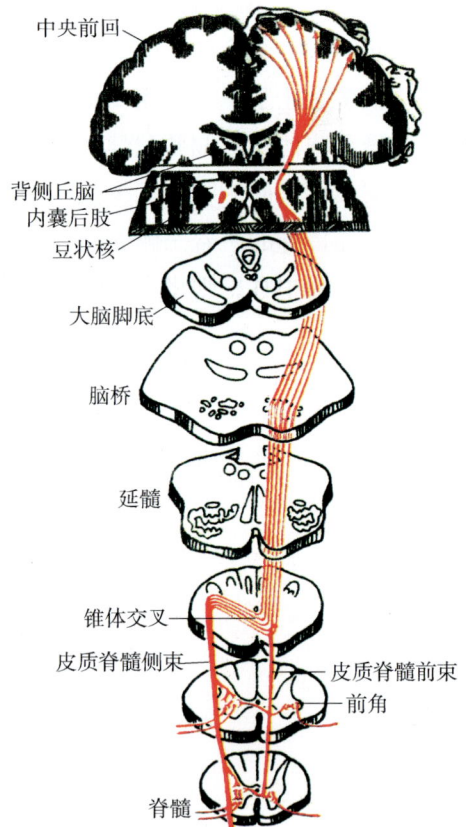

图16-5 皮质脊髓束

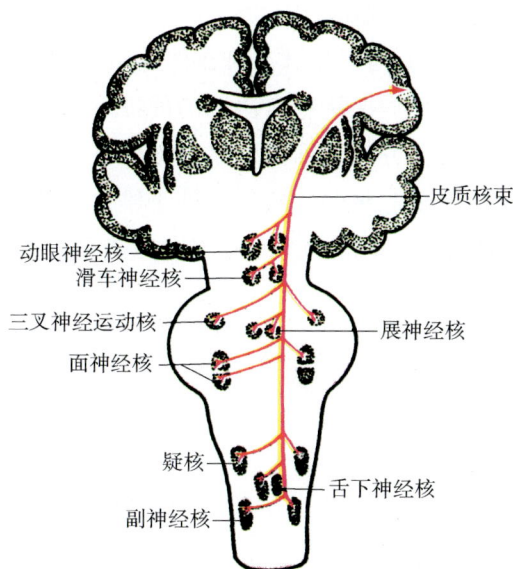

图 16 - 6　皮质核束

　　临床上将上运动神经元损伤引起的瘫痪称之为核上瘫；而将下运动神经元损伤引起的瘫痪称之为核下瘫。一侧皮质核束损伤，即上运动神经元损伤，因病灶对侧面神经核下部和舌下神经核无上运动神经元传来冲动，而表现为鼻唇沟变浅或消失，不能鼓腮、漏齿，流涎，伸舌时舌尖偏向病灶对侧。一侧面神经损伤，出现核下瘫，可导致同侧面肌全部瘫痪，除上述症状外另有额纹消失、不能皱眉和闭眼等表现（图 16 - 7）。一侧舌下神经损伤所致核下瘫表现为损伤侧舌肌瘫痪，伸舌时舌尖偏向病灶侧（图 16 - 8）。

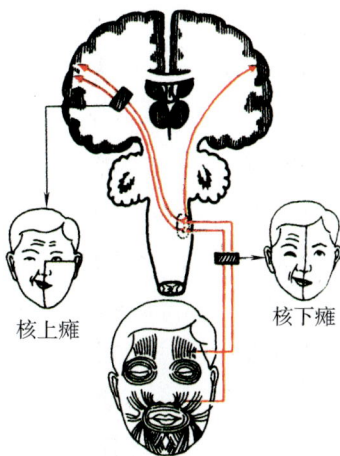

图 16 - 7　面神经核上瘫与核下瘫

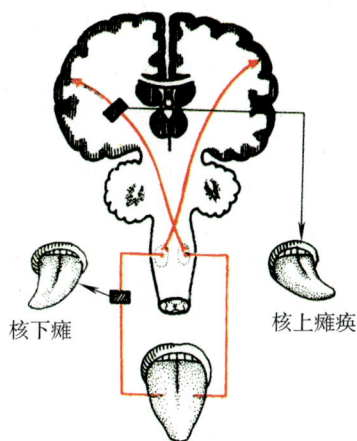

图 16 - 8　舌下神经核上瘫与核下瘫

二、锥体外系

　　锥体外系（extrapyramidal system）是指锥体系以外影响和控制躯体运动的传导径路，其结构十分复杂，包括大脑皮质、纹状体、背侧丘脑、底丘脑、红核、黑质、脑桥核、前庭核、小脑和脑干网状结构等以及它们的纤维联系。锥体外系的纤维最后经红核脊髓束、网状脊髓束等中继，下行终止于脑神经运动核和脊髓前角细胞。

　　人类锥体外系的主要功能是调节肌张力、协调肌肉活动、维持体态姿势和习惯性动作（例如走路时双臂自然协调地摆动）等。锥体系和锥体外系在运动功能上是互相不可分割的一个整体，只有在锥体外系使肌张力保持稳定协调的前提下，锥体系才能完成一些精确的随意运动，如写字、刺绣等。另一方面，锥体外系对锥体系也有一定的依赖性。例如，有些习惯性动作开始是由锥体系发动起来的，然后才处于锥体外系的管理之下。锥体外系通路主要包括纹状体—黑质—纹状体环路和皮质—纹状体—背侧丘脑—黑质环路。

思考题

1. 试比较躯干、四肢浅、深感觉（意识性）传导通路的异同点。
2. 用强光照射左眼，双眼瞳孔如何变化？反射路径如何？
3. 何谓舌下神经的核上瘫、核下瘫？有何临床表现？

（庞振英）

扫码"练一练"

脑和脊髓的被膜、血管及脑脊液循环

1. 硬膜外隙和蛛网膜下隙的位置和临床意义。
2. 脑的动脉来源，大脑前、中、后动脉的分布，大脑动脉环的组成、位置及功能。
3. 脑脊液的产生、回流部位及循环途径。

扫码"学一学"

第一节　脑和脊髓被膜

　　脑和脊髓的表面包有三层被膜（图 17-1，图 17-2），由外向内依次为硬膜、蛛网膜和软膜。硬膜由厚而坚韧的结缔组织构成；蛛网膜紧贴在硬膜内面，为半透明薄膜；软膜薄而富有血管，紧贴脑和脊髓的表面，并伸入沟裂中。被膜的作用是保护、支持、营养脑和脊髓。

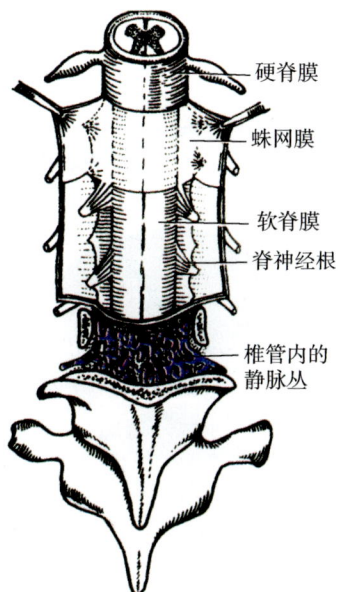

硬脊膜

蛛网膜

软脊膜

脊神经根

椎管内的静脉丛

图 17-1　脊髓的被膜

明液体。成人脑脊液总量约150ml，由各脑室的脉络丛产生，经蛛网膜粒渗入上矢状窦，处于不断产生、循环和回流的动态平衡中，其循环途径为：侧脑室脉络丛产生的脑脊液经室间孔流入第三脑室；汇同第三脑室脉络丛产生的脑脊液，经中脑水管流入第四脑室；再汇同第四脑室脉络丛产生的脑脊液，经第四脑室正中孔和外侧孔流入蛛网膜下隙；再经蛛网膜粒渗入上矢状窦，最终回流入颈内静脉（图17-11）。

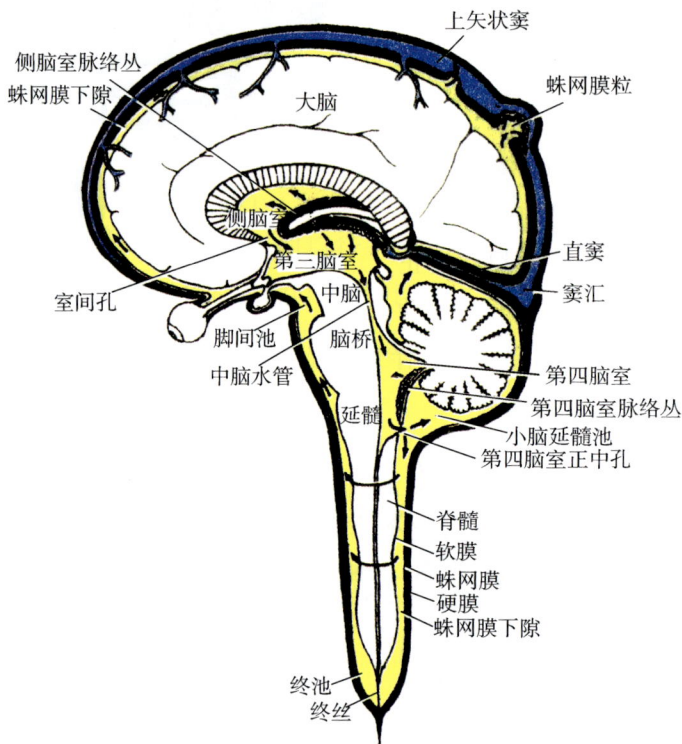

图17-11　脑脊液循环模式图

脑脊液对中枢神经系统起保护、营养、运输代谢产物的作用，还可缓冲震动、维持正常颅内压。正常脑脊液有恒定的化学成分和细胞数，脑的某些疾病可引起脑脊液成分和量的改变，因此临床上进行脑脊液检查，可协助神经系统疾病的诊断和治疗。

思考题

1. 简述硬膜下隙的位置和临床意义。
2. 简述蛛网膜下隙的位置和临床意义。
3. 思考小脑幕切迹疝的发病原理及典型临床表现的解剖学基础。
4. 思考腰椎穿刺术的位置、穿经的结构以及脑脊液检查的临床意义。
5. 简述大脑动脉环的组成、位置及功能。
6. 简述脑脊液产生和回流的部位以及循环途径。

（庞振英）

第十八章

内分泌系统

扫码"学一学"

学习目标

1. 内分泌系统的组成。
2. 垂体、甲状腺、甲状旁腺、肾上腺的位置和形态。

内分泌系统（endocrine system）由内分泌器官（endocrine gland）、内分泌组织以及内分泌细胞组成（图 18-1）。内分泌器官又称为内分泌腺，是存在于全身各部独立的器官，如垂体、甲状腺、甲状旁腺、肾上腺、松果体等。内分泌组织是位于其他器官里的细胞群或细胞团块，如胰腺内的胰岛、睾丸内的间质细胞、卵巢内的卵泡和黄体等。内分泌细胞散在于全身各组织器官内，如消化道、呼吸道、心内膜等处。

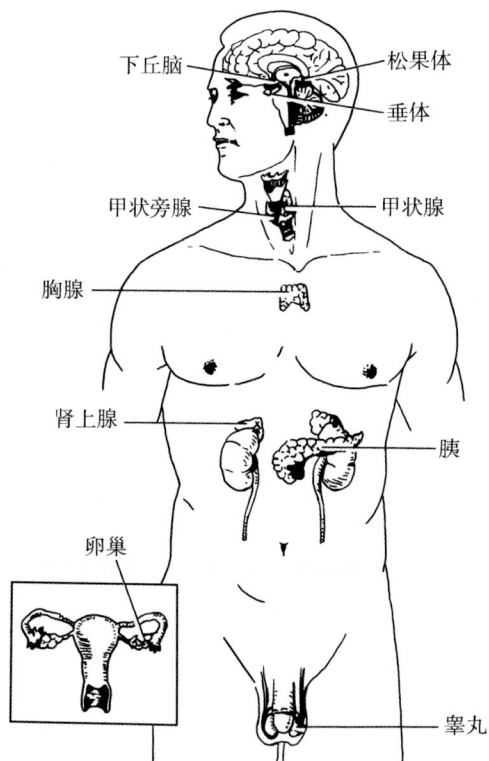

图 18-1　内分泌系统概况

内分泌系统通过分泌激素（hormone）调节机体的生长发育和各种代谢活动，并调控生殖和影响行为。激素进入血液和淋巴，随血液循环运送至全身各处。一种激素只作用于特定的器官或组织，故称为该激素的靶器官或靶组织。内分泌系统是机体重要的调节系统，与神经系统相辅相成，共同维持机体内环境的平衡和稳定。内分泌腺功能亢进或低下，都可影响机体的正常功能，甚至产生疾病。

一、垂体

垂体（hypophysis）是不成对的器官，呈椭圆形，色灰红，位于蝶骨体上的垂体窝内，借垂体柄与下丘脑相连（图 18-2）。垂体分为腺垂体和神经垂体两部分，神经垂体由神经部和漏斗组成，腺垂体由远侧部、结节部和中间部组成。其中远侧部和结节部合称为垂体前叶，中间部和神经部合称为垂体后叶。

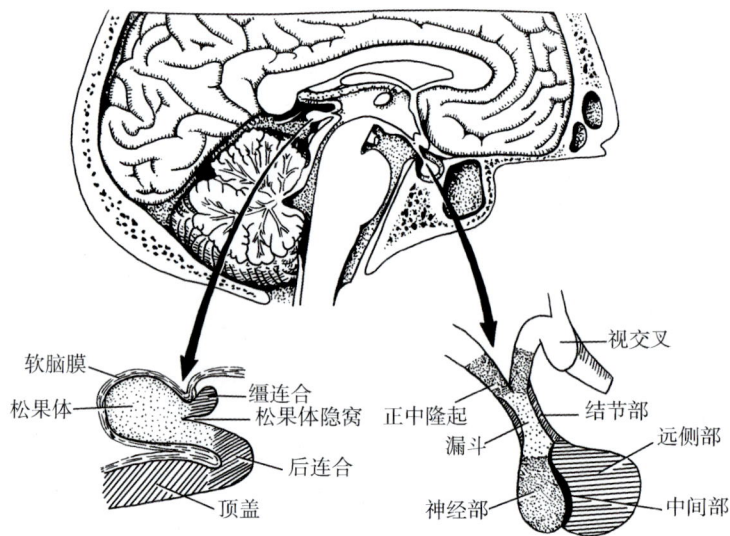

图 18-2　垂体和松果体

垂体是机体最重要的内分泌腺，腺垂体可分泌多种激素，促进机体生长发育，并能调节其他内分泌腺如甲状腺、肾上腺和性腺的分泌活动。神经垂体无分泌功能，下丘脑合成和分泌的加压素和催产素通过神经纤维运送到神经垂体贮存起来，当机体需要时就释放到血液中。

二、甲状腺

甲状腺（thyroid gland）位于颈前部，棕红色，近似 H 形，由左、右两个侧叶和连接两侧叶的甲状腺峡组成。部分人从甲状腺峡向上伸出锥状叶，长短不一，长者可达舌骨平面（图 18-3，图 18-4）。甲状腺侧叶贴于喉和气管的两侧，上端达甲状软骨中部，下端至第 6 气管软骨环，甲状腺峡紧贴第 2~4 气管软骨环，临床急救进行气管切开时，要尽量避开甲状腺峡。甲状腺的外面包有两层被膜，内层为纤维囊或真被膜，包裹甲状腺的表面，并随血管和神经深入腺实质，将腺分为大小不等的小叶。外层为甲状腺鞘或假被膜。甲状腺借筋膜固定于喉软骨上，故吞咽时甲状腺可随喉上、下移动。

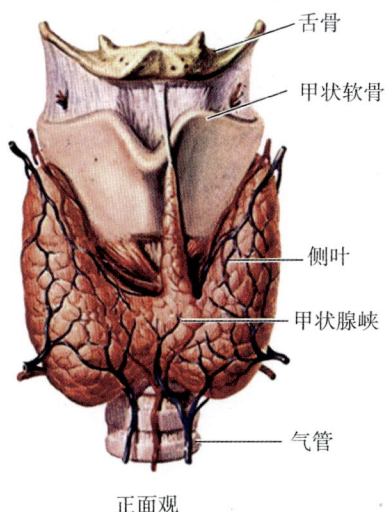

正面观

图 18-3　甲状腺前面观

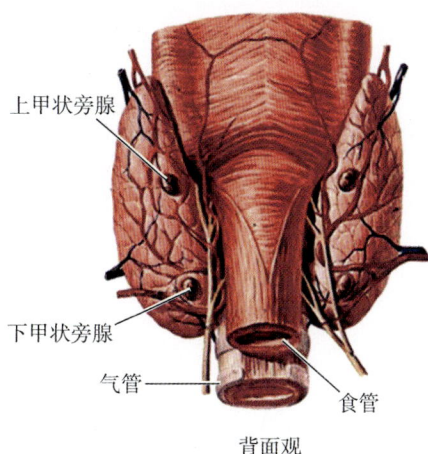

背面观

图 18-4　甲状腺后面观和甲状旁腺

甲状腺分泌的激素有甲状腺激素和降钙素。甲状腺激素的作用是调节机体新陈代谢，维持机体正常生长发育。降钙素的生理功能是降低血钙、血磷的水平。甲状腺的功能亢进或低下，都会影响机体正常功能活动。

三、甲状旁腺

甲状旁腺（parathyroid gland）有上、下两对，棕黄色，形状及大小似黄豆，位于甲状腺侧叶后面，上一对位于甲状腺侧叶后面中上部，下一对靠近甲状腺侧叶下极（图 18-4）。甲状旁腺多位于甲状腺被囊内，少数被埋入甲状腺实质内，分离困难或甲状腺手术时易被误切。

甲状旁腺分泌甲状旁腺激素，其功能是调节体内钙和磷的代谢，与降钙素共同维持血钙平衡。若该腺体被误切时，血钙浓度降低，则出现手足抽搐，可致死亡。

四、肾上腺

肾上腺（suprarenal gland）是成对的器官，深黄色，位于肾的内上方，左侧呈半月形，右侧呈三角形（图 18-5）。肾上腺由表层的皮质和内部的髓质构成，两者在发生、结构与功能上均不相同，实际上是两种内分泌腺。

皮质分泌肾上腺皮质激素，作用是调节水盐代谢、营养物质代谢，影响性行为和第二性征；髓质分泌肾上腺素和去甲肾上腺素，作用是加快心率，增强心肌收缩力、收缩血管平滑肌、升高血压等，是机体的应急器官。

五、松果体

松果体（pineal body）呈椭圆形，形如松果，色灰红，位于第三脑室顶的后部，中脑顶盖上方（图 18-2）。儿童时期较发达，一般在 7 岁以后逐渐萎缩，成年后不断有钙盐沉积，常可在 X 线片上看到，是颅片定位的一个标志。

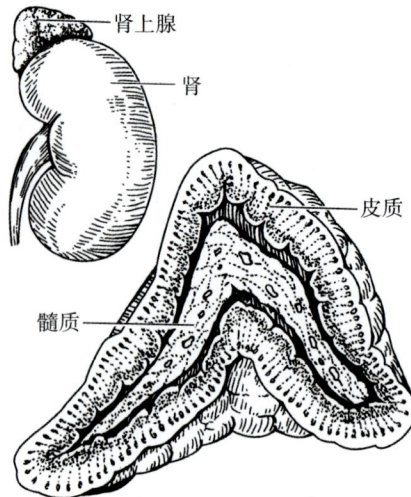

图 18 – 5　肾上腺

松果体合成和分泌的激素可以调节生殖系统的发育、月经周期的节律，还能够影响和干预机体的许多神经活动，如睡眠与觉醒、情绪、智力等。

思考题

1. 简述内分泌系统的构成并举例说明。
2. 简述垂体的位置、分部。
3. 简述甲状腺、甲状旁腺、肾上腺的位置和形态。

（邓仁川）

扫码"练一练"

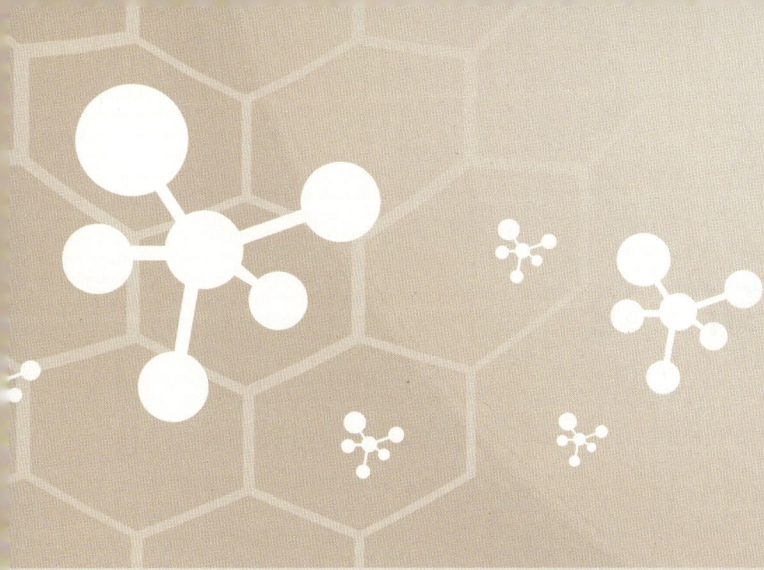

下篇

组织学与胚胎学

绪　论

学习目标

1. 组织学、胚胎学的定义。
2. 苏木精－伊红染色法。

一、组织学与胚胎学的研究内容和意义

组织学（histology）是研究机体微细结构及其功能关系的科学；胚胎学（embryology）是研究个体发生与发育过程及其相关机制的科学。

组织学内容包括细胞、组织和器官系统三部分。细胞作为人体形态结构与功能的基本单位，由细胞膜、细胞质和细胞核三部分构成。不同细胞有各自的亚细胞结构特点，亚细胞结构又由各种分子构成，它们决定了细胞的形态和功能。人体基本组织归纳为四大类型，包括上皮组织、结缔组织、肌组织和神经组织。它们在胚胎时期的发生来源、细胞构成、形态特点及功能等方面，各具特征。组织由细胞群和细胞外基质组成，基本组织以不同的种类、数量和方式组合形成器官，若干功能相关的器官则构成一个系统。因此，组织学是在组织、细胞、亚细胞和分子水平上对机体进行研究。

胚胎学的研究内容包括胚胎早期发育、器官系统发育及其规律，也包括各种常见先天性畸形及其成因。人胚胎在母体子宫中的发育经历了约38周，分为两个时期。①胚期：从受精卵形成到第8周末，受精卵经历卵裂、胚层形成与分化不同阶段，逐步发育形成各器官、系统的雏形。②胎期：从第9周至分娩，此期内各器官、系统继续发育，胎儿逐渐长大，并出现不同程度的功能活动。为降低母儿死亡率和病残儿发生率、保障母儿健康，促进优生优育，20世纪70年代以来，国际上大多数国家包括我国在内提出了围产期的概念，即从第28周至出生后1周（胎儿体重达到或超过1000g，身长35cm以上）。

学习医学首先是熟悉人体的结构、组成及其基本生命现象。组织学与胚胎学从微观水平阐明机体的结构及其相关功能、个体的发生、发育与发展，是医学教育的重要入门课程之一，其为后续课程如生理学、病理学和产科学的学习奠定坚实的基础。

二、组织学与胚胎学常用技术

（一）光镜技术

石蜡切片术是组织学最为广泛应用的技术。其基本程序如下。

1. 取材和固定　将新鲜组织块投入蛋白质凝固剂（常用福尔马林），尽可能保持其活

体时的组织状态。

2. 脱水和包埋 把固定好的组织块用脱水剂（常用酒精）脱水，再采用透明剂（常用二甲苯）替换出组织块中的脱水剂，继而将组织块浸入融化的石蜡中使组织块变硬。

3. 切片和染色 用切片机将包埋好的蜡片组织切成 4 ~ 7μm 的薄片，贴在载玻片上，脱蜡水化。由于未经染色的细胞组织折光率相似，不易辨认，因而一般必须进行染色。最常用的染色方法是苏木精 - 伊红染色法（hematoxylin - eosin staining），简称 HE 染色法。苏木精是碱性染液，可将细胞核内的染色质及胞质内的核糖体染成紫蓝色；伊红是酸性染料，能使细胞质和细胞外基质中的成分染成红色。容易被碱性染料着色，称为嗜碱性；容易被酸性染料着色，称为嗜酸性。对碱性和酸性染液亲和力都不强的结构，称为中性。

4. 再脱水、透明和封片 染色完成的切片，需再次脱水、透明，最后滴上树胶，用盖玻片密封保存。

另外还有一些特殊染色方法，用以特异显示某些结构。如镀银染色法，是采用硝酸银将神经细胞染为黑色；醛复红染色法，是采用醛复红染液将弹性纤维和肥大细胞的分泌颗粒染为紫色。

除石蜡切片外，还有火棉胶切片［用以制作较大组织块（如脑）的切片］、冰冻切片（把组织块低温冷冻后直接切片，常用于快速病理诊断）、涂片（如血液涂片）、磨片（如硬组织磨片）。

一般光学显微镜下所见的形态结构，称为光镜结构。

（二）电镜技术

1. 透射电镜术（transmissional electron microscopy）

透射电镜是以电子束透过样品经过聚焦与放大后所产生的物像，投射到荧光屏上或照相底片上进行观察。质量大的结构，电子被散射的多，因而投射到荧光屏上的电子少而呈暗像，电子照片上则呈黑色，称电子密度高。反之，则称为电子密度低。其分辨率为 0.1 ~ 0.2nm，放大倍数可达几万到几十万倍。透射电镜术必须制备超薄切片（50 ~ 80nm）并经电子染色。其主要用于观察组织细胞的超微结构即细胞膜、细胞器、染色体等亚细胞结构。

2. 扫描电镜术（scanning electron microscopy）
扫描电镜术即采用极细的电子束在样品表面扫描，将产生的二次电子用特制的探测器收集，形成电信号运送到显像管，在荧光屏上显示物体。扫描电镜术用于观察组织细胞表面结构，无须制备切片。

电子显微镜下显示的结构，称为超微结构。

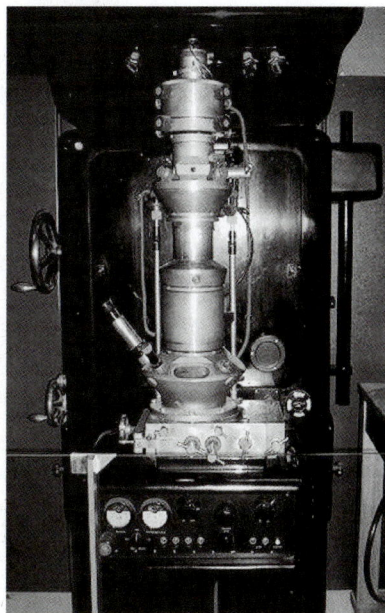

第一部实际工作的
透射电子显微镜

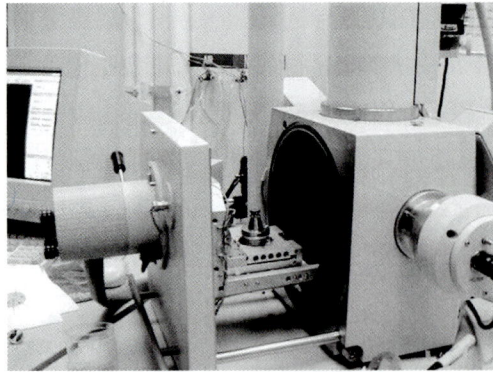

扫描电子显微镜

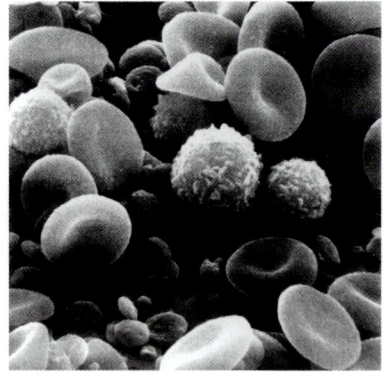

扫描电子显微镜拍摄的人类白细胞

（三）其他

包括组织化学术、放射自显影技术、图像分析术、细胞培养技术和组织工程等。

知识拓展

组织工程（tissue engineering）是应用细胞生物学、生物材料和工程学的原理，用细胞培养术在体外模拟构建机体组织和器官的技术，为器官缺损患者提供移植生物活性替代物。

思考题

简述苏木精–伊红染色法。

（宋佰慧）

基本组织

第十九章

上皮组织

学习目标

1. 上皮组织的特点。
2. 被覆上皮的类型和结构。
3. 腺上皮的结构。

扫码"学一学"

上皮组织（epithelial tissue）简称上皮，由排列紧密的上皮和极少量的细胞间质组成。其特点是：①细胞数量多，细胞间质少；②上皮组织的细胞呈现明显的极性（polarity），即细胞的两面在结构上具有明显的差别。上皮细胞的一面朝向身体表面或有腔器官的腔面，称游离面；与游离面相对的另一面朝向深部的结缔组织，称基底面。上皮细胞基底面附着于基膜，基膜是一薄膜，上皮细胞借此膜与结缔组织相连。③上皮组织中没有血管，细胞所需的营养依靠结缔组织内的血管透过基膜供给。④上皮组织内可有丰富的感觉神经末梢。

上皮组织依据其功能，分为被覆上皮、腺上皮和特殊上皮三大类。

第一节　被覆上皮

大部分上皮覆盖于身体表面和衬贴在有腔器官的腔面，称被覆上皮（covering epithelium）。被覆上皮是按照上皮细胞的层数和细胞形态进行分类的，可将其分为单层扁平上皮、单层立方上皮、单层柱状上皮、假复层纤毛柱状上皮、复层上皮和变移上皮六类（表19－1）。

表 19－1　被覆上皮的类型和主要分布

上皮类型	主要分布
单层扁平上皮	内皮：心、血管和淋巴管的腔面
	间皮：胸膜、心包膜和腹膜的表面
	其他：肺泡和肾小囊壁层的上皮
单层立方上皮	肾小管等腔面
单层柱状上皮	胃、肠、胆囊和子宫等腔面
假复层纤毛柱状上皮	呼吸管道等的腔面
复层扁平上皮	未角化的：口腔、食管和阴道等的腔面；角化的：皮肤的表皮
变移上皮	肾盏、肾盂、输尿管和膀胱等的腔面

四、假复层纤毛柱状上皮

假复层纤毛柱状上皮（pseudostratified ciliated columnar）由柱状细胞、梭形细胞、杯状细胞和锥体形细胞等几种形状、大小不同的细胞组成。由于几种细胞高矮不等，细胞核的位置也深浅不一，从上皮垂直切面来看，与复层上皮极其相似，但这些细胞基底端都附在基膜上，实际仍为单层上皮（图19-7，图19-8）。此上皮组织主要分布于呼吸道黏膜，具有湿润、保护功能。

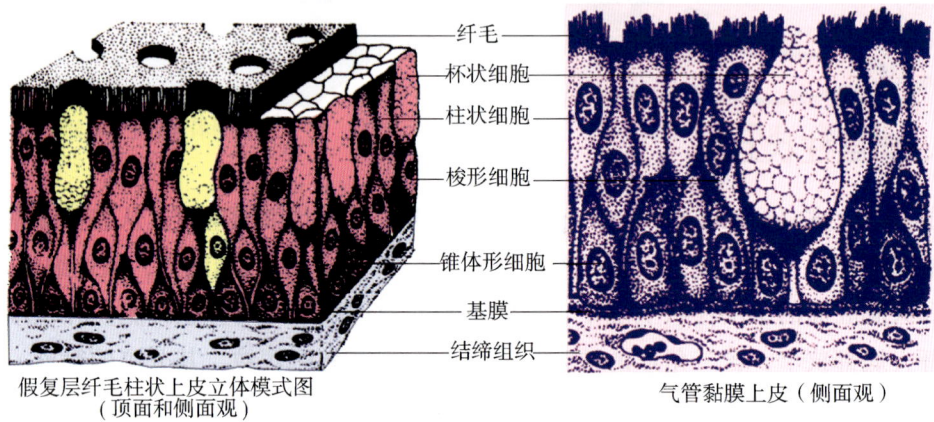

假复层纤毛柱状上皮立体模式图
（顶面和侧面观）

气管黏膜上皮（侧面观）

纤毛
杯状细胞
柱状细胞
梭形细胞
锥体形细胞
基膜
结缔组织

图19-7 假复层纤毛柱状上皮（模式图）

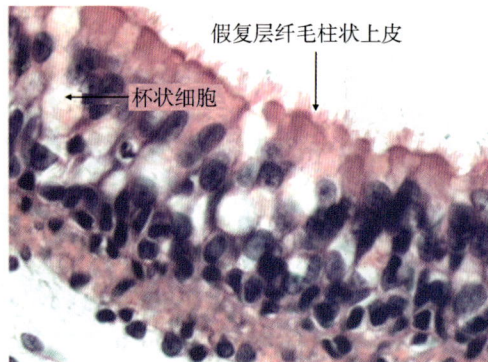

假复层纤毛柱状上皮

杯状细胞

图19-8 假复层纤毛柱状上皮（光镜图）

五、复层扁平上皮

复层扁平上皮（stratified squamous epithelium），由多层细胞组成（图19-9，图19-10）。从上皮的垂直切面观察，细胞的形状和厚薄不一。紧靠基膜的一层细胞为立方形或矮柱状，此层以上是数层多边形细胞，再上为梭形细胞，浅层为几层扁平细胞。最表层的扁平细胞已退化，并不断脱落。基底层的细胞较幼稚，具有旺盛的分裂增殖能力，新生的细胞渐向浅层移动，以补充表层脱落的细胞。复层扁平上皮具有很强的机械性保护作用，具有耐摩擦和阻止异物侵入等作用。此上皮组织主要分布于皮肤表皮、口腔、食管、肛门、阴道等处的腔面，具有耐摩擦和阻止异物侵入等功能。

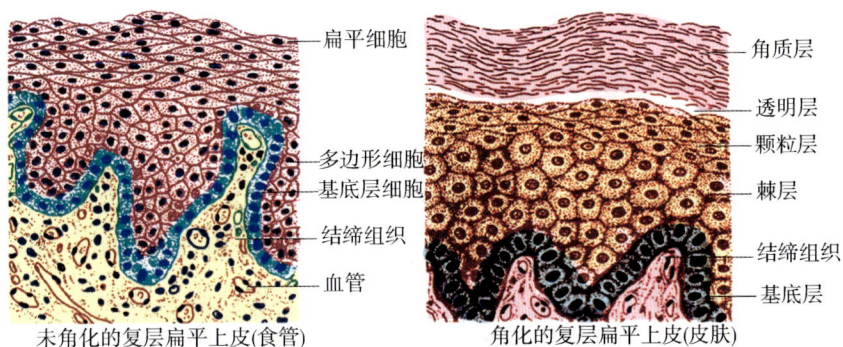

未角化的复层扁平上皮(食管)　　　　　角化的复层扁平上皮(皮肤)

图 19－9　复层扁平上皮（模式图）

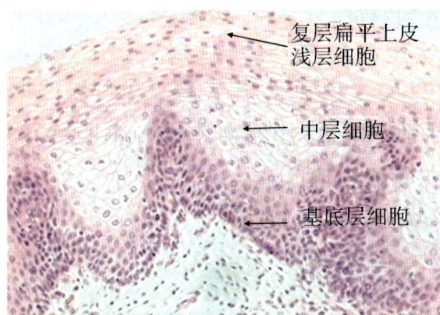

图 19－10　复层扁平上皮光镜图

六、变移上皮

变移上皮（transitional epithelium）又名移行上皮，衬贴在排尿管道（肾盏、肾盂、输尿管和膀胱）的腔面。变移上皮的细胞形状和层数可随所在器官的收缩与扩张而发生变化。当膀胱空虚时，上皮变厚，细胞层数较多，此时表层细胞呈大立方形，胞质丰富，称盖细胞；中层细胞为多边形；基底层细胞为矮柱状或立方形（图 19－11，图 19－12）。当膀胱充盈扩张时，上皮变薄，细胞层数减少，细胞形状也变扁。

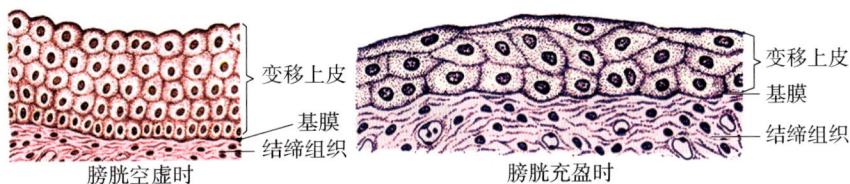

膀胱空虚时　　　　　　膀胱充盈时

图 19－11　变移上皮（模式图）

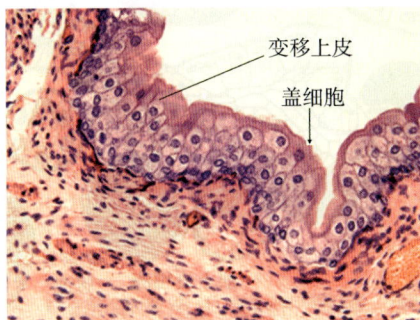

图 19－12　变移上皮（膀胱空虚）（光镜图）

持、连接和固着作用外，还是半透膜，有利于上皮细胞与深部结缔组织进行物质交换。

2. 质膜内褶 上皮细胞基底面的细胞膜折向细胞质所形成的众多内褶，称质膜内褶（plasma membrane infolding）。质膜内褶扩大了细胞基底部的表面积，有利于水和电解质的重吸收。

 **知识拓展**

上皮组织较强的再生能力

在生理状态下，有些部位被覆上皮的细胞不断死亡脱落，这在皮肤的复层扁平上皮和胃肠的单层柱状上皮尤为明显。上皮细胞死亡脱落后，不断由上皮中存在的幼稚细胞增殖补充，这些幼稚细胞具有分裂能力，这是生理性的更新。由于炎症或创伤等病理原因所致的上皮损伤，由周围未受损伤的上皮细胞增生补充，新生的细胞移到损伤表面，形成新的上皮，这是病理性再生。

思考题

1. 上皮组织的结构特点？
2. 什么是内皮？什么是间皮？
3. 简述被覆上皮的类型。

（宋佰慧）

扫码"练一练"

第二十章

结缔组织

学习目标

1. 结缔组织的分类。
2. 疏松结缔组织的构成（细胞和细胞间质）。
3. 血液的组成及各种血细胞的形态结构和功能。

扫码"学一学"

结缔组织（connective tissue）是人体内分布最为广泛，结构、功能最为多样的一种组织，由细胞和大量细胞间质构成。其结构特点是细胞种类多，但数量较少，散在分布于细胞间质内，无极性；细胞间质多，包括无定形的基质和细丝状的纤维，以及不断循环更新的组织液。广义的结缔组织包括胶态的固有结缔组织、固态的软骨组织和骨组织以及液态的血液；狭义的结缔组织是指固有结缔组织。结缔组织主要起连接、支持、营养、保护和修复等作用。

第一节　固有结缔组织

固有结缔组织按结构和功能不同，可分为疏松结缔组织、致密结缔组织、脂肪组织和网状组织。

一、疏松结缔组织

疏松结缔组织（loose connective tissue）广泛分布于细胞之间、组织之间和器官之间，其特点是细胞种类多，纤维数量较少，排列松散，基质含量较多，故又称蜂窝组织（图20-1）。其功能主要有连接、支持、营养、保护、防御和损伤修复等。

（一）细胞

疏松结缔组织中的细胞有成纤维细胞、巨噬细胞、浆细胞、肥大细胞、脂肪细胞、未分

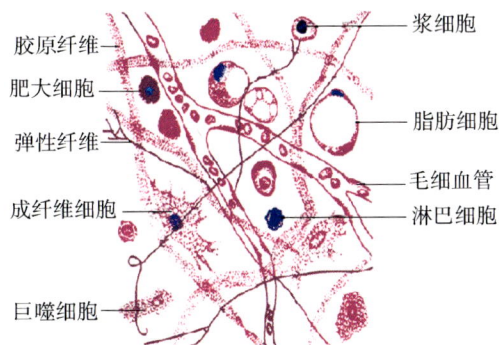

图20-1　疏松结缔组织铺片

· 267 ·

二、软骨的分类和软骨的结构特点

软骨根据软骨基质中所含纤维成分的不同，可分为透明软骨、弹性软骨和纤维软骨三类（图 20 - 5，图 20 - 6）。

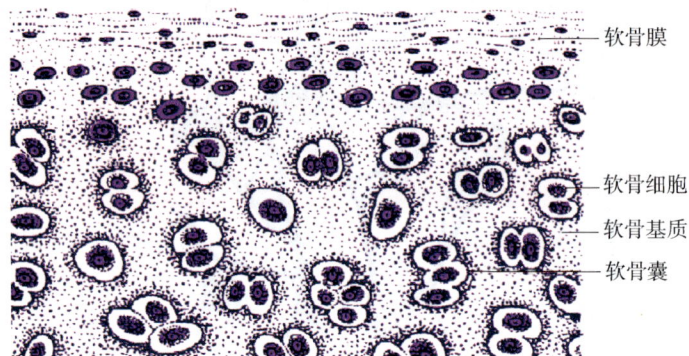

图 20 - 5　透明软骨

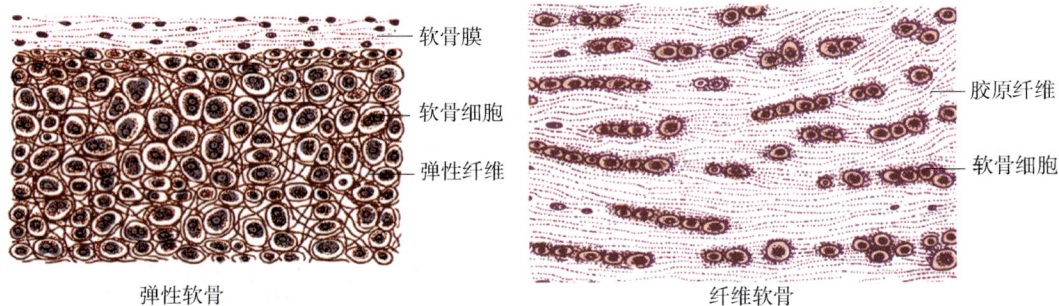

图 20 - 6　弹性软骨和纤维软骨

（一）透明软骨

透明软骨（hyaline cartilage）所含纤维成分为交织排列的胶原纤维，其折光率与基质一致，故光镜不能分辨。透明软骨基质内含大量水分，故呈半透明状，主要分布于呼吸道、肋软骨和关节软骨等处。

（二）弹性软骨

弹性软骨（elastic cartilage）所含纤维成分为大量交织成网的弹性纤维，其结构与透明软骨相似，但不透明，且具有较大的弹性，主要分布于耳郭、会厌等处。

（三）纤维软骨

纤维软骨（fibrous cartilage）所含纤维成分为大量平行或交织排列的胶原纤维束，纤维束之间基质少，软骨细胞成行分布在纤维束之间。纤维软骨韧性大，主要分布于椎间盘、关节盘和耻骨联合等处。

第三节　骨组织和骨

骨由骨组织、骨膜、骨髓等构成。骨组织是一种坚硬的结缔组织，是骨的主要成分。

一、骨组织

骨组织（osseous tissue）由多种细胞和大量钙化的细胞间质构成。细胞包括骨细胞、骨祖细胞、成骨细胞和破骨细胞4种，除骨细胞外，其余三种细胞都位于骨组织的表面；钙化的细胞间质称为骨基质，简称为骨质。

（一）骨基质

骨基质（bone matrix）包括有机成分和无机成分。有机成分含量较少，主要由大量胶原纤维和少量无定形的基质组成，基质呈凝胶状，位于纤维之间，具有黏合纤维、参与骨的钙化等作用；无机成分称为骨盐，主要以羟基磷灰石结晶的形式存在，呈细针状，不溶于水，沿胶原纤维的长轴排列并与之结合。

骨基质中胶原纤维平行排列并被无定形基质黏合在一起，其上有骨盐沉积，形成的薄板状结构，称为骨板（bone lamella），同一骨板内纤维平行排列，相邻骨板的纤维相互垂直。骨基质内有机成分与无机成分的结合方式及骨板的排列方式加强了骨基质的硬度、韧性和支持力。骨板之间或骨板内散在有扁椭圆形的小腔隙，称为骨陷窝，容纳骨细胞的胞体；骨陷窝向周围发出的许多放射状小管，称为骨小管，容纳骨细胞的突起，相邻骨陷窝的骨小管相互连通，骨陷窝和骨小管内含有组织液（图20-7）。

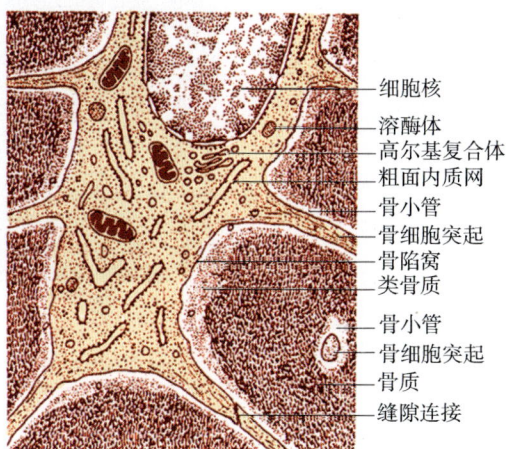

细胞核
溶酶体
高尔基复合体
粗面内质网
骨小管
骨细胞突起
骨陷窝
类骨质
骨小管
骨细胞突起
骨质
缝隙连接

图20-7 骨组织

（二）骨组织的细胞

1. 骨细胞 骨细胞（osteocyte）存在于骨陷窝内，胞体较小，呈扁椭圆形，胞体上发出许多细长突起；细胞核扁圆，染色深；胞质呈弱嗜碱性。相邻骨细胞的突起相互接触，以传递细胞间的信息及协调细胞间的代谢活动。骨细胞可从骨陷窝和骨小管的组织液中获取营养并运送代谢产物。

2. 骨祖细胞 骨祖细胞（osteoprogenitor cell）是骨组织的干细胞，位于骨膜内。细胞较小呈梭形，核椭圆形。在骨组织生长、改建或损伤修复时，可增殖分化为成骨细胞。

3. 成骨细胞 成骨细胞（osteoblast）多位于成骨活跃的骨组织表面，细胞较大呈矮柱状或立方体，表面有许多细小突起，细胞核大而圆，核仁明显，胞质嗜碱性。成骨细胞能合成和分泌胶原纤维和基质，形成类骨质（osteoid），类骨质钙化为骨基质。在类骨质钙化过程中成骨细胞成熟为骨细胞，并埋于骨基质内。

4. 破骨细胞 破骨细胞（osteoclast）常单个分布在骨组织边缘，数量较少，是由多个单核细胞融合而成的多核巨细胞。胞体大，胞质嗜酸性，含大量溶酶体。破骨细胞的主要功能是溶解和吸收骨基质，参与骨组织改建及调节血钙平衡。

二、骨密质和骨松质的结构

1. 骨密质　骨密质（compact bone）主要分布于长骨骨干和其他类型骨的外部，以长骨骨干处排列最为规律。骨密质在长骨骨干的内、外表面分别形成内、外环骨板，在中间层形成骨单位和间骨板（图 20－8，图 20－9）。

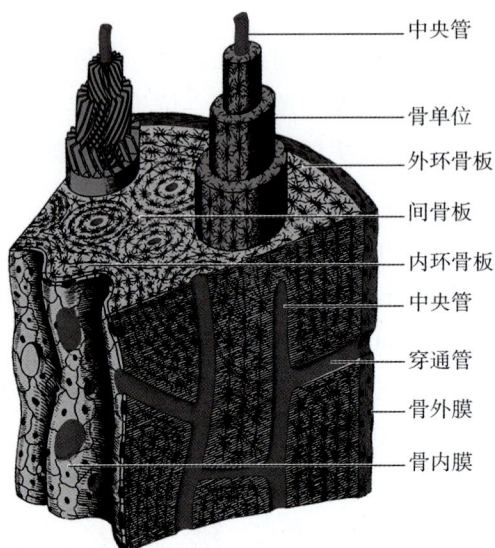

图 20－8　骨密质（长骨骨干）

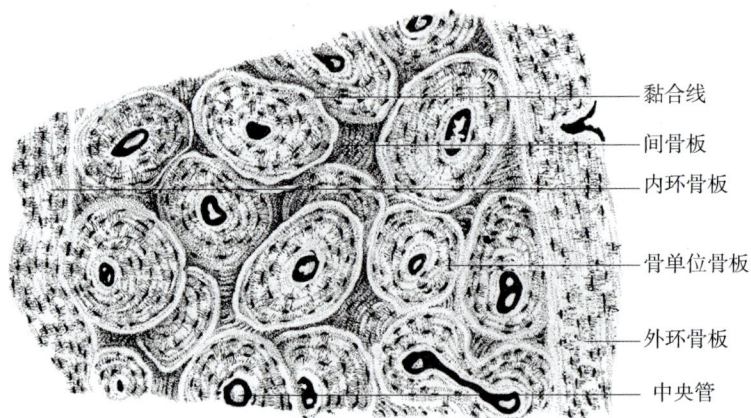

图 20－9　长骨磨片

（1）环骨板　位于骨干的内、外表面，分别称为内、外环骨板。外环骨板较厚而整齐，约有十多层，表面覆有骨外膜；内环骨板较薄且不整齐，仅有数层骨板不规则地围绕骨髓腔排列，内面衬有骨内膜。内、外环骨板中有横向穿行的小管，称为穿通管，与纵行的骨单位中央管相通，管内含有小血管、神经和组织液。

（2）骨单位　骨单位（osteon）又称哈弗斯系统（Haversian system），位于内、外环骨板之间，呈长筒状。骨单位中轴是一条纵行的管道，称为中央管，又称哈弗斯管，内有经穿通管而来的血管、神经；中央管周围有十多层同心圆状排列的筒状骨板，称为骨单位骨板，又称哈弗斯骨板。

（3）间骨板　位于骨单位之间或骨单位与环骨板之间，是一些形状不规则的骨板，是骨改建过程中旧的骨单位或环骨板未被吸收的残留部分。

2. 骨松质　骨松质（spongy bone）主要分布于长骨两端的骨骺内和其他类型骨的内部，由针状或片状骨小梁交织而成。骨小梁由不规则骨板和骨细胞构成，小梁之间有大小不等的间隙，内含有红骨髓、血管和神经。

第四节　血　液

血液（blood）是液态的结缔组织，由血浆和血细胞（blood sell）组成。血液在心血管系统中循环流动，成人循环血容量约为5L，占体重的7%左右。

一、血浆

血浆（plasma）相当于一般结缔组织的细胞间质，为淡黄色液体，约占血液容积55%，其中90%是水，其余为血浆蛋白（包括白蛋白、球蛋白、纤维蛋白原等）、脂蛋白、酶、激素、维生素、无机盐及各种代谢产物等。血液流出血管后，血浆中溶解状态的纤维蛋白原会转变成不溶性交织状态的纤维蛋白，网罗血细胞凝固成血块，并析出淡黄色的清亮液体，称血清（serum）。

二、血细胞

血细胞包括红细胞、白细胞和血小板，约占血液容积45%。正常生理情况下，血细胞有一定的形态结构、数量和比例（图20-10）。临床上，对血细胞形态、数量、比例和血红蛋白含量的检测，称为血象，检查血象可以了解机体的状况和帮助诊断疾病。血细胞分类和计数的正常值如下。

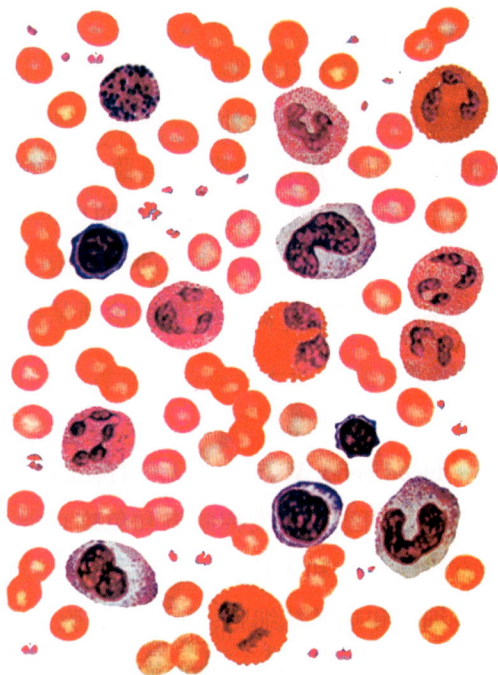

图20-10　各种血细胞

栓堵塞受损部位以止血。血小板寿命为 7～14 天。

三、血细胞的发生

各种血细胞不断衰老、死亡，又不断有新细胞产生，使外周血循环中的血细胞数量和质量保持动态平衡。人的血细胞最早是在胚胎第 3 周卵黄囊壁的血岛生成，即为造血干细胞。胚胎第 6 周时，迁入肝脏的造血干细胞开始造血；胚胎第 12 周时，迁入脾内的造血干细胞增殖分化产生各种血细胞，并维持到出生前；胚胎后期至出生后，骨髓成为主要的造血器官。

造血干细胞有很强的增殖潜能，又称多能干细胞，可分化为各类造血祖细胞。造血祖细胞经定向增殖分化，逐渐形成各系的成熟或终末血细胞。

思 考 题

1. 疏松结缔组织各种细胞的结构特点及功能？
2. 以长骨骨干为例说明骨密质的结构特点？
3. 红细胞的结构特点、功能及正常值？
4. 白细胞的分类及所占比例？

（宋佰慧）

扫码"练一练"

第二十一章

肌组织

学习目标

1. 骨骼肌纤维的光镜结构和电镜结构。
2. 心肌纤维的光镜结构和电镜结构。
3. 平滑肌纤维的光镜结构和电镜结构。

肌组织（muscle tissue）主要由肌细胞组成，肌细胞间有少量的结缔组织、血管、淋巴管、神经等。肌细胞呈长纤维形，又称为肌纤维（muscle fiber）。肌纤维的细胞膜称肌膜（sarcolemma），细胞质称肌浆（sarcoplasm），肌浆中有许多与细胞长轴相平行排列的肌丝，它们是肌纤维舒缩功能的主要物质基础。根据结构和功能的特点，将肌组织分为三类，即骨骼肌（skeletal muscle）、心肌（cardiac muscle）、平滑肌（smooth muscle）。骨骼肌和心肌属于横纹肌。骨骼肌受躯体神经支配，为随意肌；心肌和平滑肌受自主神经支配，为不随意肌。

第一节　骨骼肌

一、骨骼肌纤维的光镜结构

骨骼肌由许多骨骼肌纤维束组成，骨骼肌纤维束由平行排列的骨骼肌纤维组成，借肌腱附着在骨骼上（图 21-1）。骨骼肌的周围包裹着结缔组织。包在整块肌外面的致密结缔组织膜为肌外膜（epimysium），含有血管和神经。肌外膜的结缔组织以及血管和神经的分支伸入肌内，分隔和包围大小不等的肌纤维束，形成肌束膜（perimysium）。分布在每条肌纤维周围的少量结缔组织为肌内膜（endomysium），肌内膜含有丰富的毛细血管。

骨骼肌纤维为细长圆柱形的多核细胞（图 21-2），长 1~40mm，直径 10~100μm。肌膜的外面有基膜紧密贴附。一条肌纤维内含有几十个甚至几百个细胞核，位于肌浆的周边。核呈扁椭圆形，染色较浅。肌浆内含许多肌原纤维。

二、骨骼肌纤维的超微结构

1. 肌原纤维　肌原纤维（myofibril）呈细丝状，直径 1~2μm，沿肌纤维长轴平行排

第三节　平滑肌

平滑肌（smooth muscle）由平滑肌纤维构成，含有少量结缔组织，广泛分布于血管壁和许多内脏器官，又称内脏肌。收缩缓慢而持久。

一、平滑肌纤维的光镜结构

平滑肌纤维呈长梭形，无横纹。细胞核只有一个，呈长椭圆形或杆状，位于中央（图21－6），平滑肌纤维大小不一，一般长200μm，直径8μm。

二、平滑肌纤维的超微结构

平滑肌纤维内没有肌节。由肌膜内陷形成的小凹（caveola）相当于骨骼肌的横小管，可传递冲动。肌浆网不发达，呈泡状或管状。相邻的平滑肌纤维之间在有缝隙连接，便于化学信息和神经冲动的沟通，有利于众多平滑肌纤维同时收缩而形成功能整体。

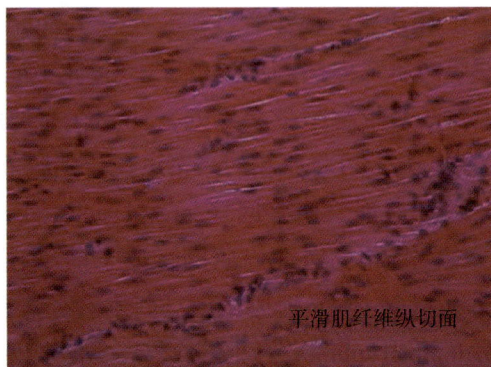

平滑肌纤维纵切面

图21－6　平滑肌纤维的光镜结构图（纵切面）

知识拓展

肌浆是充满于肌原纤维之间的胶体溶液，呈红色，含有大量的肌溶蛋白质和参与糖代谢的多种酶类。此外，尚含有肌红蛋白。由于肌肉的功能不同，在肌浆中肌红蛋白的数量不同，造成不同部位的肌肉颜色深浅不一。

思考题

1. 什么是肌节？
2. 简述骨骼肌的光镜结构特点。
3. 简述心肌的光镜结构特点。

（唐　利）

扫码"练一练"

第二十二章

神经组织

扫码"学一学"

学习目标

1. 神经元的基本结构。
2. 突触的结构。
3. 神经胶质细胞的分类。
4. 神经末梢与神经的区别。
5. 神经末梢的分类。

神经组织（nerve tissue）由神经细胞（nerve cell）和神经胶质细胞（neuroglial cell）组成。神经细胞也称神经元，是神经系统的结构和功能单位。神经元数量多，具有接受刺激、传导冲动的功能。神经胶质细胞的数量比神经元更多，对神经元起支持、保护、分隔、营养等作用。

一、神经元

神经元（neuron）的形态多种多样，但都可分为胞体（soma）和突起（neurite）两部分（图22-1）。神经元突起又分树突（dendrite）和轴突（axon）两种。通常一个神经元有一个或多个树突，但轴突只有一条（图22-1）。

（一）神经元的结构

1. 胞体　是细胞的营养中心。细胞核位于胞体的中央，体积大，圆形，染色浅，细胞核数量为一个，核仁大而明显（图22-2）。胞体的细胞质内有两种重要细胞器。①尼氏体（nissl boby）：又称嗜染质，嗜碱性，HE染色呈紫蓝色，光镜下为颗粒状或斑块状，分散在核周围和树突内。电镜观察，尼氏体是由发达的粗面内质网和游离核糖体构成，是神经元内神经递质、酶及一些分泌性蛋白质合成的场所。②神经原纤维（neurofibril）：在HE染色切片上，不能分辨，在银染切片中，被染成棕黑色，呈细丝状，

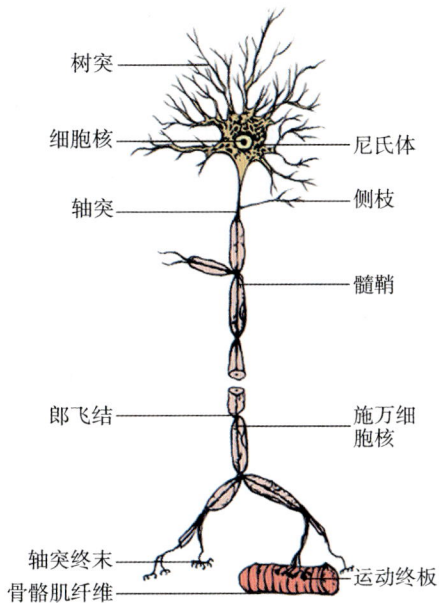

图22-1　神经元结构（模式图）

（图中标注：树突、细胞核、轴突、尼氏体、侧枝、髓鞘、郎飞结、施万细胞核、轴突终末、骨骼肌纤维、运动终板）

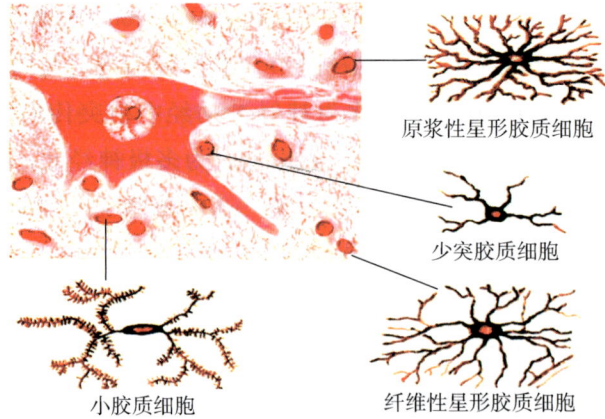

图 22-5　中枢神经系统的几种神经胶质细胞

（一）中枢神经系统的胶质细胞

1. 星形胶质细胞　是胶质细胞中体积最大的一种，与少突胶质细胞合称为大胶质细胞（macroglia）。细胞呈星形，核圆形或卵圆形，较大，染色较浅。星形胶质细胞的突起填充于神经元的胞体及突起之间，起支持和分隔神经元的作用。有些突起末端形成脚板贴附于毛细血管壁上，摄取营养并参与血-脑屏障的构成。

2. 少突胶质细胞　少突胶质细胞的胞体较星形胶质细胞的小，核圆，染色较深。末端扩展成扁平状，包绕神经元的轴突形成髓鞘。

3. 小胶质细胞　胞体细长或椭圆，核小，扁平或三角形，染色深。中枢神经系统损伤时，可参与吞噬活动。

4. 室管膜细胞　为立方或柱形，分布在脑室及脊髓中央管的腔面，形成单层上皮，称室管膜。

（二）周围神经系统的神经胶质细胞

1. 施万细胞（Schwann cell）　又称神经膜细胞（neurolemmal cell）。包裹于神经元所发出的长突起周围，形成有髓神经纤维的髓鞘。施万细胞外表面有一层基膜，在周围神经再生中起重要作用。

2. 卫星细胞　又称被囊细胞，是神经节内包裹神经元胞体的一层扁平细胞。

四、神经纤维和神经

（一）神经纤维

神经纤维（nerve fiber）是由神经元的长轴突外包胶质细胞所组成。包裹中枢神经纤维轴突的胶质细胞是少突胶质细胞，包裹周围神经纤维轴突的是施万细胞。根据包裹轴突的胶质细胞是否形成髓鞘（myelin sheath），神经纤维可分有髓神经纤维（myelinated fiber）和无髓神经纤维（unmyelinated nerve fiber）（图 22-6）。

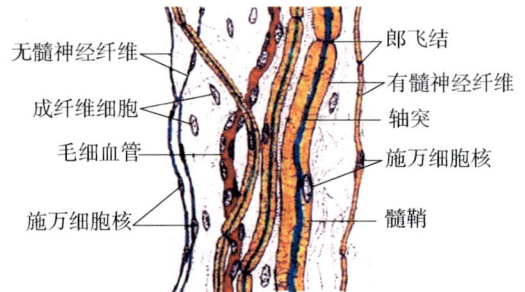

图 22-6　周围神经纤维（模式图）

1. 有髓神经纤维

（1）周围神经系统的有髓神经纤维 由中央的轴索和周围髓鞘及神经膜构成。轴索是神经元所发出的轴突，除起始段和终末外均包有髓鞘。髓鞘呈节段性，相邻节段间无髓鞘的狭窄处，称郎飞结（Ranvier node）（图22-7）。相邻两个郎飞结之间的一段称结间体（internode）。每一结间体的髓鞘是由一个施万细胞的细胞膜融合，并呈同心圆状包卷轴突而形成的，电镜下呈明暗相间的同心状板层。由于施万细胞包在轴突的外面，故又称神经膜细胞（neurilemmal cell），它的外面包有一层基膜。神经膜是由施万细胞最外面的一层细胞膜与基膜共同组成。

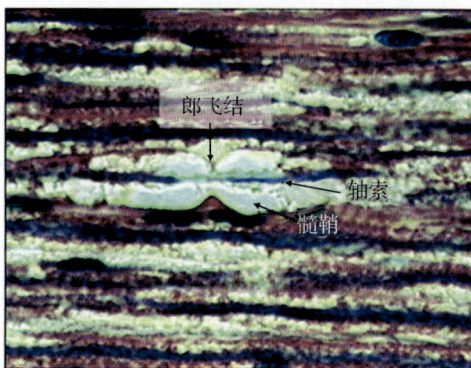

图22-7　周围神经纤维（光镜图）

（2）中枢神经系统的有髓神经纤维 其结构基本与周围神经系统的有髓神经纤维相同，不同的是它的髓鞘不是施万细胞，而是由少突胶质细胞突起末端的扁平薄膜包卷轴突而形成。中枢有髓神经的外表面没有基膜包裹。

2. 无髓神经纤维

（1）周围神经系统的无髓神经纤维 由较细的轴突和包在它外面的施万细胞组成。施万细胞沿着轴突一个接一个地连接成连续的鞘，没有形成髓鞘和郎飞结。

（2）中枢神经系统的无髓神经纤维 轴突是裸露的，外面没有任何鞘膜。

（二）神经

周围神经系统的神经纤维集合在一起被结缔组织膜包裹，形成神经（nerve）。在结构上，多数神经同时含有髓和无髓两种神经纤维。一条神经内可以只含有感觉（传入）神经纤维或运动（传出）神经纤维，但大多数神经是同时含有感觉、运动和自主神经纤维的。由于有髓神经纤维的髓鞘含髓磷脂，故神经通常呈白色。

包裹在神经表面的致密结缔组织膜称神经外膜；神经内部，神经纤维又被结缔组织分隔成大小不等的神经纤维束，包裹每束神经纤维的结缔组织膜，称神经束膜；神经束内每条神经纤维表面的一薄层疏松结缔组织膜，称神经内膜。

五、神经末梢

周围神经纤维的终末部分终止于全身各种组织或器官内，形成神经末梢（nerve ending），按其功能可分感觉神经末梢和运动神经末梢两大类。

（一）感觉神经末梢

感觉神经末梢（sensory nerve ending）是感觉神经元周围突的终末部分，该终末与其他结构共同形成感受器。感受器能感受内、外环境的各种刺激，并将刺激转化为神经冲动，传向中枢，形成感觉。感觉神经末梢可分为游离神经末梢和有被囊神经末梢两类。

1. 游离神经末梢 神经纤维终末部分失去施万细胞，裸露的末段分成细支，分布于表皮、角膜及某些结缔组织内，感受痛觉和温度觉的刺激（图 22 - 8）。

2. 有被囊的神经末梢 末梢外面包裹有结缔被囊，常见有以下三种。

（1）触觉小体 呈卵圆形，外包结缔组织被囊，分布于真皮乳头层内，以手指、足趾掌侧皮肤内居多，感受触觉（图 22 - 8）。

（2）环层小体 分布于皮下组织、肠系膜、韧带和关节囊等处。体积较大，呈卵圆形或球形，外包结缔组织被囊，感受压觉和振动觉（图 22 - 8）。

（3）肌梭 是分布于骨骼肌内的梭形小体，外包结缔组织被囊，囊内含若干条细小的骨骼肌纤维称梭内纤维。感觉神经纤维终末部分失去髓鞘进入肌梭，缠绕于梭内肌纤维。感觉肌纤维伸缩时的变化，在调节骨骼肌的活动中起重要作用（图 22 - 8）。

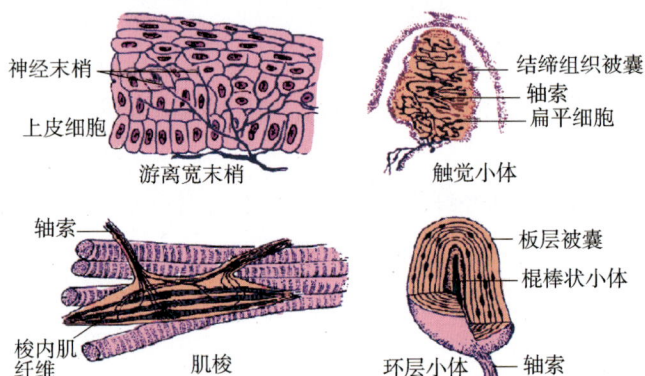

图 22 - 8 各种感觉神经末梢

（二）运动神经末梢

运动神经末梢（motor nerve ending）是运动神经元的长轴突分布于肌组织和腺内的终末结构，支配肌纤维的收缩和腺的分泌。神经末梢与邻近组织共同组成效应器（effector）。运动神经末梢又分躯体和内脏运动神经末梢两类。

1. 躯体运神经末梢 分布于骨骼肌内。有髓神经纤维抵达骨骼肌时失去髓鞘，其轴突反复分支，分支呈爪状贴附在骨骼肌纤维表面，形成运动终板（motor end plate）（图 22 - 9）。

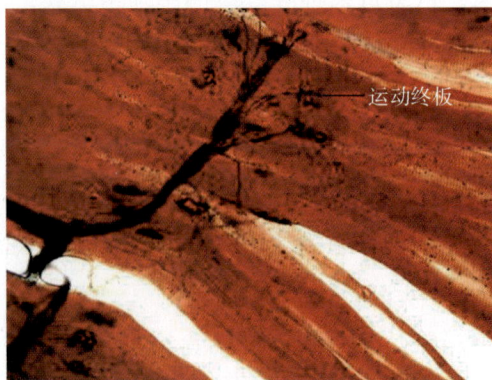

图 22 - 9 运动终板（光镜图）

2. 内脏运动神经末梢 分布到内脏及血管的平滑肌、心肌和腺细胞。

知识拓展

神经再生

　　数十年来不少科学家为研究神经再生进行不懈的努力，近年来已注意到一类能促进神经生长的化学物质称神经营养因子（neurotrophic factor）的作用。同时又根据胚胎神经元容易生长及周围神经能再生的特点，把胚胎脑组织、周围神经或周围神经的组分（如基膜或基膜的化学成分）移植到脑内，以期促进中枢神经再生。

思考题

1. 简述神经元的结构。
2. 简述化学性突触的结构。
3. 简述神经末梢的分类。

（唐　利）

扫码"练一练"

第二十三章

消化系统

消化系统（digestive system）由消化管和消化腺组成。

第一节　消化管

一、消化管壁的一般结构

消化管壁（除口腔和咽以外）由内向外一般分为四层，依次为黏膜、黏膜下层、肌层和外膜（图 23-1）。

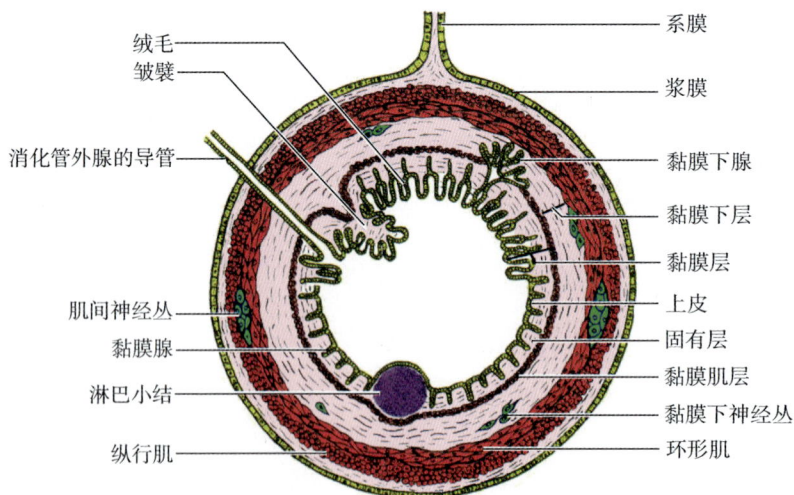

图 23-1　消化管壁模式图

（一）黏膜

黏膜（mucosa）为消化管壁的内层，是食物消化、吸收的重要部位，黏膜由内向外分为三层，依次为上皮、固有层和黏膜肌层。在消化管的不同段，黏膜的结构差异很大。

1. 上皮　口腔、咽、食管和肛管下段的上皮为复层扁平上皮，以保护功能为主；其余消化管的上皮为单层柱状上皮，以消化吸收功能为主。

2. 固有层　由疏松结缔组织构成，固有层内含有丰富的腺体（胃腺和肠腺）、毛细血管、毛细淋巴管等。

3. 黏膜肌层　属于薄层平滑肌，分内环、外纵两种走向。

（二）黏膜下层

黏膜下层（submucosa）由结缔组织构成，含小消化腺（食管腺、十二指肠腺）、黏膜下神经丛等。黏膜和黏膜下层一起向消化管腔内突出形成的突起称皱襞，皱襞有扩大消化管黏膜表面积的作用。

（三）肌层

肌层（muscularis）口腔、咽、食管上段和中段的一部分肌层和肛门外括约肌为骨骼肌，除此之外，其余各部为平滑肌。肌层一般分为内环、外纵两种走行。胃壁肌层分为内斜行、中环行和外纵行三层平滑肌。

（四）外膜

外膜（adventitia）为消化管的外层。咽、食管和大肠末段的外膜为纤维膜（fibrosa），由薄层结缔组织构成；其余部位的消化管壁的外膜为浆膜（serosa），由间皮和薄层结缔组织构成的。

二、食管

食管管壁由黏膜、黏膜下层、肌层和外膜构成（图23-2）。

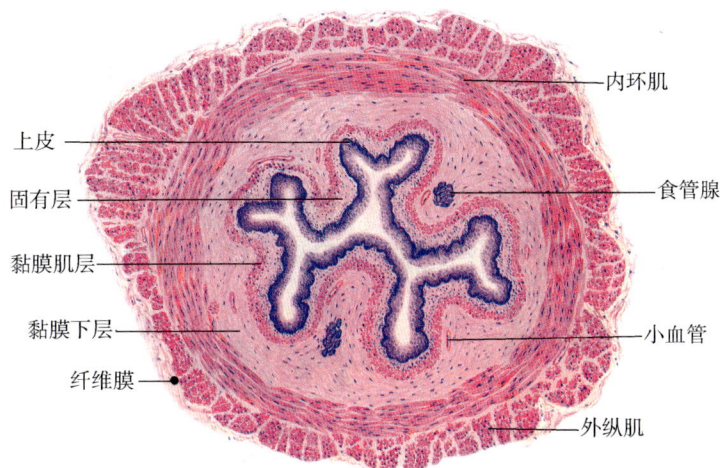

图23-2　食管壁的微细结构

（一）黏膜

食管上皮为未角化的复层扁皮上皮。

（二）黏膜下层

含食管腺，食管腺分泌的黏液具有湿润食物和保护食管管壁的作用。

（一）黏膜

1. 上皮 小肠上皮为单层柱状上皮，由吸收细胞、杯状细胞和少量内分泌细胞构成。

（1）吸收细胞（absorptive cell） 数量最多，呈高柱状，细胞游离面有纹状缘，纹状缘可以使细胞游离面的面积扩大30倍。

（2）杯状细胞（goblet cell） 分泌黏液，十二指肠的上皮内只有少量的杯状细胞，从十二指肠至大肠，杯状细胞的数量逐渐增多。

（3）内分泌细胞 数量不多但种类很多。

2. 固有层 有大量的小肠腺、丰富的淋巴组织、巨噬细胞、浆细胞等。小肠黏膜的上皮和固有层向肠腔内伸出的指状突起称小肠绒毛（intestinal villus），小肠绒毛中轴的固有层内有丰富毛细血管和1~2条中央乳糜管（central lacteal），中央乳糜管是小肠绒毛内纵行的毛细淋巴管，以盲端起始于小肠绒毛顶部。

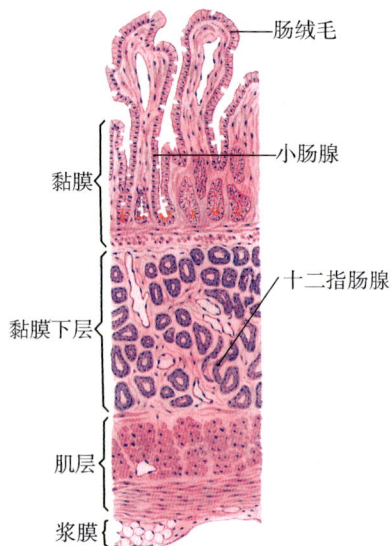

图 23-4 十二指肠的微细结构

（1）小肠腺（small intestinal gland） 开口于小肠绒毛根部之间，为小肠绒毛根部的上皮内陷而成。小肠腺的细胞主要有柱状细胞、杯状细胞和潘氏细胞。

（2）淋巴组织 小肠壁固有层内有大量分散的淋巴细胞，还有淋巴滤泡，或称淋巴小结，十二指肠的淋巴滤泡少而小，向下逐渐增多。

3. 黏膜肌层 由内环、外纵两种走向的薄层平滑肌组成。

（二）黏膜下层

十二指肠的黏膜下层内含大量十二指肠腺，为复管泡状的黏液性腺。此腺分泌黏稠的碱性黏液，可保护十二指肠黏膜避免其受胃酸侵蚀。

小肠的黏膜和黏膜下层向肠腔内突起形成环形皱襞，它扩大了小肠黏膜的表面积。微绒毛、肠绒毛和环行皱襞这三级突起使小肠腔的表面积扩大了约600倍。

（三）肌层

肌层由内环、外纵两种走向的平滑肌组成。

（四）外膜

除部分十二指肠为纤维膜，其余大部分为浆膜。

五、大肠

大肠分盲肠、阑尾、结肠、直肠和肛管。盲肠、结肠和直肠的组织学结构基本相同。

（一）盲肠、结肠和直肠

1. 黏膜 无绒毛，上皮为单层柱状上皮，由吸收细胞和大量的杯状细胞组成，固有层内有丰富的大肠腺和散在的孤立淋巴小结。

2. 黏膜下层 为结缔组织，可见小血管、淋巴管和成群的脂肪细胞等。

3. 肌层 由内环、外纵两种走向的平滑肌组成。

4. 外膜 小部分为纤维膜，大部分为浆膜。盲肠、横结肠、乙状结肠为浆膜；升结肠和降结肠的前壁都是浆膜，后壁都是纤维膜；直肠上 1/3 段的大部和中 1/3 段的前壁是浆膜。

（二）阑尾

阑尾管壁薄，管腔小而不规则，无绒毛。固有层内有大量淋巴小结，肌层较薄，外膜为浆膜。

（三）直肠和肛管

直肠与结肠组织结构相似。肛管内在齿状线处，单层柱状骤变为轻度角化的复层扁平上皮，大肠腺与黏膜肌层消失。黏膜下层富含静脉丛。环行平滑肌在肛门处增厚形成肛门内括约肌。

第二节 消化腺

消化腺（digestive gland）包括位于消化管壁内的小消化腺（如胃底腺、小肠腺等）和位于消化管壁外的大消化腺。大消化腺包括肝、胰和三对大唾液腺。

一、大唾液腺

大唾液腺有三对，即腮腺、下颌下腺和舌下腺。

（一）大唾液腺的一般结构

1. 腺泡（acinus） 由单层立方或锥形腺细胞组成。腺泡一般分浆液性、黏液性和混合性三种类型。

（1）浆液性腺泡（serous acinus） 由浆液性腺细胞组成。在 HE 染色切片中，细胞核呈圆形，位于基部，细胞质染色较深，含有嗜酸性的酶原颗粒。

（2）黏液性腺泡（mucous acinus） 由黏液性腺细胞组成。在 HE 染色切片中，细胞核呈扁圆形，居细胞底部，胞质着色较浅，因分泌颗粒在切片中不能显示，细胞呈空泡状，分泌物为糖蛋白和水结合而成的黏液，较黏稠。

（3）混合性腺泡（mixed acinus） 由浆液性腺细胞和黏液性腺细胞共同组成。

2. 导管（duct） 导管的起始部为闰管，闰管直接与腺泡相连，管壁多为单层立方上皮；闰管汇合为纹状管，纹状管的管壁为单层高柱状上皮；纹状管再汇合成小叶间导管，小叶间导管的管径较粗，上皮由单层柱状上皮逐渐移行为假复层柱状上皮；小叶间导管最后汇合成一条或几条总导管，总导管在近口腔开口处逐渐移行为复层扁平上皮，与口腔黏膜的复层扁平上皮相续。

（二）三对大唾液腺的结构特点

1. 腮腺 为人体最大的唾液腺，属于纯浆液性腺，分泌物含唾液淀粉酶和溶菌酶，两种酶分别具有消化食物中的淀粉和抵抗细菌入侵的作用。

2. 下颌下腺 属于混合性腺，浆液性腺泡多，而黏液性腺泡和混合性腺泡少。分泌物中含黏液较多，含唾液淀粉酶较少。

扫码"学一学"

凹陷围成，在肝板内连接成网格状管道。正常情况下，肝细胞分泌的胆汁直接进入胆小管，胆汁不会从胆小管溢出至窦周隙；当肝细胞发生变性、坏死或胆道堵塞内压增高时，胆小管的正常结构被破坏，胆汁就会溢入窦周隙，从而出现黄疸。

5. 肝血窦（hepatic sinusoid）　　是位于肝板之间的相互吻合的网状管道，血窦的腔大而不规则，血液从小叶间动脉和小叶间静脉经肝血窦流入中央静脉。肝血窦属毛细血管，管壁内皮细胞之间有较大的间隙，通透性较大，有利于肝细胞与血液进行物质交换。肝血窦内的肝巨噬细胞也称库普弗细胞（Kupffer cell）。该细胞具有很强的吞噬功能，可吞噬细菌、病毒、异物及衰老、破碎的红细胞，在肝内起重要的防御作用（图 23 - 8）。

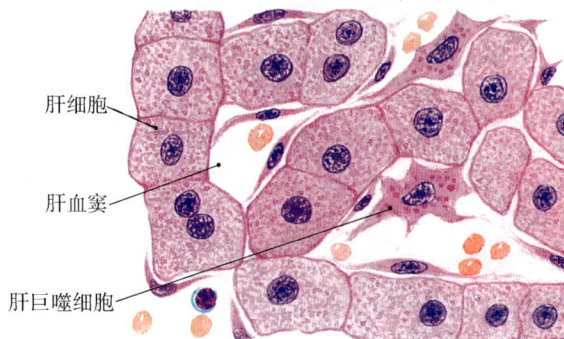

肝细胞

肝血窦

肝巨噬细胞

图 23 - 8　肝索和肝血窦

6. 窦周隙（perisinusoidal space）　　是肝血窦内皮细胞与肝细胞之间的狭窄间隙，又称 Diss 间隙，宽约 0.4μm，仅在电镜下能够看到。窦周隙内充满来自肝血窦渗出的血浆。肝细胞窦面有许多微绒毛伸入窦周隙，进行物质交换。窦内还存在一种贮脂细胞，在病理状况下，贮脂细胞增生并转化为成纤维细胞，产生大量纤维，与肝纤维化的发生有关。

（二）门管区（portal area）

相邻的几个肝小叶之间隔以结缔组织，该区域有小叶间动脉、小叶间静脉和小叶间胆管伴行通过，此区域称门管区。

1. 小叶间动脉　　是肝固有动脉左右支在肝内的分支，管径较细，管腔小而圆，管壁厚，由内皮和数层环行平滑肌构成。

2. 小叶间静脉　　是肝门静脉在肝内的分支，管腔大而不规则，管壁薄，内皮外只有少量散在平滑肌和结缔组织。

3. 小叶间胆管　　由胆小管汇集而成，管腔圆，管壁由单层立方上皮构成。小叶间胆管在肝内反复汇集，最后形成肝左、右管引流胆汁出肝。

（三）肝内血液循环

肝的血供十分丰富，其血供通常分功能性血管和营养性血管。从肝门入肝的血管有肝门静脉和肝固有动脉。肝门静脉属于肝的功能性血管，其分支形成小叶间静脉；肝固有动脉属于肝的营养性血管，其分支形成小叶间动脉。小叶间动、静脉的血液都注入肝血窦，然后从肝小叶周围缓慢地流入中央静脉。数条中央静脉汇合成小叶下静脉，最后汇合成肝左、中、右静脉出肝，注入下腔静脉。

知识拓展

肝细胞的再生

在正常的生理状态下，绝大多数成熟的肝细胞处于静息状态，进行有丝分裂的肝细胞所占比例不到万分之一。当肝细胞受到损伤或肝部分切除之后，肝细胞表现出惊人的再生能力，譬如，一个人手术切除了50%的肝，剩余的另一半肝组织可再生至原有的重量和体积后停止，从而保持最佳的肝脏重量/体重比。

思考题

1. 胃底腺主要有哪三型细胞，各有何功能？
2. 胰岛内主要有哪三型细胞，各有何功能？
3. 胆汁经何途径流入十二指肠内？

（方安宁）

扫码"练一练"

（三）终末细支气管

管径约为 0.5mm，上皮为单层纤毛柱状上皮，无杯状细胞，腺体和软骨片完全消失，出现完整的环行平滑肌层，黏膜皱襞更明显。

二、肺呼吸部

肺的呼吸部包括呼吸性细支气管、肺泡管、肺泡囊和肺泡，各部的共同特点是都有肺泡。肺的呼吸部具有气体交换功能（图 24 - 3）。

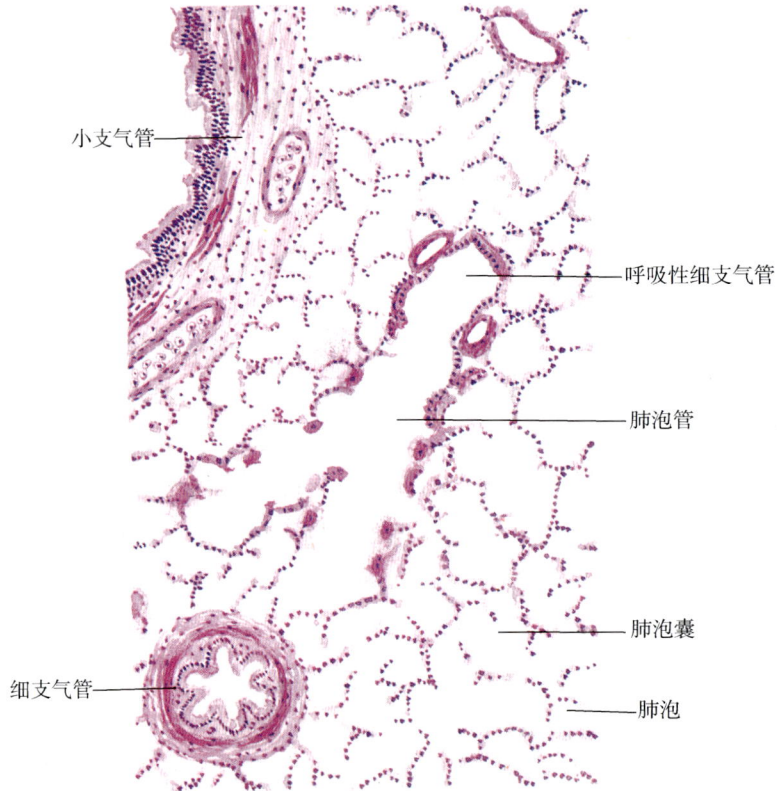

图 24 - 3 肺的微细结构

（一）呼吸性细支气管

每个终末细支气管分支形成 2 ~ 3 个呼吸性细支气管，呼吸性细支气管的管壁上出现少量肺泡，上皮为单层立方上皮，上皮外面可见少量环行平滑肌纤维和弹性纤维。在肺泡开口处，单层立方上皮移行为单层扁平上皮。

（二）肺泡管

每个呼吸性细支气管可分支形成 2 ~ 3 个肺泡管，肺泡管的管壁上有大量肺泡，因而管壁自身的结构很少。由于肌纤维环行围绕于肺泡开口处，故在切片中相邻肺泡开口之间可见结节状膨大。

（三）肺泡囊

每个肺泡管可分支形成 2 ~ 3 个肺泡囊，肺泡囊的管壁上全都是肺泡，相邻肺泡开口之间没有环行平滑肌束，故切片中看不到结节状膨大。

（四）肺泡

是肺支气管树的末端部分，为半球形的小囊，肺泡直径约为 0.2mm，开口于肺泡囊、肺泡管或呼吸性细支管的管腔，是肺进行气体交换的部位。成人每侧肺约有 3 亿~4 亿个肺泡，吸气时总表面积可达 140m^2。相邻肺泡之间的结缔组织称肺泡隔。

1. 肺泡上皮　由 I 型肺泡细胞和 II 型肺泡细胞组成（图 24 - 4）。

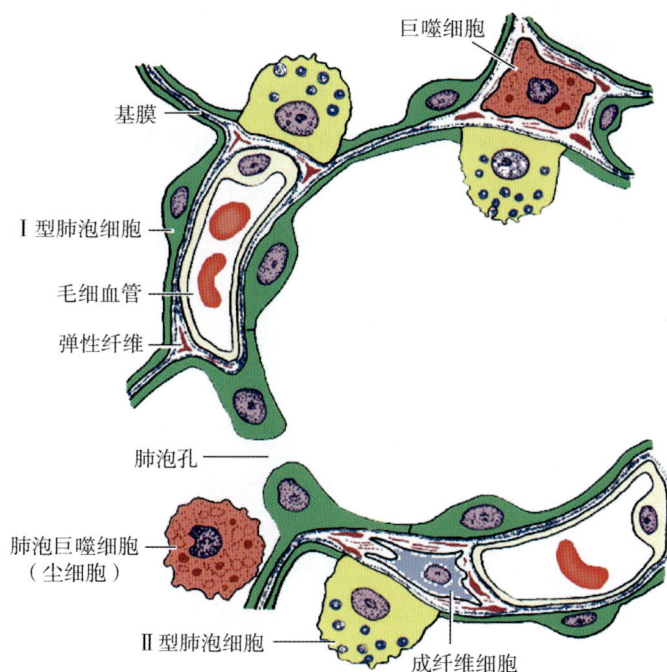

图 24 - 4　肺泡与肺泡隔

（1）I 型肺泡细胞（type I alveolar cell）　细胞扁平，覆盖肺泡表面积的 95%，细胞无核部分的胞质薄，厚约 0.2μm，参与构成气 - 血屏障，细胞含核部分较厚并且突向肺泡腔。电镜下，I 型肺泡细胞的细胞器少，胞质内可见较多的吞饮小泡，小泡内含有表面活性物质和微小的尘粒，这些物质可被转运到肺泡外的间质中清除。I 型肺泡细胞无分裂增殖能力，损伤后由 II 型肺泡细胞增殖分化补充。

（2）II 型肺泡细胞（type II alveolar cell）　位于 I 型肺泡细胞之间，数量较 I 型肺泡细胞多，但覆盖面积小，仅为肺泡表面的 5% 左右。II 型肺泡细胞呈立方形或圆形，核圆形，胞质着色浅、呈泡沫状。电镜下，胞质内细胞核上方有较多高电子密度的分泌颗粒，颗粒内含同心圆或平行排列的板层结构，又称嗜锇性板层小体（osmiophilic multilamellar body）。小体内的物质为表面活性物质，主要成分为磷脂，以二棕榈酰卵磷脂为主，此外还含有糖胺多糖和蛋白质等。细胞将颗粒内物质释放到肺泡上皮腔面，形成一层薄膜，该层由表面活性物质形成的液体薄膜有降低肺泡表面张力的作用，能稳定肺泡直径的大小。吸气时肺泡扩张，表面活性物质密度降低，表面张力反而增大导致肺泡回缩力增大，从而防止肺泡过度膨胀；呼气时肺泡缩小，表面活性物质密度增加，表面张力反而降低，阻止肺泡过度塌陷。II 型肺泡细胞有分裂增殖能力，但 II 型肺泡细胞不直接参与气体交换。

2. 肺泡隔　是相邻肺泡之间的薄层结缔组织，属于肺的间质。肺泡隔内有丰富的毛细血管网和弹性纤维。肺泡隔内还有毛细淋巴管、成纤维细胞、巨噬细胞、浆细胞、肥大细胞和神经纤维。

　　肺巨噬细胞（pulmonary macrophage）来源于血液中的单核细胞，有的游走进入肺泡腔。肺泡腔中的巨噬细胞吞噬了大量进入肺内的尘埃颗粒后，称为尘细胞（dust cell）。在左心力衰竭伴肺淤血时，大量红细胞进入肺间质内，被肺巨噬细胞吞噬，此时肺巨噬细胞胞质中含大量血红蛋白分解产物——含铁血黄素颗粒，称为心衰细胞。

　　3. 肺泡孔　是相邻肺泡之间的小孔，肺泡孔的数目随年龄的增加而增加。在肺部感染时，肺泡孔也是炎症蔓延的通道。

　　4. 气-血屏障（blood-air barrier）　又称呼吸膜，是肺泡腔内氧气与肺泡隔毛细血管内血液携带的二氧化碳进行气体交换所通过的结构，由肺泡表面液体层、Ⅰ型肺泡细胞与基膜、薄层结缔组织、毛细血管基膜与连续内皮构成。正常的气-血屏障厚 $0.2 \sim 0.5\mu m$，当肺纤维化或肺水肿时，气-血屏障增厚，影响气体交换，导致机体缺氧。

知识拓展

新生儿的啼哭与肺扩张

　　胎儿在母体内时，肺是实质性器官，肺内充满液体没有空气，胎儿是通过胎盘血液循环由母亲供给氧气的，出生后，孩子就靠自己的肺呼吸了。新生儿的第一声啼哭表明肺已经张开，这是婴儿独立呼吸的第一步，在出生之后的一周内，肺泡基本扩张完全。医生通常通过哭声大小来评估新生儿的成熟度和发现疾病，比如哭声洪亮说明肺发育良好，早产儿的哭声比较弱小提示肺扩张不良，有先天性心脏病或呼吸系统疾病的新生儿哭声也弱小。新生儿肺扩张不良的主要原因是Ⅱ型肺泡细胞发育不良，表面活性物质分泌不足引起肺不张。

思 考 题

1. 呼吸道的管壁分哪几层？
2. 何谓呼吸膜？呼吸膜有何临床意义？
3. 何谓导气部？何谓呼吸部？

（方安宁）

扫码"练一练"

第二十五章

泌尿系统

扫码"学一学"

第一节　肾

一、肾的一般结构

肾表面包有一层被膜，这层被膜由致密结缔组织构成，又称纤维膜。肾实质由浅层的皮质和深层的髓质构成。髓质内有 10～18 个肾锥体，锥体末端突入肾小盏内，称肾乳头，伸入肾锥体之间的皮质称为肾柱。髓质的结构呈放射状伸入皮质，构成髓放线，每条髓放线及两边各 1/2 的皮质迷路称为肾小叶，每个肾锥体及其周围的皮质构成一个肾叶。

显微镜下观察，肾实质由大量肾单位和集合管构成，肾单位由肾小体和肾小管两部分组成，每个肾有 100 万个以上的肾单位，肾单位是尿液形成的结构和功能单位。集合管与肾小管合称为泌尿小管。

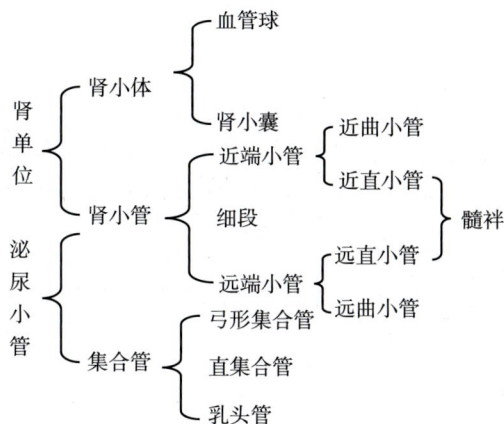

```
                          ┌─ 血管球
              ┌─ 肾小体 ─┤
              │           └─ 肾小囊         ┌─ 近曲小管
         肾   │                  近端小管 ─┤
         单   │                              └─ 近直小管 ┐
         位 ──┤   肾小管 ──┼─ 细段                       ├─ 髓袢
    泌        │                              ┌─ 远直小管 ┘
    尿        │                  远端小管 ─┤
    小        └                              └─ 远曲小管
    管                      ┌─ 弓形集合管
              └─ 集合管 ───┼─ 直集合管
                           └─ 乳头管
```

· 305 ·

二、肾实质的结构

（一）肾单位

1. 肾小体（renal corpuscle）　由血管球及肾小囊两部分构成。呈球形，直径约200μm。每个肾小体都有两个极，血管出入端为血管极（vascular pole），另一端与近端小管曲部相连，称尿极（urinary pole）。肾小体位于肾的皮质（图25－1）。

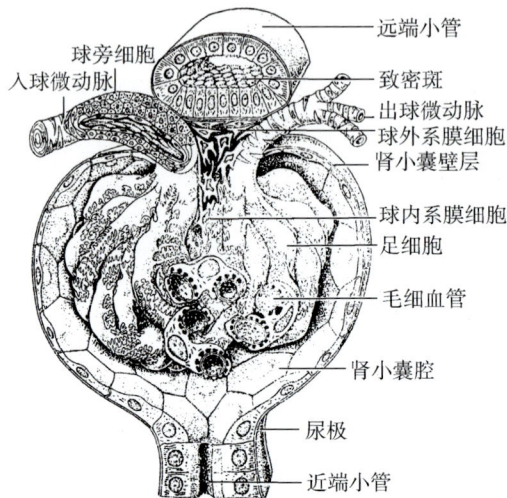

远端小管
球旁细胞
入球微动脉
致密斑
出球微动脉
球外系膜细胞
肾小囊壁层
球内系膜细胞
足细胞
毛细血管
肾小囊腔
尿极
近端小管

图25－1　肾小体结构模式图

（1）血管球（golmerulus）　为一团蟠曲的毛细血管袢，由入球微动脉（afferent arteriole）从血管极进入肾小囊后反复分支而形成，血管袢之间有球内系膜支持。毛细血管再汇成一条出球微动脉（efferent arteriole），从血管极离开肾小囊。出球微动脉管径较入球微动脉细，因此血管球毛细血管内的压力比较高。当血液流过血管球时，大量的水分和小分子物质可通过血管壁滤入肾小囊。电镜下，血管球的毛细血管为有孔毛细血管，孔径50～90nm，孔上无窗膜覆盖，有利于血液滤过。

球内系膜（intrag－lomerular mesangium）又称血管系膜（mesangium），由球内系膜细胞和系膜基质组成，位于血管球毛细血管之间。系膜细胞能合成和分泌基质，有吞噬和清除异物等作用。

（2）肾小囊（renal capsule）　该囊为杯状双层囊，其外层为单层扁平上皮，外层又称壁层，在肾小体尿极处延续为近曲小管上皮，在血管极处肾小囊外层的单层扁平上皮向内反折成为肾小囊的脏层。脏壁两层之间的腔为肾小囊腔，肾小囊腔与近曲小管腔直接相通。

肾小囊的脏层细胞形态特殊，称足细胞（podocyte）。足细胞体积大，从胞体伸出若干较大的初级突起，每个初级突起又分出许多指状的次级突起，次级突起又称足突，相邻足细胞次级突起相互穿插镶嵌成栅栏状，足突之间的间隙称为裂孔，宽约25nm，上面覆盖一层厚约6nm的薄膜，称为裂孔膜（slit membrane）。

当血液流经血管球毛细血管时，血浆内的成分滤入肾小囊腔必须经过有孔内皮、基膜以及足突间的裂孔膜，这三层结构称为滤过膜（filtration membrane）或称滤过屏障（filtration barrier）。滤入肾小囊腔的液体称原尿，原尿除不含大分子的蛋白质外，其成分与血浆相似。滤过膜的三层结构分别对血浆成分具有分子大小和电荷的双重选择性通透作用。成人两肾每24小时可产生原尿180L。

2. 肾小管（renal tubule）　肾小管分为近端小管、细段和远端小管三个部分，近端小管又分为近端小管曲部和近端小管直部，远端小管也分为远端小管曲部和远端小管直部（图25-2），肾小管管壁均由单层上皮构成，上皮外有基膜和少量结缔组织。

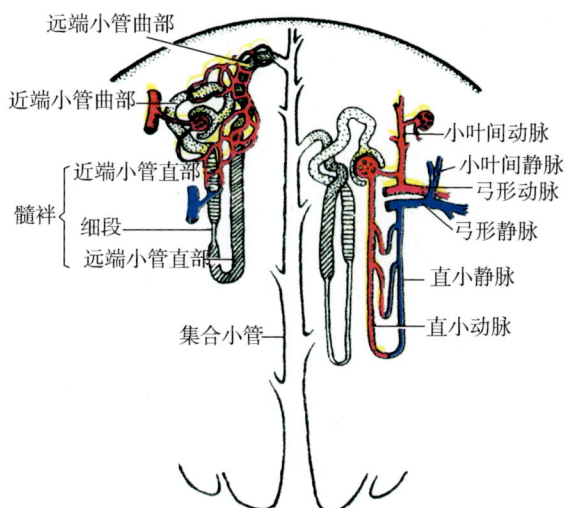

图25-2　泌尿小管和肾血管模式图

（1）近端小管（proximal tubule）　为肾小管中最长最粗的一段。近端小管是原尿重吸收的重要场所。近端小管曲部简称近曲小管，近端小管直部简称近直小管。

①近曲小管：管壁由单层立方或锥体形细胞构成，细胞核靠近细胞基底部，胞质强嗜酸性，细胞游离面上有刷状缘，细胞界限不清。

电镜下显示刷状缘为密集排列的微绒毛，大大增加了细胞的表面积，有利于重吸收。细胞侧面有许多指状侧突，分界不清。细胞基底部有发达的质膜内褶，侧突及质膜内褶使细胞侧面及基底面的面积扩大，有利于进行物质交换。细胞基部质膜上含有丰富的 Na^+，K^+-ATP 酶（钠钾泵），可将细胞内钠离子泵出。

②近直小管：其结构与近曲小管基本相似，只是上皮细胞较矮，微绒毛、侧突和质膜内褶等不如近曲小管发达。近直小管是髓袢降支的重要组成部分。

（2）细段（thin segment）　管径细，管壁由单层扁平上皮构成。细段上皮薄，有利于水和离子的通透。细段先参与构成髓袢降支，再返折上行，又参与构成髓袢升支。

（3）远端小管（distal tubule）　虽然远端小管比近端小管细，但由于远端小管的管壁细胞较小，远端小管的管腔反而比近端小管大。远端小管的上皮细胞呈立方形，染色较浅，细胞界限较清楚，细胞核位于近腔侧，游离面无刷状缘。远端小管直部简称远直小管，远端小管曲部简称远曲小管。

①远直小管：远直小管是髓袢升支的重要组成部分。电镜下，上皮细胞腔面仅有少量短小的微绒毛，细胞基底部质膜内褶发达。基底部质膜上有丰富的 Na^+,K^+-ATP 酶，可将钠离子泵入细胞间质内。

②远曲小管：其超微结构与远直小管相似，但质膜内褶和线粒体不如远直小管发达。

远曲小管是离子交换的重要部位，细胞可吸收水、Na^+ 和分泌 K^+、H^+、NH_3 等功能，在维持体液的水平衡和酸碱平衡方面起重要作用。远曲小管的功能活动受醛固酮和抗利尿激素（ADH）的调节，抗利尿激素促其重吸收水，使尿液浓缩，尿量减少；醛固酮促其重吸收 Na^+ 及排出 K^+。

（4）髓袢（medullary loop），又称肾单位袢（nephron loop）由近端小管直部、细段和远端小管直部三者构成"U"形的袢。

（二）集合管

从皮质到髓质，集合管（collecting tubule）的管径逐渐变粗，管壁上皮细胞由立方形细胞逐渐变为柱状细胞。管壁细胞胞质着色浅，细胞界限清晰，细胞核圆形，位于细胞中央。集合管分为弓形集合管、直集合管和乳头管三段。集合管的功能活动也受醛固酮和抗利尿激素的调节，进一步重吸收水和交换离子。

肾小体形成的原尿，流经肾小管和集合管后，原尿中99%左右的水、无机盐和营养物质等被重吸收入血液；同时肾小管上皮细胞还主动分泌和排泄机体的部分代谢废物；经集合管进一步浓缩最后形成终尿，经乳头管进入肾小盏。成人每天排出终尿 1~2L，为原尿的1%左右。肾在生成尿液过程中不仅排出了代谢废物，而且在维持机体水盐平衡和内环境稳定诸方面起了重要作用。

三、肾间质

肾间质为泌尿小管间的少量结缔组织。肾间质中的纤维主要由 I 型、III 型和 VI 型胶原蛋白组成，I 型胶原蛋白参与构成胶原纤维，III 型胶原蛋白参与构成网状纤维，VI 型胶原蛋白参与构成基膜。间质中的细胞有很多种，主要有成纤维细胞、巨噬细胞和载脂间质细胞，后者可以产生前列腺素、肾髓质抗高血压脂，有降低血压的作用。

四、球旁复合器

肾小球旁器（juxtaglomerular apparatus）又称球旁复合体（juxtaglomerular complex）由球旁细胞、致密斑和球外系膜细胞三部分组成（图25-3），位于肾小体血管极处的一个三角形区域中。

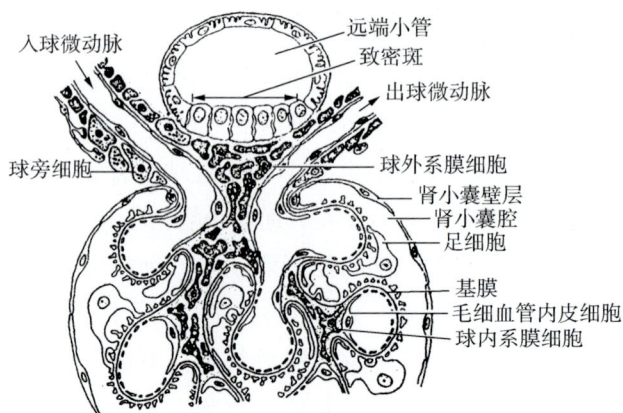

图 25-3　球旁复合体模式图

（一）球旁细胞

球旁细胞（juxtaglomerular cell）位于入球微动脉的管壁上，由入球微动脉靠近肾小体处的管壁平滑肌细胞转化而成，胞体较大，呈立方形，细胞核大而圆，胞质弱嗜碱性，胞质内含许多分泌颗粒，颗粒内含肾素（renin）。

肾素能使血浆中血管紧张素原转变成血管紧张素 I，后者在血管内皮细胞分泌的转换酶的作用下再转变为血管紧张素 II，血管紧张素 I、II 均可使血管平滑肌收缩而使血压升高；另外，血管紧张素 II 能促使肾上腺皮质分泌醛固酮，促进 Na^+ 的重吸收，同时伴有水的进一步重吸收，导致血容量增大，血压升高，滤过作用增强。肾素-血管紧张素系统是机体维持血压的重要机制之一。

（二）致密斑

远端小管靠近肾小体血管极一侧的上皮细胞变为高柱状细胞且排列紧密，形成椭圆形的隆起，称为致密斑（macula densa）。致密斑是一种钠离子感受器，可感受远端小管管腔液体中 Na^+ 浓度的变化。当 Na^+ 浓度降低时，致密斑将此信息传递给球旁细胞从而使其分泌肾素，远曲小管和集合管因此增强对 Na^+ 的重吸收。

（三）球外系膜细胞

球外系膜细胞（extraglomerular mesangial cell）又称极垫细胞，位于入球微动脉、出球微动脉和致密斑围成的三角形范围内，与球旁细胞和球内系膜细胞之间均有缝隙连接，因此认为它可能有传递信息的作用。

五、肾的血液循环

肾的血液循环与尿液的产生有密切的关系，肾的血液循环特点构成了产生尿液的结构基础。肾的血液循环有以下特点：①肾动脉直接起于腹主动脉，粗而短，血流量大且流速快，约 4～5 分钟，人体的有效循环血液就全部流经肾内而被滤过。②出球微动脉管径较入球微动脉细，因此血管球毛细血管内的压力比较高，有利于滤过。③血管通路中两次形成毛细血管网，入球微动脉反复分支形成的血管球为动脉型毛细血管网，起滤过作用；出球微动脉在肾间质中形成球后毛细血管网分布于肾小管周围，因球后毛细血管网内的胶体渗透压较高，有利于泌尿小管重吸收的物质进入血液。④肾单位袢周围存在着伴行的"U"形的血管袢，这样的结构有利于尿液的浓缩。⑤皮质血流量占肾血流量的 90% 左右，流速快，当短时间内大量失血时，肾内中、小动脉发生痉挛导致皮质的血供不足，导致肾小体滤过功能低下，患者出现少尿甚至无尿，发生急性肾功能衰竭。

第二节　排尿管道

排尿管道包括输尿管、膀胱和尿道。排尿管道的管壁结构有许多相似之处，均由黏膜、肌层和外膜组成，黏膜上皮为变移上皮，但细胞层次有些不同。

一、输尿管

输尿管黏膜形成许多纵行皱襞，黏膜上皮细胞有 4～5 层，固有层为致密结缔组织，输尿管上 2/3 段的肌层为内纵、外环两层走向不同的平滑肌，下 1/3 段肌层增厚，为内纵、中环和外纵三层平滑肌，外膜为疏松结缔组织。

二、膀胱

膀胱是贮存尿液的器官，膀胱空虚时黏膜可见许多皱襞，膀胱充盈时皱襞减少或消失。膀胱空虚时黏膜上皮约 8～10 层细胞的厚度，盖细胞呈立方形；膀胱充盈时上皮变为仅 3～4 层细胞的厚度，盖细胞变扁。上皮表层细胞之间有广泛的紧密连接和桥粒，起防止尿液渗漏的作用。固有层内胶原纤维和弹性纤维的数量较多。肌层由内纵、中环、外纵三层平滑肌组成，在尿道内口处中层环形平滑肌增厚为内括约肌。膀胱顶部的外膜为浆膜，其余的外膜为纤维膜。

知识拓展

肾的内分泌功能

肾除了产生尿液之外，还能产生很多种类型的激素或生物活性物质。肾内多种细胞均可以产生前列腺素（PG），PG 可分为 A、E、F、G、H、I 等类型，如血管系膜细胞可产生 PGI_2，载脂间质细胞可以产生 PGE_2。PGI_2 和 PGE_2 可使血管平滑肌松弛，有降血压的作用，还能促进肾皮质分泌红细胞生成素（EPO）。肾中含有丰富的血管内皮生长因子（VEGF），VEGF 可以调节血管的发生，还可以增加血管的通透性。

思考题

1. 简述肾实质的结构。
2. 何谓滤过膜？
3. 何谓球旁复合体？各有何功能？
4. 简述与原尿形成相关的组织结构。

（修丽莉）

扫码"练一练"

生殖系统

1. 睾丸、附睾及附属腺的组织结构与功能。
2. 卵巢、输卵管及子宫的组织结构与功能。
3. 乳腺的组织结构特点。

　　生殖是人类繁殖后代、延续种系的重要而复杂的生命活动过程，包括生殖细胞的形成、交配、受精、着床、胚胎发育、分娩和哺乳等环节。

第一节　男性生殖系统

　　男性生殖系统包括内生殖器和外生殖器两部分。内生殖器包括睾丸、输精管道和附属腺；外生殖器包括阴囊和阴茎。

一、睾丸

　　睾丸（testis）为男性的生殖腺，具有产生精子和分泌雄性激素的功能。睾丸大部分表面被覆浆膜称鞘膜脏层；浆膜深部的致密结缔组织称白膜（tunica albuginea），白膜在睾丸后缘增厚形成睾丸纵隔（mediastinum testis），睾丸纵隔向睾丸内部放射状发出睾丸小隔，将睾丸实质分隔成约 250 个锥体形的睾丸小叶，每个小叶内有 1～4 条生精小管（seminiferous tubule），生精小管之间的疏松结缔组织构成睾丸间质。生精小管接近睾丸纵隔处移行为短而直的直精小管（tubui recti），进入睾丸纵隔后相互吻合形成睾丸网（rete testis）（图 26-1）。

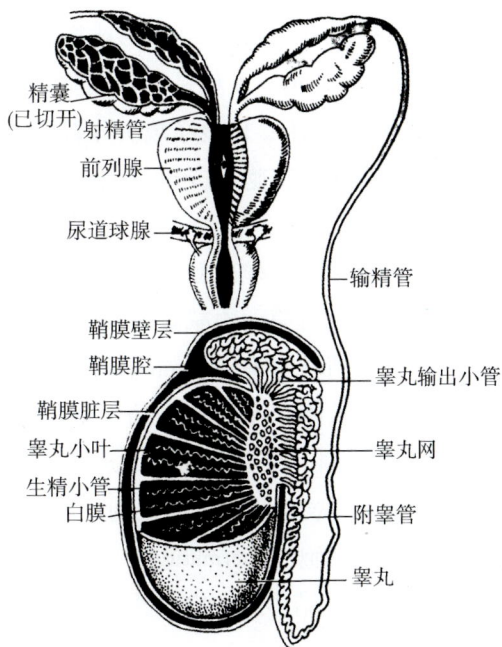

　　精囊（已切开）
　　射精管
　　前列腺
　　尿道球腺
　　输精管
　　鞘膜壁层
　　鞘膜腔
　　鞘膜脏层
　　睾丸输出小管
　　睾丸小叶
　　睾丸网
　　生精小管
　　白膜
　　附睾管
　　睾丸

图 26-1　睾丸、附睾的结构和排精途径模式图

扫码"学一学"

（一）生精小管

生精小管又称曲精小管，是精子产生的部位，管壁由生精上皮、基膜及其外部的肌样细胞和胶原纤维构成。生精上皮由支持细胞和 5~8 层生精细胞组成（图 26-2）。

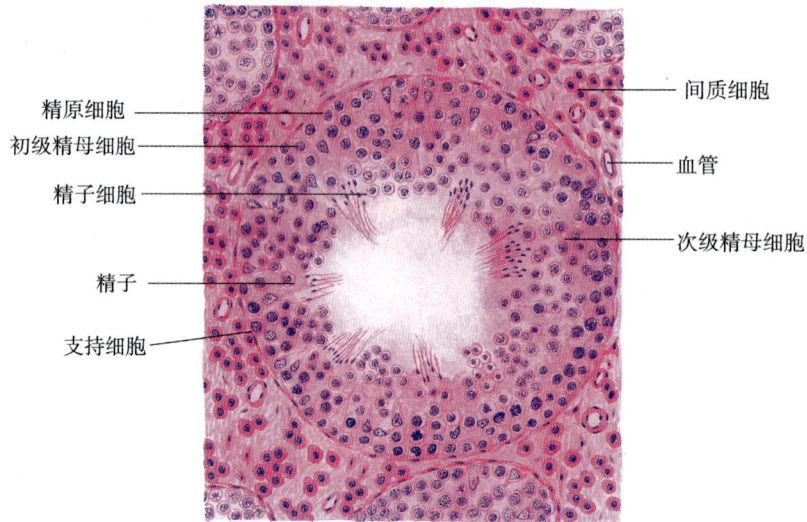

图 26-2　睾丸的组织结构图

1. 生精细胞　成人的生精细胞是一组细胞，包括精原细胞、初级精母细胞、次级精母细胞、精子细胞和精子。从精原细胞增殖分化形成精子的过程称精子发生（spermatogenesis），此过程包括精原细胞的增殖、精母细胞的减数分裂和精子的形成。

（1）精原细胞（spermatogonium）　精原细胞紧贴基膜，细胞体积较小，直径约 $12\mu m$，呈圆形或椭圆形，核圆形，染色浅。精原细胞分 A、B 两型，A 型是生精细胞中的干细胞，不断分裂增殖为 A、B 型精原细胞；B 型经数次分裂后，成为初级精母细胞。

（2）初级精母细胞（primary spermatocyte）　位于精原细胞的近腔侧，体积较大，直径约 $18\mu m$，常有数层，核大而圆，内含或粗或细的染色质丝（丝球状），染色体核型为 46，XY。细胞经过 DNA 复制后，进行第一次减数分裂，形成两个次级精母细胞。

（3）次级精母细胞（secondary spermatocyte）　位于精原细胞的近腔侧，细胞体积小，直径约 $12\mu m$，核型为 23，X 或 23，Y。由于无 DNA 复制，存在时间短，迅速完成第二次减数分裂而形成两个精子细胞，故光镜下不易见到。

（4）精子细胞（spermatid）　位于管腔面，体积小，直径约 $8\mu m$ 不再进行分裂。精子细胞经过形态结构变化，由圆形变成蝌蚪形的精子的过程，称精子的形成（spermiogenesis）。

（5）精子（spermatozoon）　精子形似蝌蚪，全长约 $60\mu m$，分头、尾两部分（图 26-3）。头部为浓缩的细胞核和顶体（acrosome），顶体是一种特殊的溶酶体，在受精过程中起

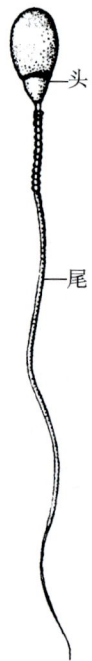

图 26-3　精子的形态

重要作用。尾部的轴心是轴丝，是精子运动的主要结构基础。

2. 支持细胞（sustentacular cell） 又称 Sertoli 细胞，体积较大，呈不规则长锥形，从生精上皮基底一直伸达腔面，其侧面和顶部镶嵌着各阶段的生精细胞，故光镜下细胞轮廓不清，核近似卵圆形或呈三角形，色浅，核仁明显（图 26 - 2）。成人的支持细胞不再分裂，数量恒定。支持细胞支持、营养、保护各阶段的生精细胞；合成和分泌雄激素结合蛋白（androgen binding protein，ABP），有利于生精细胞的分化；吞噬精子形成过程中脱落下来的残余胞质和退化的生精细胞；支持细胞内微丝和微管的收缩可促进成熟生精细胞向腔面移动和精子的释放；相邻支持细胞之间的紧密连接还参与构成血 - 睾屏障（blood - testis barrier）。血 - 睾屏障由毛细血管内皮及其基膜、结缔组织、生精上皮基膜和支持细胞的紧密连接构成，是生精小管与血液之间的维持精子发育微环境稳定的结构。

（二）睾丸间质

睾丸间质（interstitial tissue of testis）分布于生精小管之间的疏松结缔组织，其中含有睾丸间质细胞（testicular interstitial cell）（图 26 - 2），体积较大，为圆形或多边形，核圆，染色浅，细胞质嗜酸性，具有类固醇激素分泌细胞的超微结构特征。从青春期开始，间质细胞在垂体分泌的黄体生成素（间质细胞刺激素）作用下，分泌雄激素（androgen）。

（三）直精小管和睾丸网

1. 直精小管（tubulus rectus） 为曲精小管近睾丸纵隔处移行而成，管道直而短细，管壁上皮为单层柱状或单层立方，无生精细胞。

2. 睾丸网（rete testis） 为直精小管进入睾丸纵隔的分支相互吻合所形成的网状管道，管壁由单层立方上皮构成，管腔大而不规则。

二、附睾

附睾（epididymis）由睾丸输出小管和附睾管组成，既是贮存和运输精子的通道，又为精子进一步达到功能上的成熟提供适宜微环境。

1. 睾丸输出小管（efferent duct） 是连接睾丸网的 10 ~ 15 条螺旋状弯曲小管，上皮由高柱状纤毛细胞和低柱状无纤毛细胞相间排列组成，故管腔不规则，构成附睾的头部。

2. 附睾管（epididymal duct） 是一条长 4 ~ 6m 高度盘曲的管道，一端与输出小管相连，另一端与输精管相移行。管壁上皮为假复层柱状纤毛上皮，由带有许多静纤毛（细长的微绒毛）的高柱状细胞和基细胞组成；管腔规则，腔内充满精子与分泌物。附睾管构成附睾的体和尾。

三、输精管

输精管（ductus deferens）为壁厚腔小的肌性管道，是附睾管的直接延续，管壁由内向外依次为黏膜、肌层和外膜。黏膜由较薄的假复层柱状上皮和富含弹性纤维的固有层构成；肌层较厚，由内纵行、中环行、外纵行三层平滑肌组成；外膜为疏松结缔组织。

子宫内膜可分为表浅的功能层和深部的基底层。功能层较厚，自青春期至绝经期，在卵巢激素的作用下，发生周期性剥脱、出血，即月经。基底层较薄，不参与月经的形成，月经后，增生修复功能层。

子宫动脉的分支进入肌层的中间层后呈弓状走行，向子宫内膜发出放射状分支，小分支进入基底层，不受卵巢激素的影响；主干进入功能层后呈螺旋走行，称螺旋动脉（coiled artery），对卵巢激素极为敏感，螺旋动脉分支至内膜浅层形成毛细血管和血窦，经小静脉穿过肌层后汇入子宫静脉（图26-6）。

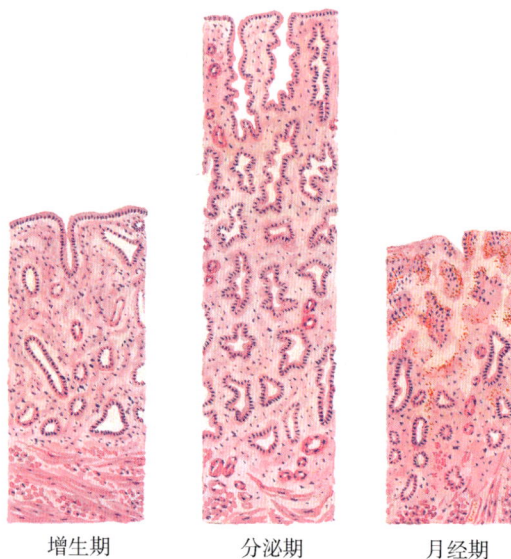

增生期　　　　　分泌期　　　　　月经期

图26-6　子宫内膜周期性变化

（二）子宫内膜的周期性变化

自青春期开始，在卵巢分泌的雌激素和孕激素的作用下，子宫体与子宫底的内膜功能层发生周期性剥脱、出血、修复和增生的过程，称月经周期（menstrual cycle）。月经周期一般为28天，从月经的第一天起至下次月经来潮的前一天止，分三个期：第1～4天为月经期，第5～14天为增生期，第15～28天为分泌期（图26-7）。

1. 增生期（proliferative phase）　又称卵泡期，此期卵巢内有一批卵泡在迅速生长并产生雌激素，在雌激素作用下，剥脱的子宫内膜由基底层增生修复，上皮细胞与基质细胞不断分裂增生，使子宫内膜逐渐增厚至2～4mm。增生早期，子宫腺少、细而短。增生晚期，子宫腺增长，腺腔增大，腺上皮细胞呈柱状，胞质内出现糖原；螺旋动脉增长，弯曲；到第14天，卵巢内的成熟卵泡排卵，子宫内膜进入分泌期。

2. 分泌期（secretory phase）　又称黄体期，此期卵巢排卵后，黄体形成。在黄体分泌的雌激素和大量孕激素的作用下，子宫内膜继续增厚至5～7mm。子宫腺极度弯曲，腺腔扩大呈锯齿状，腔内充满腺细胞的浓稠分泌物，内含大量糖原。固有层基质中含有大量组织液而出现水肿。基质细胞肥大，胞质内充满糖原、脂滴。螺旋动脉增长，更加弯曲，并伸到内膜浅部。卵若受精，内膜继续增厚，发育为蜕膜；否则，进入月经期。

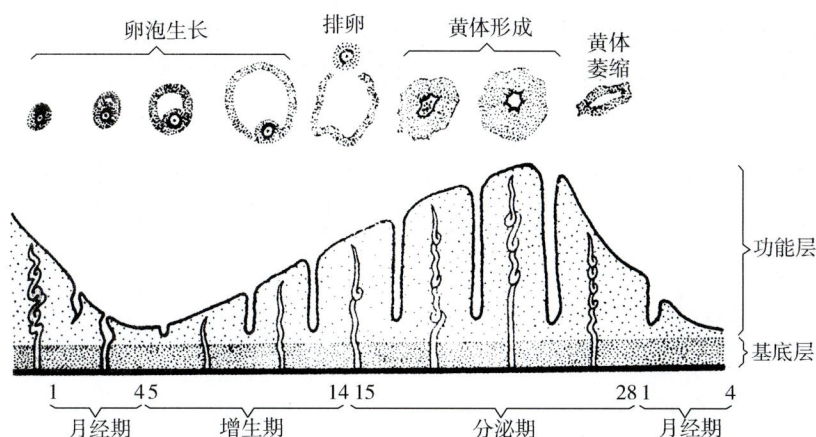

图 26 – 7 子宫内膜周期性变化及其与卵巢周期性变化的关系

3. 月经期（menstrual phase） 若排卵后未受精，则卵巢内的月经黄体退化，血中雌激素和孕激素的水平下降，螺旋动脉呈痉挛性收缩，内膜缺血致包括血管壁在内的组织细胞坏死。继而螺旋动脉短暂扩张，血管破裂，血液涌入内膜功能层致其崩溃，坏死脱落的内膜组织同血液进入子宫腔，经阴道排出体外，即月经。月经持续 3~5 天，直至功能层全部脱落流出。基底层的子宫腺上皮迅速分裂增生，向子宫腔面铺展，修复内膜上皮，其他组织亦开始增生，子宫内膜又进入增生期。如此反复循环，直到绝经期为止。

（三）子宫颈

子宫颈黏膜在月经周期中不剥脱，由上皮和固有层构成，形成的皱襞高而有分支，相邻皱襞之间的裂隙为腺样隐窝。上皮分泌物的性质受卵巢激素的影响，排卵前后分泌物量多，黏稠度低，利于精子通过；其余时间分泌物量少，黏稠度高呈凝胶状，妊娠时更甚，可阻碍精子和微生物进入子宫。黏膜上皮在子宫颈口附近由单层柱状移行为复层扁平，分界清晰。两者交界处为宫颈癌的好发部位。

子宫颈肌层由平滑肌和富含弹性纤维的结缔组织构成。子宫颈外膜为纤维膜。

四、阴道

阴道（vagina）是富有伸展性的肌性管道，阴道壁由内向外依次为黏膜、肌层和外膜构成。

1. 黏膜 由上皮层和固有层构成。上皮为复层扁平上皮，含有糖原，脱落上皮中的糖原在阴道杆菌的作用下转变为乳酸，保持阴道的酸性环境，防止其他细菌入侵。黏膜突起形成许多环行皱襞。阴道脱落细胞涂片已广泛应用于生殖道疾病的临床检查，特别是发病率很高的子宫颈癌的诊断。固有层厚富含毛细血管和弹性纤维。

2. 肌层 为平滑肌，肌束间富含弹性纤维，肌束左、右螺旋相互交织成格子状，使阴道壁易于扩张，抵御牵拉。阴道外口为环行骨骼肌形成的尿道阴道括约肌。

3. 外膜 由富含弹性纤维的致密结缔组织构成。

附：乳腺

乳腺（mammary gland）是皮肤中最大的腺体，在发生上，乳腺来自变异的汗腺。女性乳腺构成女性第二性征，于青春期开始发育，其结构随年龄和生理状况的变化而异（图 26 - 8）。性成熟期未孕女性的乳腺称静止期乳腺；妊娠期与哺乳期的乳腺称活动期乳腺。

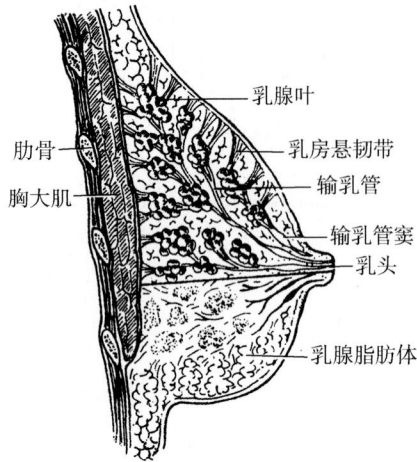

图 26 - 8　女性乳房的结构

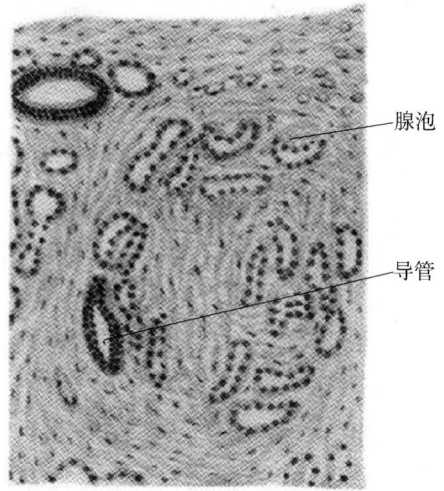

图 26 - 9　静止期乳腺

（一）乳腺的一般组织结构

乳腺被结缔组织分割为 15～25 叶，每叶又分为若干小叶，每个小叶为一个复管泡状腺，包绕有结缔组织和脂肪组织。腺泡上皮为单层立方或单层柱状，外包肌上皮细胞。导管包括小叶内导管、小叶间导管和总导管，它们分别为单层柱状上皮、复层柱状上皮和复层扁平上皮构成。总导管又称输乳管，开口于乳头。

（二）静止期乳腺

静止期乳腺的腺泡小，数量少，导管不发达，有较丰富的脂肪组织和结缔组织。在月经周期的分泌期排卵前后，受雌激素和孕激素的影响，腺泡和导管略有增生，乳腺稍有增大（图 26 - 9）。

（三）活动期乳腺

妊娠期，在雌激素、孕激素和绒毛膜促性腺激素的作用下，乳腺腺体迅速增生，腺泡增大，上皮增高为单层柱状，结缔组织和脂肪组织相对减少，但出现较多的巨噬细胞和浆细胞。妊娠后期，在催乳激素的刺激下，腺泡开始分泌。分娩前后数天内，乳腺的分泌物称初乳，初乳内富含脂滴、乳蛋白、乳糖、初乳小体（吞噬脂肪的巨噬细胞）以及浆细胞和腺上皮细胞联合产生的免疫球蛋白。哺乳期乳腺中的腺体更加发达，合成与分泌活动在不同的小叶内交替进行，腺泡腔内充满乳汁（图 26 - 10）。

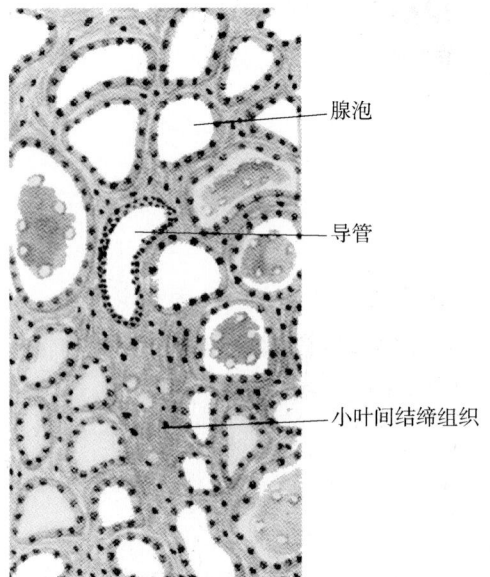

图 26 - 10　授乳期乳腺

知识链接

母乳喂养的益处

①母乳含有婴儿所需的全部营养，如乳清蛋白、乳糖、必须脂肪酸、维生素、铁、钙及免疫球蛋白等，这是母乳替代品所达不到的。②母乳易消化、易吸收，可被婴儿机体有效利用。③母乳中的多种免疫球蛋白，能有效预防婴儿疾病的发生，母亲在分娩后最初几天产生的初乳，含有排便因子，有利于婴儿胎便的排出，预防黄疸的发生。④有利于母婴之间的感情交流、促进母婴心理健康，有助于婴儿智能发育。⑤可抑制母亲卵巢的排卵活动，有助于推迟再一次妊娠。⑥可帮助母亲的子宫收缩到孕前大小，预防产后出血。⑦减少母亲患乳腺癌、卵巢癌的危险。⑧可以消耗母亲多余的脂肪，利于母亲保持身材，并且可使乳房丰满。

思考题

1. 简述睾丸的组织结构特点。
2. 简述曲精小管的组织结构特点。
3. 简述卵巢的组织结构特点。
4. 简述子宫内膜的组织结构特点及子宫内膜的分部与功能特点。

（修丽莉）

扫码"练一练"

第二十七章

循环系统

扫码"学一学"

学习目标

1. 心壁的组织结构及心传导系统的组成及组织结构特点。
2. 各级动脉、静脉及毛细血管的组织结构特点。
3. 微循环的组成与功能。

循环系统（circulatory system）包括心血管系统和淋巴管系统两部分，是由相互连续的、封闭的管道构成。心血管系统由心和血管组成。淋巴管系统由一系列淋巴管道组成。

第一节　心

一、心壁的组织结构

（一）心壁

心壁主要由心肌构成，自内向外依次为心内膜、心肌膜和心外膜（图27-1）。

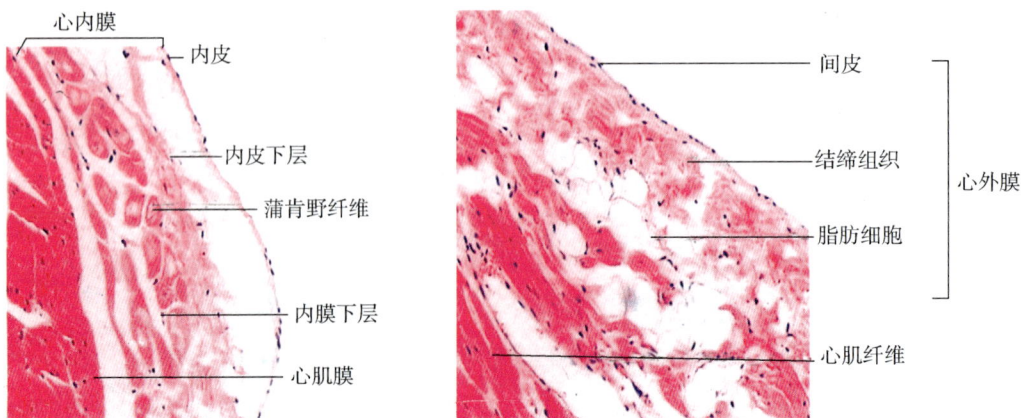

图27-1　心壁的组织结构

1. 心内膜　由内向外依次为内皮、内皮下层和心内膜下层。

（1）内皮　薄而光滑，与血管内皮相延续，有利于血液流动。

（2）内皮下层　由薄层结缔组织构成，内含少许平滑肌纤维。

（3）心内膜下层　由疏松结缔组织构成，靠近心肌膜。心室的心内膜下层含有浦肯野纤维。

2. 心肌膜　由心肌纤维构成，是心壁的主体，分为心房肌和心室肌两部分。心肌纤维呈分层或束状，心肌纤维间分布有胶原纤维、弹性纤维、血管、淋巴管、神经纤维及一些非心肌纤维成分。心房肌和心室肌分别附着于心骨骼，两部分心肌不相连续（图27-2）。

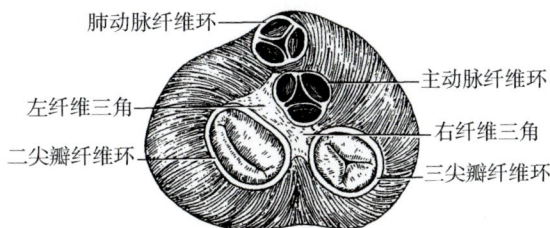

图 27-2　心骨骼

知识链接

心肌炎

心肌炎是指由各种原因引起的心肌的局限性或弥漫性炎症。引起心肌炎的原因很多，诸如病毒、细菌，真菌、寄生虫、免疫反应，以及物理、化学因素等。

3. 心外膜　即浆膜性心包的脏层，由间皮和薄层结缔组织构成，心外膜的深层有较多的弹性纤维、血管、神经纤维和不定量的脂肪。

（二）心瓣膜

心瓣膜包括房室瓣和动脉瓣，由心内膜向心腔内突出形成，表面被覆内皮，内部为致密结缔组织，能防止血液逆流。

二、心的传导系统

心的传导系统由特殊分化的心肌纤维组成，位于心壁内。主要功能是产生兴奋和传导冲动，使心房肌和心室肌按一定的节律收缩（图27-3）。

组成心的传导系统的细胞有三种。

1. 起搏细胞　位于窦房结和房室结的中心，埋于一簇致密的结缔组织中，较细小，呈梭形或多边形。该细胞的功能活动可导致普通心肌纤维兴奋，故称起搏细胞。

2. 移行细胞　主要存在于窦房结和房室结的周边及房室束，其结构介于起搏细胞与心肌纤维之间，形态细长，但比普通心肌纤维细而短，起传导冲动的作用。

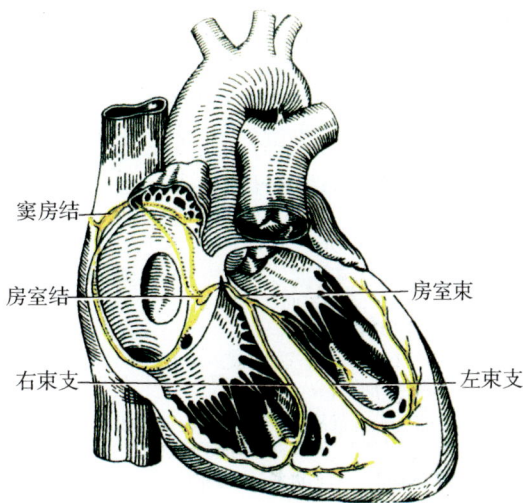

图 27-3　心的传导系统分布模式图

3. 浦肯野纤维（Purkinje fiber） 又称束细胞，组成房室束及其分支，胞体短而粗，核小，胞质着色浅。胞质中有丰富的线粒体和糖原，肌原纤维较少，位于细胞周边，细胞间有较发达的缝管连接。蒲肯野纤维与心室肌纤维相连，将冲动快速传递到心室各处，引发心室肌的同步收缩。

知识链接

心传导阻滞

心传导系统担负着心起搏和传导冲动的功能，以保证心房、心室协同收缩。冲动在心脏传导系统的任何部位传导均可发生阻滞，如发生在窦房结与心房之间称窦房阻滞；在心房与心室之间称房室传导阻滞；位于心房内称房内传导阻滞；位于心室内称室内传导阻滞。

第二节　血　管

一、动脉

动脉是将血液由心输送到全身各处的血管。按管径的不同，动脉分为大动脉、中动脉、小动脉和微动脉四种。

动脉管壁由内向外依次为分内膜、中膜和外膜，各层结构随管径不同而变化，以中膜变化最明显。

（一）大动脉

大动脉（large artery）包括主动脉、肺动脉干、头臂干、颈总动脉、锁骨下动脉和髂总动脉等。因管壁中膜内含大量弹性膜和弹性纤维，又称弹性动脉（elastic artery）（图 27-4，图 27-5）。

1. 内膜 由内皮和内皮下层组成。内皮下层为结缔组织，内含少量平滑肌纤维。

2. 中膜 较厚，由 40~70 层弹性膜组成，其间夹有少量平滑肌、胶原纤维和基质。弹性膜由弹性蛋白构成，在血管横断面的组织切片上呈波浪状。心室收缩时，大动脉扩张可容纳更多的血液，心室舒张时，大动脉弹性回缩，使血液持续、均匀地向前流动。

3. 外膜 较薄，由疏松结缔组织构成，内有血管壁的营养血管。

（二）中动脉

除大动脉外，凡管径一般大于 1mm 的动脉均为中动脉（medium sized artery），因其中膜平滑肌十分丰富，又称肌性动脉（muscular artery）（图 27-6）。

1. 内膜 由内皮、内皮下层和内弹性膜组成。内弹性膜是由弹性蛋白构成的有孔均质薄膜，在血管横断面的组织切片上常呈波浪状，可作为内膜与中膜的分界。

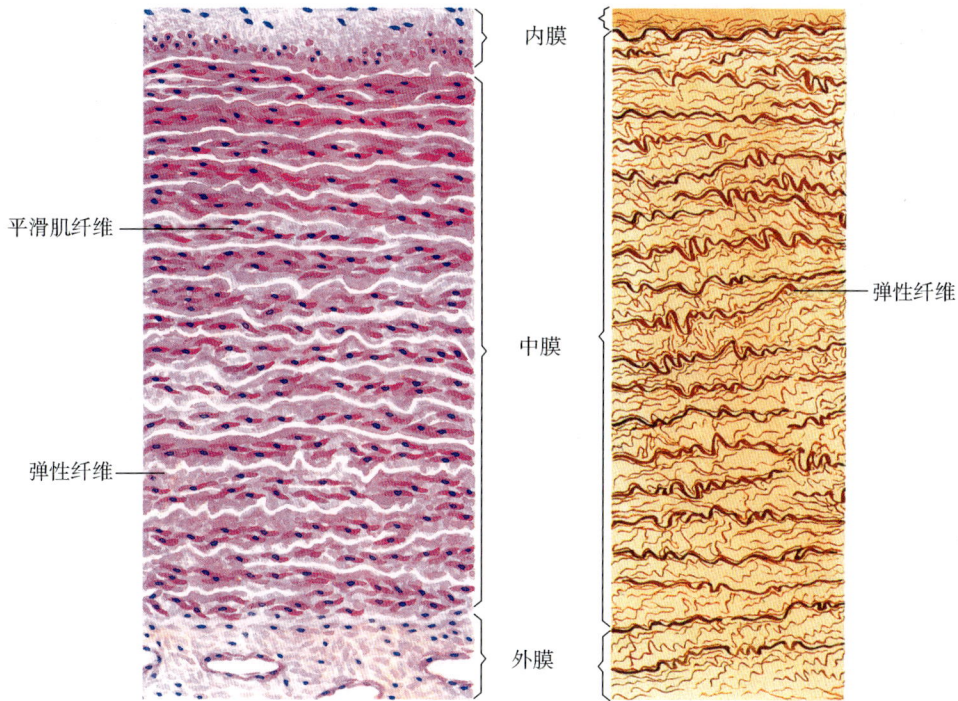

图 27 - 4 大动脉横断面（HE，低倍） 图 27 - 5 大动脉横断面（弹性染色，低倍）

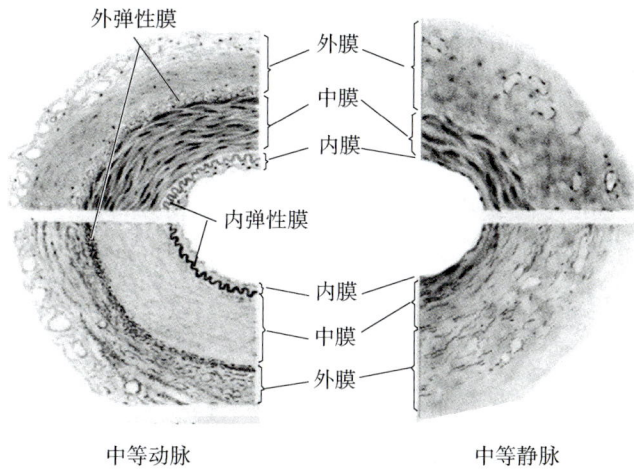

图 27 - 6 中动脉和中静脉结构图

2. 中膜 较厚，主要由 10 ~ 40 层环行平滑肌组成，肌纤维间夹有弹性纤维和胶原纤维。

3. 外膜 外层为疏松结缔组织，含营养血管和神经纤维束。多数中动脉的中膜和外膜交界处有明显的外弹性膜。

（三）小动脉

指管径在 0.3 ~ 1mm 的动脉，属肌性动脉，结构与中动脉相似。管壁平滑肌收缩时，管径变小，增加血流阻力，对血流量及血压的调节起重要作用，故又称外周阻力血管。

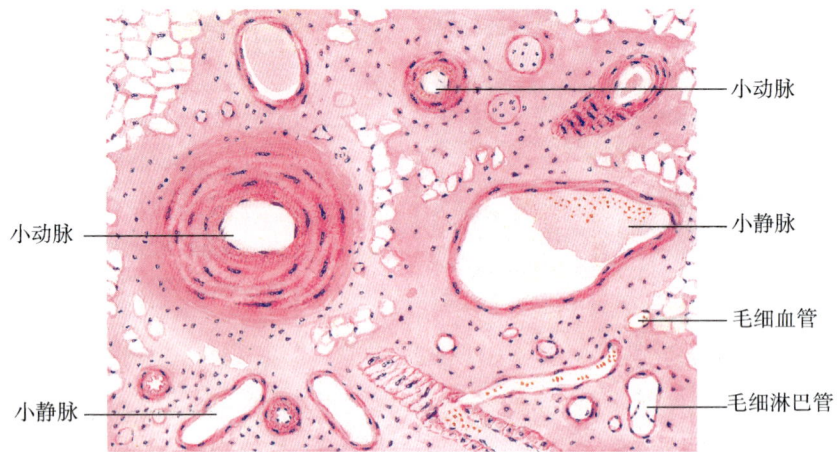

图 27 - 7　小动脉和小静脉的组织结构

（四）微动脉

指管径在 0.3mm 以下的动脉。内膜无内弹性膜，中膜由 1～2 层平滑肌组成，外膜较薄。毛细血管（capillary）是微动脉的分支，管径最细、分布最广泛，其分支互相吻合成。

知识拓展

动脉瘤

是由于动脉管壁薄弱而发生的一种永久性肿胀疾病。动脉瘤可在任何部位形成，但发生动脉瘤最常见且最麻烦的部位是脑动脉和主动脉。

动脉硬化

是动脉的一种非炎症性病变，可使动脉管壁增厚、变硬，失去弹性、管腔狭窄。动脉硬化是随着年龄增长而出现的血管疾病，其规律通常是在青少年时期发生，至中老年时期加重、发病。

二、毛细血管

毛细血管直径一般 6～8μm，壁薄，是血液与组织之间进行物质交换的主要场所。

（一）毛细血管的结构

毛细血管管壁由一层内皮和基膜组成（图 27 - 8）。细的毛细血管横切面由一个内皮细胞围成，较粗的毛细血管由 2～3 个内皮细胞围成。周细胞是散在的分布在内皮和基膜间的扁平多突起的细胞，其在毛细血管受到损伤时，分化为内皮细胞和成纤维细胞，参与血管的重建。

（二）毛细血管的分类

电镜下，根据内皮细胞和基膜结构等特点，毛细血管可分成三类（图 27 - 8）。

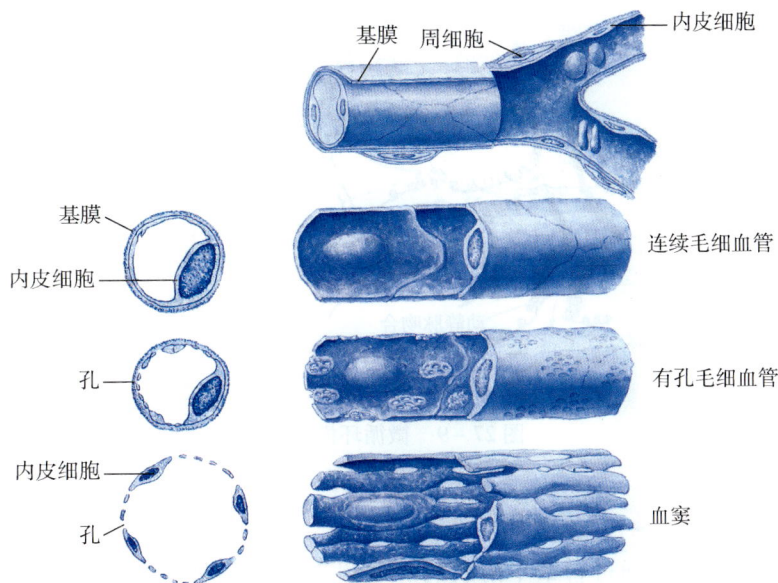

图 27-8　毛细血管超微结构模式图

1. 连续毛细血管　较为多见，主要分布于结缔组织、肌组织、胸腺、肺和中枢神经系统等器官内。其特点是内皮细胞相互连续，细胞间有紧密连接，基膜完整，参与各种屏障性结构的构成。

2. 有孔毛细血管　主要分布于胃肠黏膜、内分泌腺和肾血管球等处。其特点是内皮细胞在不含核处极薄，有直径 $60 \sim 80nm$ 的孔贯穿胞质，有的孔由 $4 \sim 6nm$ 厚的隔膜封闭。细胞间有细胞连接，基膜完整，周细胞很少。有孔毛细血管通透性较大。

3. 血窦　也称窦状毛细血管，主要分布于肝、脾、骨髓和一些内分泌腺中。管腔大而不规则，内皮薄且有孔，细胞间隙较大，无紧密连接，基膜不完整或缺如，窦壁和窦腔中常有巨噬细胞。血窦通透性大，是唯一允许大分子物质通过的血管。

三、静脉

静脉是将血液输送回心的血管，由细至粗逐级汇合，根据管径不同可分为大静脉、中静脉（图 27-6）、小静脉和微静脉。静脉管壁由内至外依次为内膜、中膜和外膜。与同级动脉相比，静脉腔大壁薄，弹性小，易塌陷；管壁三层结构界限不清，平滑肌和弹性组织较少，结缔组织较多。内弹性膜不明显或无，中膜薄，外膜则较厚。管径在 $2mm$ 以上的静脉，腔内常有半月形静脉瓣，其根部与内膜相连，彼此相对，游离缘朝向血流方向，表面覆以内皮，中间为含弹性纤维的结缔组织，能防止血液倒流。

四、微循环

微循环（microcirculation）是指微动脉与微静脉之间的血液循环。它是血液循环的基本功能单位，能调节血流量，并实现血液与组织、细胞之间的物质交换。微循环由以下六种血管组成（图 27-9）。

免疫系统

学习目标

1. 免疫系统的组成与功能。
2. 免疫细胞的类型与各类型的形态结构特点。
3. 主要淋巴器官的组织结构特点。

免疫系统（immune system）主要由淋巴器官、淋巴组织和免疫细胞组成，是机体重要的防御系统。免疫系统的主要功能包括：一是识别和清除侵入机体的病原微生物、异体细胞及大分子抗原物质；二是识别和清除表面抗原发生变异的细胞、受损伤细胞和衰老细胞，以维持机体内环境的稳定。

第一节　免疫细胞

免疫细胞是存在于各种器官和组织中，执行免疫功能的细胞，包括淋巴细胞、巨噬细胞、抗原提呈细胞、浆细胞、粒细胞和肥大细胞等。

淋巴细胞

淋巴细胞是构成机体免疫系统的主要细胞群体，其种类繁多、分布广泛、形态相似、但功能各异。

（一）胸腺依赖淋巴细胞

胸腺依赖淋巴细胞（thymus dependent lymphocyte）简称 T 细胞，由胸腺的淋巴干细胞增殖、分化而成。T 细胞是淋巴细胞中数量最多、功能最复杂的一类，血液中的 T 细胞占淋巴细胞总数的 60% ~ 75%。T 细胞体积较小，胞质少，一侧胞质内常有数个溶酶体（图 28 - 1）。T 细胞一般可分为三个亚群。

1. 辅助性 T 细胞（HelperT cell，T_H 细胞） 占 T 细胞的 65% 左右，能辅助 B 细胞产生体液

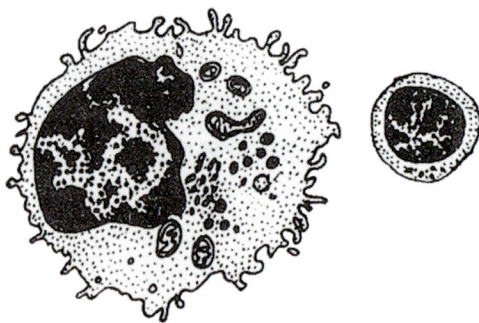

图 28 - 1　T 细胞

免疫应答和 T_C 细胞产生细胞免疫应答，是增强免疫应答的主要成分。

知识链接

> 艾滋病（AIDS）病毒可破坏 T_H 细胞，导致患者免疫系统瘫痪。

2. 抑制性 T 细胞（suppressor T cell，T_S 细胞） 占 T 细胞的 10% 左右，能抑制免疫应答，与 T_H 细胞共同调节免疫应答的强弱。

3. 细胞毒性 T 细胞（cytotoxmT cell，T_C 细胞） 占 T 细胞的 20%～30%，是行使细胞免疫应答的主要效应细胞，受抗原激活后可大量增殖，可以对靶细胞进行直接杀伤或分泌细胞因子间接杀伤。

（二）骨髓依赖淋巴细胞

骨髓依赖淋巴细胞简称 B 细胞，由骨髓的淋巴干细胞增殖、分化而成。B 细胞占血液中淋巴细胞总数的 10%～15%。B 细胞较 T 细胞略大，胞质内溶酶体少见，含少量粗面内质网（图 28-2）。B 细胞受抗原刺激后增殖分化形成大量浆细胞，分泌抗体，从而清除相应的抗原，此为体液免疫应答。

（三）大颗粒淋巴细胞

大颗粒淋巴细胞约占血液中淋巴细胞的 10%，在脾内和腹膜渗出液中较多，淋巴结和骨髓内较少。LGL 常较 T、B 细胞大，胞质较丰富，含许多散在的溶酶体（图 28-3）。LGL 又称自然杀伤细胞。

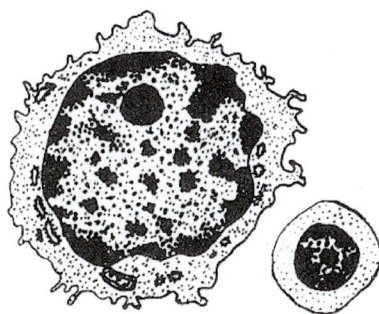

图 28-2 B 细胞

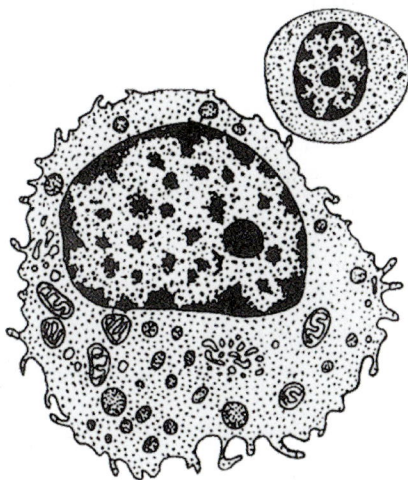

图 28-3 大颗粒淋巴细胞

1. 抗原递呈细胞 抗原递呈细胞（antigen presenting cell，APC）是指能捕捉、加工、处理抗原，并将抗原提呈给抗原特异性淋巴细胞的一类免疫细胞，包括巨噬细胞、交错突细胞、滤泡树突细胞、朗格汉斯细胞和微皱褶细胞等，是免疫应答起始阶段的重要辅佐细胞。根据细胞能否表达 MHC-II（主要组织相容性复合分子-II）类抗原和其他参与 T 细胞激活的协同刺激分子，可将 APC 分为专职和非专职两种。

2. 巨噬细胞与单核吞噬细胞系统 巨噬细胞（macrophage）起源于骨髓中的造血干细胞，血液中的单核细胞是巨噬细胞的前体。单核细胞穿过血管壁进入组织和器官内，分化为巨噬细胞。

单核吞噬细胞系统（mononuclear phagocytic system，MPS）是单核细胞、巨噬细胞和其他具有吞噬功能的细胞的总称。该系统包括结缔组织的巨噬细胞、肝的库普弗细胞、肺的尘细胞、神经组织的小胶质细胞、骨组织的破骨细胞、表皮的朗格汉斯细胞和淋巴组织内的交错突细胞等。当单核吞噬细胞系统功能失调时，可引起多种疾病。

第二节　淋巴组织

淋巴组织（lymphoid tissue）分为弥散淋巴组织和淋巴小结，是构成外周淋巴器官的主要成分，也广泛分布于消化管和呼吸道等非淋巴器官内。

一、弥散淋巴组织

弥散淋巴组织（diffuse lymphoid tissue）主要是由 T 细胞构成，也含少量 B 细胞和浆细胞，是 T 细胞分裂、分化的部位。弥散淋巴组织分布广泛，淋巴细胞呈弥散性分布，与周围组织分界不清，该组织中常见毛细血管后微静脉，又称高内皮微静脉。高内皮微静脉内皮细胞间有间隙，基膜不完整，是淋巴细胞由血液进入淋巴组织的重要通道。

二、淋巴小结

淋巴小结（lymphoid nodule）是由 B 细胞密集而成的淋巴组织，边界清楚，呈圆形或椭圆形小体。小结中央染色浅，由分裂增殖活跃的大、中淋巴细胞构成，称生发中心（gennlnal center），是 B 细胞分裂、增殖的场所；周围为较密集的小淋巴细胞。淋巴小结在抗原刺激下增大、增多，是体液免疫应答的重要标志；抗原被清除后，增生的淋巴小结又逐渐消失。

第三节　淋巴器官

淋巴器官是以淋巴组织为主要成分器官。根据其功能和结构不同，可分为中枢淋巴器官（胸腺和骨髓）和外周淋巴器官（淋巴结、脾和扁桃体等）。中枢淋巴器官发育较早，不断向外周淋巴器官输送淋巴细胞，并决定外围淋巴器官的发育程度，与抗原刺激无关。外周淋巴器官包括淋巴结、脾和扁桃体等，接受中枢淋巴器官输入的淋巴细胞，该类淋巴器官发生较晚，是进行免疫应答的主要场所。

一、胸腺

（一）胸腺的结构

胸腺分左右两叶，表面有薄层结缔组织被膜。被膜结缔组织伸入胸腺内部形成小叶间隔，将实质分隔成许多不完全分离的胸腺小叶。每个胸腺小叶都有皮质和髓质两部分，相邻小叶的髓质相互连续（图 28 - 4）。

1. 皮质　位于胸腺小叶的浅层，以胸腺上皮细胞为支架，间隙内含有大量胸腺细胞和巨噬细胞。

（1）胸腺上皮细胞　又称上皮性网状细胞，分布于被膜下和胸腺细胞之间，多呈星形，有突起，能分泌胸腺素（thymosin）和胸腺生成素（thymopoietin），该激素是胸腺细胞发育所必需。

（2）胸腺细胞　为 T 细胞的前身，主要分布在胸腺皮质内，占胸腺皮质细胞总数的 85% ~ 90%。皮质浅层的 T 细胞较大而幼稚，近髓质处的 T 细胞较小而成熟。从皮质浅层到深层，干细胞逐渐分化为成熟 T 细胞。

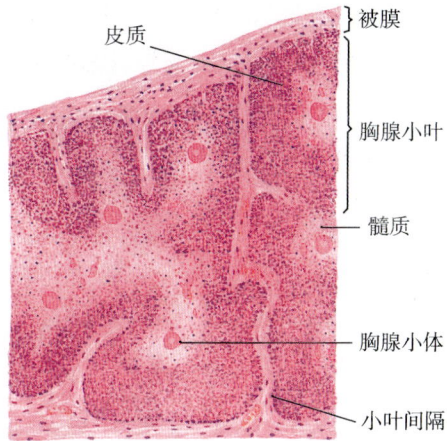

图 28 - 4　胸腺组织结构

2. 髓质　位于胸腺小叶的深层，细胞成分与皮质相同，但胸腺上皮细胞多而分布密集，淋巴细胞较少而分布稀疏，故髓质染色较皮质浅淡。髓质上皮细胞呈多边形，胞体较大，能分泌胸腺激素。髓质内常见胸腺小体（图 28 -5）。

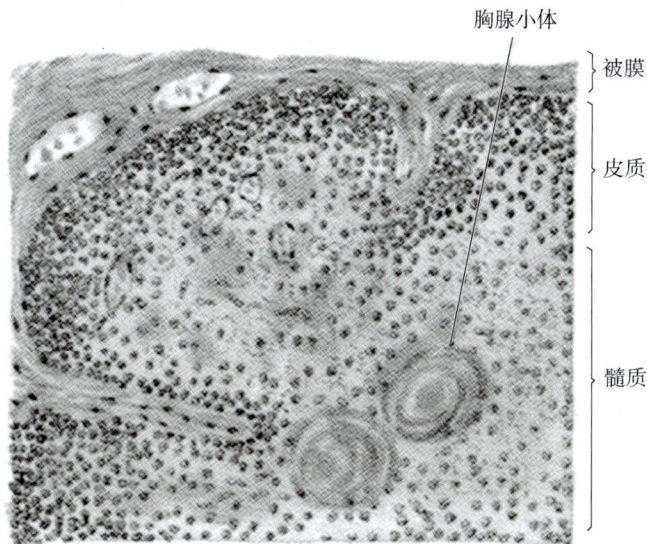

图 28 - 5　胸腺小叶组织结构

胸腺小体（thymic corpuscle）为胸腺重要的特征性结构。呈圆形或卵圆形，大小不等。由胸腺小体上皮细胞呈同心圆状包绕而成，小体中心上皮发生角蛋白化，呈嗜酸性（图 28 -5）。胸腺小体内常见巨噬细胞、嗜酸粒细胞和中性粒细胞等，功能尚不清楚。

3. 血 - 胸腺屏障　胸腺皮质内阻挡血液中的大分子物质进入胸腺的结构，称血 - 胸腺屏障（blood - thymus barrier）。其组成包括：①连续性毛细血管内皮及内皮间的紧密连接；②完整的内皮基膜；③毛细血管周隙，其中含巨噬细胞；④上皮基膜；⑤一层连续的胸腺上皮细胞（图 28 -6）。血液内一般抗原物质和药物不易透过此屏障，对维持胸腺内环境的稳定、保证胸腺细胞的正常发育起着极其重要的作用。

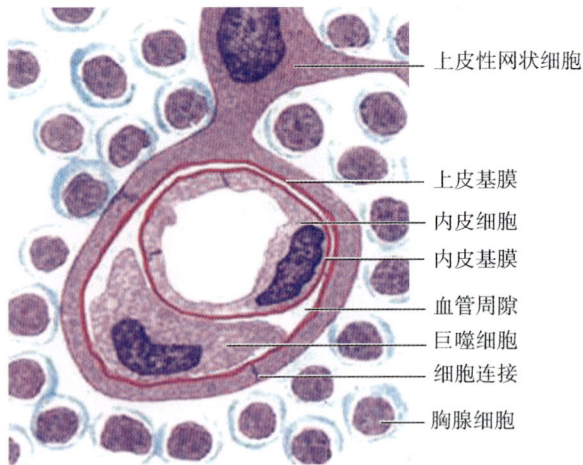

图 28 - 6　血 - 胸腺屏障结构模式图

（二）胸腺的功能

胸腺是培育和选择 T 细胞的重要器官。胸腺培育出的初始 T 细胞，经血流输送至外周淋巴器官和淋巴组织进一步分化、成熟。胸腺对于新生儿和婴幼儿淋巴组织的正常发育起着重要作用。

二、淋巴结

淋巴结（lymph node）为主要的外周淋巴器官，哺乳动物比较发达。淋巴结位于淋巴回流的通路上，常成群分布。一般为圆形或扁椭圆形小体，在淋巴结凸面有数条输入淋巴管通入，淋巴结的一侧凹陷，称门部，有 1~2 条输出淋巴管穿出，血管、神经也由此进出。

（一）淋巴结的结构

淋巴结的表面为薄层致密结缔组织被膜，被膜伸入实质形成小梁，小梁互相连接成网，构成淋巴结的粗支架。淋巴结实质分为外周部的皮质和中央部的髓质（图 28 - 7）。

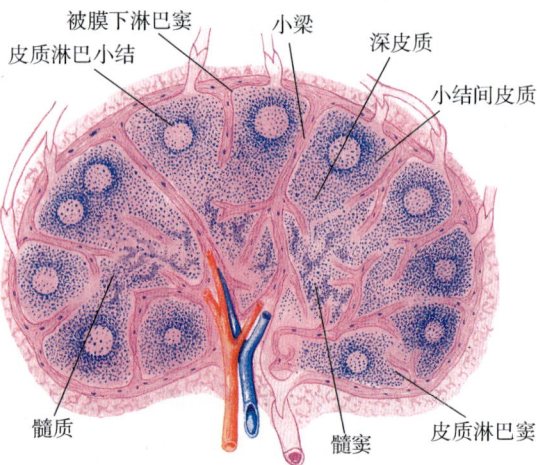

扫码"看一看"

图 28 - 7　淋巴结的组织结构

1. 皮质　位于被膜下方，一般可分为浅层皮质、副皮质区及皮质淋巴窦三部分（图28-8）。

（1）浅层皮质　是紧贴被膜下窦的薄层淋巴组织，为B细胞区，主要由淋巴小结构成。

（2）副皮质区　位于皮质的深层，为较大片的弥散淋巴组织，主要由T细胞构成，故称胸腺依赖区。

（3）皮质淋巴窦　分为被膜下窦和小梁周窦。窦壁由薄的内皮构成，窦腔内有一些星状的内皮细胞，许多巨噬细胞附于内皮细胞表面（图28-8）。淋巴在窦内缓慢流动，有利于巨噬细胞清除异物。

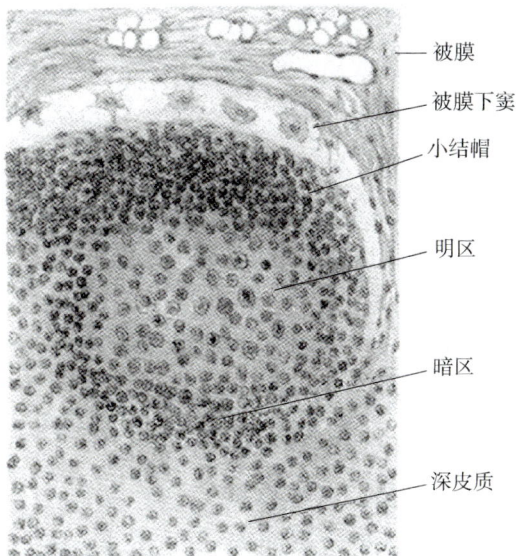

图28-8　淋巴结皮质的组织结构

2. 髓质　位于淋巴结深部，由髓索及髓窦组成。髓索即淋巴索，由密集的淋巴组织构成，互相连接成网，其内主要含有B细胞、浆细胞和巨噬细胞。髓窦又称髓质淋巴窦，与皮质淋巴窦结构相似，但较宽大，窦腔内巨噬细胞较多，故有较强的滤过作用（图28-9）。

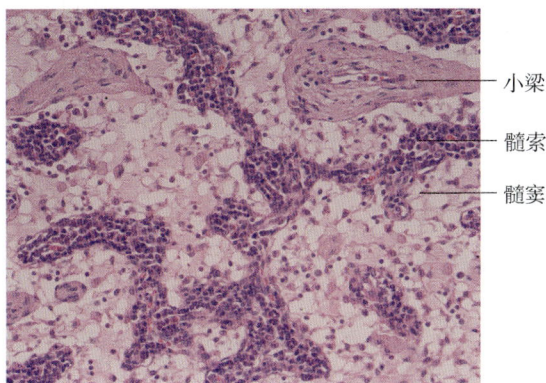

图28-9　淋巴结髓质的组织结构

（二）淋巴结的功能

1. 滤过淋巴液　组织中的抗原物质通过毛细淋巴管壁进入淋巴液后，经输入淋巴管流入淋巴结。当淋巴液缓慢地流经淋巴窦时，巨噬细胞可清除其中的病原微生物等异物。

2. 参与免疫应答　抗原物质进入淋巴结后，巨噬细胞和交错突细胞可捕获与处理抗原，然后将抗原信息传递给T细胞、B细胞，淋巴结中的T细胞和B细胞受抗原刺激后大量分裂增殖，分化成效应性T细胞和浆细胞，分别参与细胞免疫应答与体液免疫应答。

三、脾

脾为人体最大的淋巴器官，脾内有大量的血液通过，是过滤血液的重要器官。

（一）脾的结构

脾表面被覆的厚层结缔组织称被膜，被膜伸入到脾的实质形成脾小梁，后者互相连接成网，构成脾的支架；被膜表面大部覆有间皮，被膜和小梁内含有较多的平滑肌，其收缩可以调节脾的储血量。脾实质分白髓、边缘区和红髓（图 28 - 10）。

1. 白髓 白髓在新鲜脾切面上呈分散的灰白色小点状，为密集的淋巴组织构成，可分为动脉周围淋巴鞘和淋巴小结。

（1）动脉周围淋巴鞘 为弥散淋巴组织构成，分布于中央动脉周围，含大量 T 细胞，是胸腺依赖区，但无毛细血管后微静脉。当发生细胞免疫应答时，动脉周围淋巴鞘内的 T 细胞分裂增殖，淋巴鞘增厚。

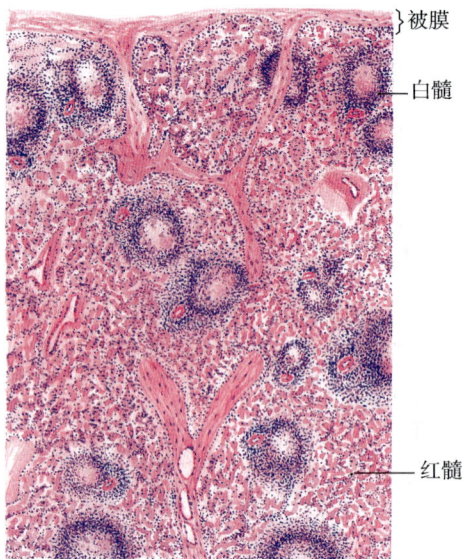

图 28 - 10 脾的组织结构

（2）淋巴小结 位于动脉周围淋巴鞘和边缘区之间，大部分嵌入淋巴鞘内，由大量 B 细胞构成。健康人脾内淋巴小结很少，当发生体液免疫应答时，淋巴小结大量增多，抗原被清除后又逐渐减少。

2. 边缘区 位于白髓和红髓交界处，宽约 $100\mu m$，称边缘区。此区含有 T 细胞、B 细胞及较多的巨噬细胞。中央动脉的侧支末端在白髓和边缘区间膨大形成的小血窦，称边缘窦，它是血液中的抗原物质以及淋巴细胞进入淋巴组织的重要通道，淋巴细胞可经此区再迁入动脉周围淋巴鞘、淋巴小结或脾索内。边缘区也是脾内捕获抗原，识别抗原和诱发免疫应答的重要部位。

3. 红髓 其构成脾实质的大部，位于被膜下方、脾小梁周围及边缘区外侧，由脾索和脾血窦组成。红髓内含有大量红细胞（图 28 - 11）。

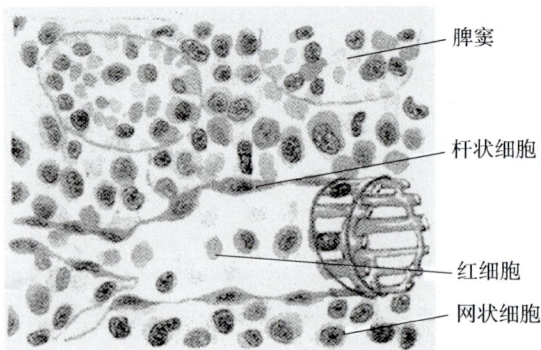

图 28 - 11 脾的红髓的组织结构

（1）脾索 是富含血细胞的淋巴组织，呈相互连接成网的不规则的条索状。脾索内含有较多 B 细胞、浆细胞和巨噬细胞，是脾滤血的主要场所。

（2）脾血窦 位于脾索之间的网状结构，窦腔大而不规则，直径 $12\sim40\mu m$。窦壁内皮细胞呈杆状，沿血窦长轴排列，内皮细胞外有网状纤维环绕，细胞间有 $0.2\sim0.5\mu m$ 的间隙。内皮细胞基膜不完整，血窦外侧有较多的巨噬细胞，其突起可通过内皮间隙伸向窦腔。

（二）脾的功能

1. 滤血 当血液流经脾时，脾内的免疫细胞对血液中的抗原物质进行识别与清除。

2. 造血 在胚胎早期，脾能产生各种血细胞。自骨髓开始造血后，脾变成淋巴器官，仅能产生淋巴细胞和浆细胞，但仍保持有少量造血干细胞，当机体严重缺血或某些病理状态下，脾可以恢复造血功能。

3. 参与免疫应答 脾是对血源性抗原物质产生免疫应答的重要部位。进入血液的病原体，如细菌、疟原虫和血吸虫等，可引起脾内发生免疫应答，脾的体积和内部结构也发生变化。体液免疫应答时，淋巴小结增多增大，脾索内浆细胞增多，脾是产生抗体最多的器官；细胞免疫应答时，动脉周围淋巴鞘显著增厚。

思考题

1. 简述免疫系统的组成与功能。
2. 简述各类淋巴细胞的形态特点。
3. 简述淋巴结、脾的结构特点。

（袁　鹏）

扫码"练一练"

第二十九章

皮　肤

学习目标

1. 皮肤的组成与结构特点。
2. 皮肤附属器的组成。

皮肤（skin）被覆于体表，约占体重的 16%，总面积可达 1.2～2m²，借皮下组织与机体的深层组织相连，是人体最大的器官。皮肤除保护机体深部结构、防止外来生物损害和保持水分以外，还具有感觉、吸收、分泌、排泄、体温调节、参与免疫等功能。

第一节　皮肤的组织结构

皮肤由表皮和真皮两部分组成（图 29 - 1）。

一、表皮

表皮（epidermis）位于皮肤的浅层，是由角质形成细胞和非角质形成细胞构成的角化的复层扁平上皮组成，因分布部位不同而异。

（一）表皮的分层和角化

角质形成细胞是构成表皮的主要细胞。由基底到表面可分出典型的五层结构，即基底层、棘层、颗粒层、透明层和角质层。

1. 基底层（stratum basale） 位于表皮的最深层，借基膜与真皮相连，由一层矮柱状或立方形的基底细胞构成。基底细胞核较大，染色较浅，胞质强嗜碱性，具有较强的分裂增殖能力，在皮肤的创伤修复中起重要作用。新生的细胞逐渐向表层推移，依次转化为表皮其余各层细胞。

2. 棘层（stratum spinosum） 位于基底层的浅层，由 4～10 层多边形细胞组成，该细胞表面有许多细短的棘状突起，故名棘细胞（spinous cell）；核圆形，位于细胞中央，胞质呈弱嗜碱性。电镜下可见相邻细胞间有桥粒相连，胞质中有多个卵圆形的膜包板层颗粒，

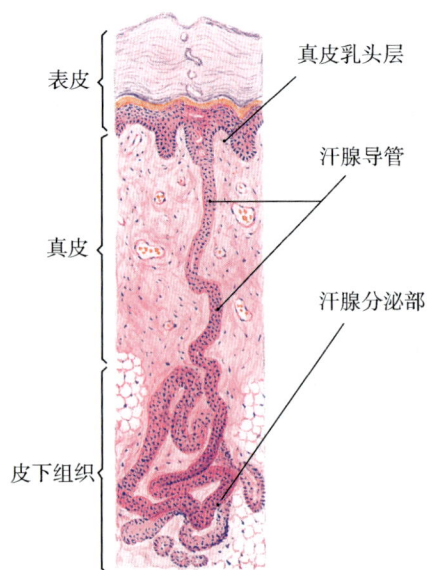

图 29 - 1　皮肤的组织结构（手指）

（标注：表皮、真皮、皮下组织、真皮乳头层、汗腺导管、汗腺分泌部）

其内主要为糖脂和固醇,颗粒以胞吐方式排出,在细胞间形成膜状物,封闭细胞间隙。

3. 颗粒层(statm granulosum) 位于棘层的浅层,由 3~5 层梭形细胞组成,胞核和细胞器已退化。其胞质内含有许多强嗜碱性的透明角质颗粒,主要成分为富有组氨酸的蛋白质,细胞将所含的糖脂等物质释放到细胞间隙形成多层膜状结构,构成阻止物质通过表皮的主要屏障。

4. 透明层(stratum hrcidnm) 位于颗粒层的浅层,由数层更扁的梭形细胞组成。细胞呈嗜酸性透明均质状,界限不清,胞核和细胞器已消失。

5. 角质层(stratum comeom) 为表皮的表层,由数层扁平的角化细胞组成。是已完全角化的死细胞,胞质中充满密集平行的角蛋白丝,细胞膜增厚而坚固,细胞间隙中充满板层颗粒释放的脂类物质,靠近表面的细胞间桥粒解体,细胞彼此连接不牢逐渐脱落,即为皮屑。

角质形成细胞从基部向表面推移过程中,细胞形态和结构逐渐发生变化,由多边形的活细胞变为扁平的充满角蛋白的死细胞,此过程称角质形成(keratinization)。表皮角质形成导致细胞不断脱落和更新,使表皮各层得以保持正常的结构和厚度。

(二)非角质形成细胞

1. 黑素细胞(melanocyte) 是生成黑色素的细胞,散在于基底细胞之间,有多个较长并分支突起伸入基底细胞和棘细胞之间,需特殊染色方可显示其形态特点(图 29-2)。胞质中有由高尔基复合体形成的长圆形膜包被的小体称黑素体,其内有酪氨酸酶,能将酪氨酸转化为黑色素(melanin),黑素体充满色素后转变为黑素颗粒,被转移至邻近的基底细胞内。细胞中黑素颗粒的大小和含量,决定了不同种族和个体不同部位皮肤颜色的差异。黑色素能吸收和散射紫外线,可保护深层的细胞免受辐射损伤。

2. 朗格汉斯细胞(Langerhans cell) 分散在表皮的棘细胞之间,是抗原递呈细胞。该细胞能识别、结合皮肤内的抗原,把抗原递呈给 T 细胞,引起免疫反应。在对抗侵入皮肤的病原生物、监视表皮癌变细胞和排斥移植的异体组织中起重要作用。

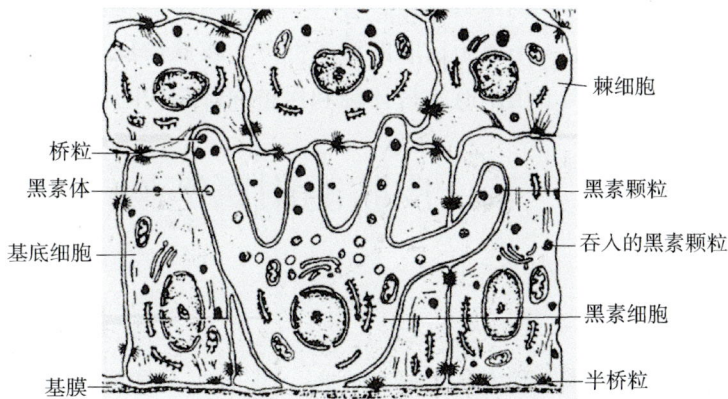

图 29-2 黑素细胞和角质形成细胞超微结构模式图

二、真皮

真皮(dermis)位于表皮深面,由致密结缔组织组成,可分为乳头层和网织层两层,二者之间没有明显的界限。

（一）乳头层

为薄层结缔组织。此层向表皮底部突出，形成许多峭状或乳头状的凸起，称真皮乳头（图29-1），扩大表皮与真皮的连接面，有利于两者连接与营养代谢。乳头层有的毛细血管，并有许多游离神经末梢和触觉小体。

（二）网织层

由较厚的致密结缔组织组成。粗大的胶原纤维束交织成网，并有许多弹性纤维，使皮肤有较大的韧性和弹性。网织层内有较大的血管、淋巴管，还有汗腺、皮脂腺和毛囊及神经纤维，并可见环层小体。

知识拓展

皮内注射

是将小量药液或生物制剂注射于表皮与真皮之间的技术。临床上多用于各种药物过敏试验、预防接种等。皮试常选用前臂掌侧，该处皮肤较薄，易于注射，且此处皮色较淡，便于观察局部反应；预防接种常选用三角肌下缘。

皮下注射

是将少量药液或生物制剂注入于皮下组织内的技术。临床上多用于需在一定时间内产生药效，又不能或不宜口服取给药时用皮下注射。常选用三角肌下缘、上臂外侧、腹部、背部、大腿前内侧和外侧。

三、皮下组织

皮下组织位于真皮深面，又称皮下筋膜，由疏松结缔组织构成，内含脂肪组织、浅动脉、皮下静脉、皮神经、淋巴管以及乳腺和皮肌等。脂肪的多少因人而异，并与性别、部位、营养状况等有关。皮下组织不属于皮肤的组成部分，皮肤借皮下组织与深部组织相连，使皮肤具有一定的活动性。皮下组织有维持体温和保护深部结构的作用。

第二节　皮肤的附属结构

一、汗腺

汗腺（sweat gland）为单曲管状腺（图29-3），由分泌部和导管部两部分构成。分泌部位于真皮深部或皮下组织内，盘曲成团，由单层立方上皮或锥状细胞组成，分泌的汗液中除大量水分外，还有钠、钾、氯、乳酸盐和尿素等；导管由2层立方形细胞围成，在两个真皮乳头之间穿入表皮，开口于汗孔。汗腺有调节体温、湿润皮肤和排泄等作用。此外，于腋窝、乳晕、脐周、阴部等处还有大汗腺，又称顶泌汗腺，分泌物为黏稠的乳状液，被细菌分解后产生特殊气味，则形成狐臭。

知识拓展

臭汗症（狐臭）

是指分泌的汗液有特殊的臭味或汗液经分解后产生臭味。臭汗症多见于多汗、汗液不易蒸发和大汗腺所在的部位，如腋窝、腹股沟、足部、肛周、外阴、脐窝及女性乳房下方等，以足部和腋窝臭汗症最为常见。

二、毛

毛（hair）是细丝状的角化结构，为上皮组织的衍生物，由毛干、毛根和毛球三部分组成（图29-3）。人体皮肤除手掌和足底等处外，均有毛分布。

1. 毛干　是露出皮肤以外的部分，由紧密排列的角质细胞组成。

2. 毛根与毛囊　毛根埋于皮肤内；包在毛根外，由上皮和结缔组织组成为毛囊。

3. 毛球　是毛根和毛囊下端融合形成的膨大小体，毛球内的细胞有活跃的分裂增殖能力，为毛和毛囊的生长点，此处有黑素细胞，决定毛发的颜色。毛球底部凹陷，有富含血管和神经的结缔组织突入，称毛乳头（hair papilla），对毛的生长起营养和诱导作用。

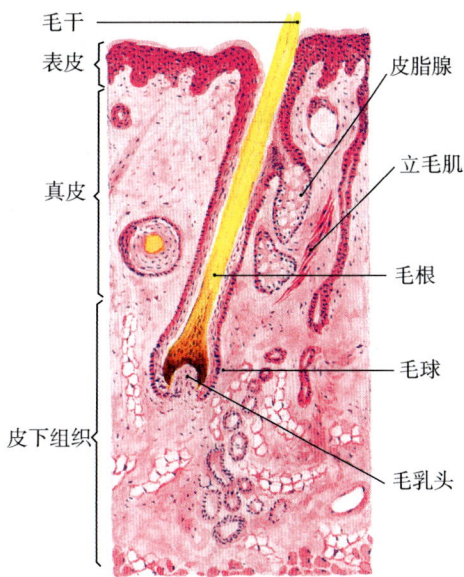

图29-3　皮肤的附属器

知识拓展

脱发

脱发是头发脱落的现象，有生理性及病理性之分。生理性脱发指头发正常的脱落。病理性脱发是指头发异常或过度的脱落。随着社会压力不断增大和生活节奏的加快，环境的不断恶化，以及不良饮食的饮食习惯，伴随我们的非健康、亚健康也与日俱增，中国的脱发患者越来越多。脱发患者应多喝生水或含有丰富铁质的食品，瘦肉、鸡蛋的蛋白、菠菜、包心菜、芹菜、水果等等都是最佳的治疗食物。

4. 立毛肌　毛与皮肤表面呈钝角的一侧，有一束平滑肌连接毛囊和真皮乳头层，称立毛肌（arrecton pilli muscle），其收缩时使毛竖立和促进皮脂腺分泌。

三、皮脂腺

皮脂腺（sebaceous gland）大多位于毛囊和竖毛肌之间，为泡状腺，导管多开口于毛囊上段（图29-3）。在近导管处，腺细胞解体，连同脂滴一起排出，即为皮脂，对皮肤和毛发有滋润和保护作用。

知识拓展

痤疮

俗称青春痘、粉刺、暗疮，中医古代称面疮，酒刺。是皮肤科常见病，多发病。据学者们统计，在青春期男性有95%，女性有85%患过不同程度的痤疮，所以大家称其为"青春痘"是很贴切的。痤疮（青春痘）是一种发生于毛囊皮脂腺的慢性皮肤病，多发于头面部，颈部，前胸后背等皮脂腺丰富的部位。

四、指（趾）甲

指（趾）甲（nail）（图29-4）为指（趾）端背面，由多层紧密排列的角化细胞组成。暴露在外的为甲体，埋于皮肤内的为甲根，甲体深面为甲床，甲体周缘的皮肤为甲襞，甲体与甲襞之间形成甲沟，甲根附着处的上皮称甲母质，是甲的生长区。甲对指（趾）末节起保护作用。

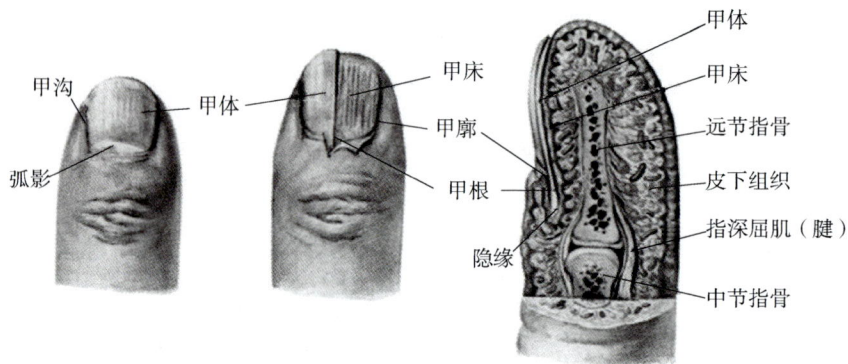

图29-4　指甲

知识链接

甲沟炎

即指甲板两侧与皮肤皱褶结合部的化脓性感染，是临床常见的指（趾）部感染性疾病之一。致病菌为皮肤表面的金黄葡萄球菌。可发生于各种轻伤后，早期局部消炎处理，感染可以控制。形成脓肿后，必须切开治疗。

思考题

1. 皮肤由哪两部分组成？
2. 表皮细胞由浅到深分为几层？
3. 皮肤的附属结构有哪些？

（方安宁）

扫码"练一练"

眼和耳

扫码"学一学"

第一节　眼

视觉器官通俗称之为眼，由眼球和眼副器两部分组成（图 12 - 1）。

一、眼球

（一）眼球壁

眼球壁从外向内可分为外膜、中膜和内膜三层。

1. 外膜　外膜又称纤维膜，其中前面 1/6 为角膜，后面 5/6 为巩膜。

（1）角膜（cornea）　从前向后分为 5 层（图 30 - 1）。

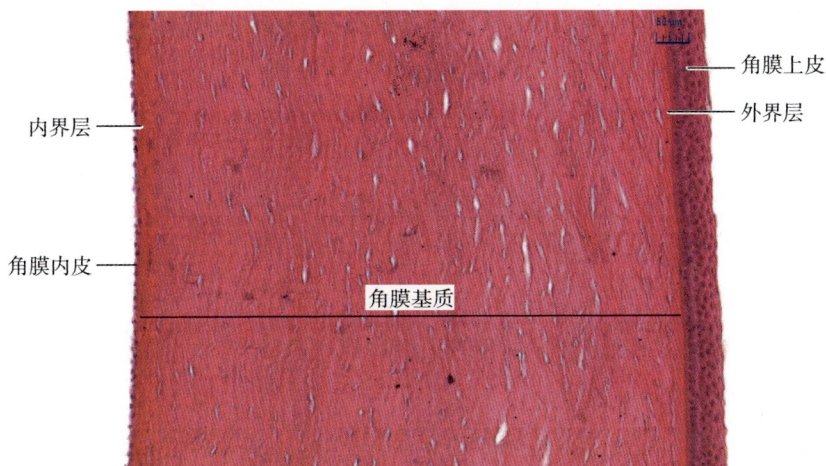

内界层
角膜内皮
角膜基质
角膜上皮
外界层

图 30 - 1　人角膜

①角膜上皮：为未角化的复层扁平上皮，由 5 ~ 7 层细胞组成，约占整个角膜厚度的

10%，基部平坦，上皮内含有丰富的游离神经末梢，感觉敏锐。角膜上皮细胞之间散在少量的淋巴细胞和朗格汉斯细胞。

②前界层：为不含细胞的透明均质膜，该层较薄，厚 10～16μm，含胶原原纤维和基质，此层损伤后一般不能再生。

③角膜基质：厚度约占整个角膜厚度的 90%，主要由许多平行排列的胶原板层构成，每个板层厚约 2μm，相邻板层的胶原原纤维互相垂直，具有高度抗损伤及抗变形的能力。板层间散在分布着扁平状的角膜细胞，该细胞是一种有许多细长突起的成纤维细胞。

④后界层：厚 5～10μm，结构似前界层，属于角膜内皮的基膜。

⑤角膜内皮：为单层扁平上皮，其游离面与眼球前房的房水接触，该细胞具有活跃的物质转运功能，无再生能力。

（2）巩膜（sclera）　见第十二章第一节。

2. 中膜（图12-4）　中膜又称血管膜，为富含血管和色素细胞的疏松结缔组织。由前向后依次为虹膜、睫状体和脉络膜。

（1）虹膜（iris）　位于角膜后方，为一环状肌性薄膜，中央为瞳孔。瞳孔括约肌和瞳孔放大肌的形态与功能见第十二章第一节。

（2）睫状体（ciliary body）　位于虹膜与脉络膜之间。睫状体由睫状肌、基质和上皮组成。视近物时睫状肌收缩，睫状体向前内侧突出，睫状小带松弛；视远物时睫状肌舒张，睫状小带变紧张。借此晶状体的位置和曲度发生改变，调节焦距。长时间看近物，睫状肌持续收缩而疲劳，长期劳损之后不能完全复原，导致视力减退，称为近视眼。睫状体上皮细胞可分泌房水，房水中含水、葡萄糖、氨基酸、钠离子和氯离子等物质。

（3）脉络膜（choroid）　见第十二章第一节。

3. 内膜　又称视网膜（retina），位于血管膜的内侧，由外向内依次分为色素上皮层、视细胞层、双极细胞层和节细胞层。

（1）色素上皮层　由单层构成，上皮细胞呈立方或矮柱状，胞质内含有大量粗大的黑素颗粒，可防止强光对感光细胞的损害。胞质内还含有吞噬体，吞噬体中常常含有视细胞脱落的膜盘，色素上皮细胞还具有参与合成视紫红质和储存维生素A的功能。

（2）视细胞层　视细胞又称感光细胞，由能接受光刺激的感觉神经元构成，称视细胞或感光细胞，细胞从胞体发出两个突起，分别称外侧突（树突）和内侧突（轴突）。外侧突又分为内节和外节，内节富含线粒体、粗面内质网和高尔基复合体，是合成感光物质的部位；外节是感光部位，含有大量扁平状的膜盘。根据外侧突的形状和感光物质性质的不同，视细胞分为视杆细胞和视锥细胞两种（图12-3，图30-2）。

①视杆细胞（rod cell）：外侧突呈杆状，胞体细

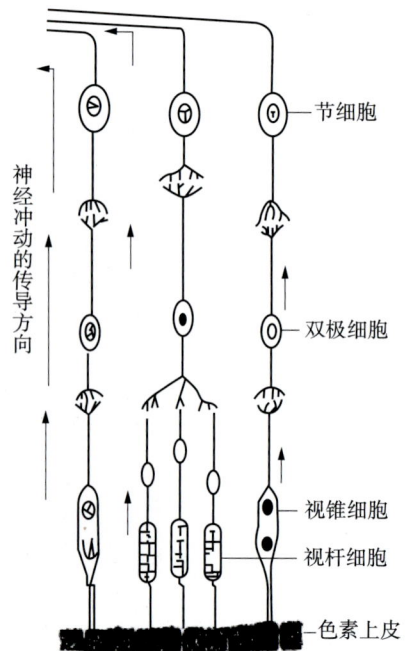

图 30-2　视网膜结构示意图

长，膜盘独立，膜盘不与细胞外相通，膜盘内含视紫红质，感受弱光。当人体维生素 A 不足时，视紫红质合成减少，导致夜盲症。

②视锥细胞（cone cell）：外侧突呈锥状，胞体较粗，膜盘与细胞膜未分离，膜盘仍与细胞外相通，膜盘内含视紫蓝质，感受强光和色觉。人体中含三种视锥细胞，分别含有红敏色素、绿敏色素、蓝敏色素，如果缺乏含红敏色素的视锥细胞，患者丧失辨别红色的能力，即红色盲，如果缺乏感受绿光的视锥细胞，则为绿色盲。

（3）双极细胞层　双极细胞为连接视细胞和节细胞的联络神经元，双极细胞中有一类细胞称侏儒双极细胞，一个侏儒双极细胞的树突只与一个视锥细胞形成突触，其轴突也只与一个节细胞形成突触。此层之中还有多种中间神经元，包括水平细胞（horizontal cell）、无长突细胞（amacrine cell）和网间细胞（interplexiform cell）。

（4）节细胞层（ganglion cell）　节细胞是轴突较长的多极神经元，长轴突向眼球后极汇聚，在视神经盘处构成视神经穿出眼球壁。节细胞中有一类细胞称侏儒节细胞，该细胞胞体较小，只接收单一双极细胞的信息。此层所含的神经胶质细胞以放射状胶质细胞，具有支持、营养、保护和绝缘作用。视网膜内还有一些星形胶质细胞、小胶质细胞和少突胶质细胞。

黄斑最薄，只有视锥细胞和色素上皮，这里的视锥细胞与侏儒双极细胞、侏儒节细胞之间形成一对一的联系，这种一对一的通路所传导的视觉信息较为精确，因此中央凹是视觉最敏感的部位。

（二）眼内容物

眼内容物所括房水、晶状体和玻璃体，具体内容见第十二章第一节。

二、眼睑

眼睑（eyelid）为薄板状结构，由浅入深分为 5 层，由浅入深依次为皮肤，皮下组织、肌层、睑板和睑结膜（图 30 – 3）。

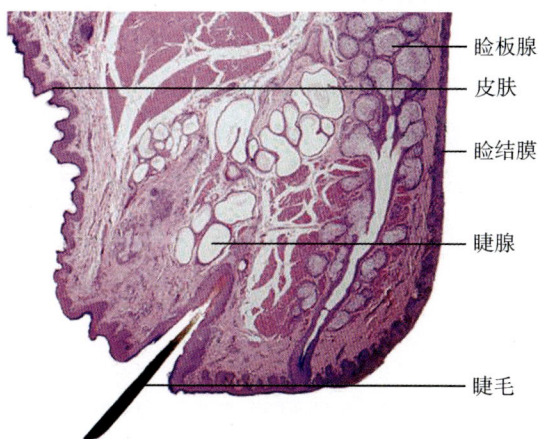

睑板腺
皮肤
睑结膜
睑腺
睫毛

图 30 – 3　眼睑光镜图（低倍）

皮肤：皮肤较薄，在睑缘有 2 ~ 3 列睫毛。位于睫毛根部的皮脂腺称睑缘腺，即 Zeis 腺。睑缘处还有一种腔比较大的汗腺称睫腺，即 Moll 腺。

皮下组织：为疏松结缔组织。

肌层：包括眼轮匝肌和提上睑肌，在上睑板还有少量的平滑肌。

睑板：为致密结缔组织。睑板内有许多平行排列的皮脂腺，称睑板腺，其分泌物有保护角膜和滋润睑缘的作用。

睑结膜：黏膜上皮为复层柱状上皮，含有杯状细胞。睑结膜反折覆盖于巩膜表面，称为球结膜。

第二节　耳

耳由外耳、中耳和内耳组成，外耳和中耳的主要功能是传导声波，内耳含有位觉感受器和听觉感受器。位觉感受器包括壶腹嵴、椭圆囊斑和球囊斑，听觉感受器是螺旋器（图13-9）。

一、壶腹嵴

骨半规管为3个互相垂直的半环形骨管，每个骨半规管的壶腹骨脚与前庭相连处均有一个膨大的骨壶腹。膜半规管位于同名骨半规管内，形态与同名骨半规管相似，每个膜半规管内亦有相应膨大的膜壶腹。在膜壶腹一侧，部分黏膜隆起形成壶腹嵴（crista ampullaris）。壶腹嵴由支持细胞和毛细胞组成，支持细胞呈高柱状，分泌物含酸性黏多糖，分泌物形成圆锥状的壶腹帽，毛细胞位于支持细胞之间，毛细胞的纤毛插入壶腹帽内，毛细胞的基部跟前庭神经的末梢形成突触，当头部进行各方向的旋转运动时，膜半规管内的内淋巴的流动使壶腹帽发生倾斜，引起毛细胞产生兴奋，神经冲动经前庭神经传入脑，因此，壶腹嵴能感受头部旋转变速运动的刺激，是位觉感受器。

二、椭圆囊斑和球囊斑

前庭位于骨迷路的中部，为一膨大的腔。前庭的膜迷路包括椭圆囊和球囊。椭圆囊外侧壁和球囊前壁的黏膜增厚，构成两个互相垂直的位觉斑，分别称椭圆囊斑和球囊斑。椭圆囊斑和球囊斑也由支持细胞和毛细胞组成，与壶腹嵴内的结构相似，毛细胞位于支持细胞之间，毛细胞的基部跟前庭神经的末梢形成突触，支持细胞的分泌物在位觉斑表面形成位砂膜，膜表面有细小的由碳酸钙和蛋白质组成的结晶，即位砂，又称耳石。当头部直线加速运动时，内淋巴的惯性运动和地心引力的综合作用可使毛细胞产生兴奋，兴奋通过传入神经传向中枢。因此，椭圆囊斑和球囊斑均能感受直线变速运动和静止状态的刺激，也是位觉感受器。

三、螺旋器

耳蜗为骨迷路的一部分，套嵌其内的膜蜗管为膜迷路的一部分，耳蜗的中轴称蜗轴（图13-8），围绕蜗轴盘旋两圈半的骨性管道称骨蜗管。膜蜗管的横切面呈三角形，因此膜蜗管有三个壁，即上壁、下壁和外壁（图13-10）。

膜蜗管的上壁为前庭膜。膜蜗管外壁为含有连续性毛细血管的黏膜上皮，称血管纹。

膜蜗管的下壁由从蜗轴延伸出来的骨螺旋板外侧部和基底膜及螺旋器共同构成。基底膜为薄层结缔组织膜，几乎不含细胞，含有大量放射状排列的胶原样细丝束，称听弦

（auditory string），蜗底的听弦较短，蜗顶的听弦较长，故蜗底的基底膜的共振频率高，而蜗顶的基底膜的共振频率低，蜗底受损可导致患者高音感受障碍，蜗顶受损引起低音感受障碍。螺旋器（spiral organ）又称 Corti 器，位于基底膜的表面，由支持细胞和毛细胞组成。当声波从外耳经听小骨链传至卵圆窗，引起外淋巴的振动，继而引发基底膜发生共振，振动使毛细胞产生兴奋，兴奋传给螺旋神经节的双极细胞，该双极细胞的中枢突形成蜗神经，兴奋由蜗神经传入脑。因此，螺旋器为听觉感受器。

知识拓展

耳石症

　　耳石症又称"良性阵发性位置性眩晕"，多数耳石症患者的眩晕时间较短，往往少于一分钟，这仅对管结石而言；如果眩晕时间在数分钟之上的，有可能是其他类型的耳石症，如嵴顶结石的耳石症，也可能是其他疾病如梅尼尔病或严重的颈椎病。耳石症之所以会出现眩晕，与体位的变化有关。正常情况下耳石是附着于耳石膜上的，当一些因素导致耳石脱离，脱落的耳石就会在内淋巴里游动，再进入无耳石存在的膜半规管里沉伏下来，当人体头部位置发生变化时，沉伏的耳石就会随着液体的流动而运动，从而刺激膜半规管毛细胞，导致机体眩晕。

思考题

1. 角膜分哪几层？
2. 视网膜由哪些部分构成？
3. 位觉感受器有哪些？听觉感受器的名称是什么？
4. 试述引起视觉神经冲动时光线所需经过的组织结构。

扫码"练一练"

（方安宁）

一、主细胞

主细胞（chief cell）数量多，呈圆形或多边形，核圆居中，胞质着色浅。主细胞分泌甲状旁腺激素，可使骨盐溶解，促进肠及肾小管吸收钙离子，使血钙升高。在甲状旁腺激素和降钙素共同调节下，维持血钙的稳定。

二、嗜酸性细胞

嗜酸性细胞（oxyphil cell）单个或成群分布，体积稍大，核小而圆，胞质嗜酸性。但目前其功能尚不清楚。

第三节　肾上腺

肾上腺表面包以结缔组织被膜，少量结缔组织伴随血管和神经深入腺实质内。肾上腺实质由周边的皮质和中央的髓质两部分构成，二者在发生、结构和功能上均不同。

一、皮质

皮质约占肾上腺体积的 80% ~ 90%，根据细胞的形状和排列方式，由外向内分为三个带，即球状带、束状带和网状带（图 31 - 3，图 31 - 4）。

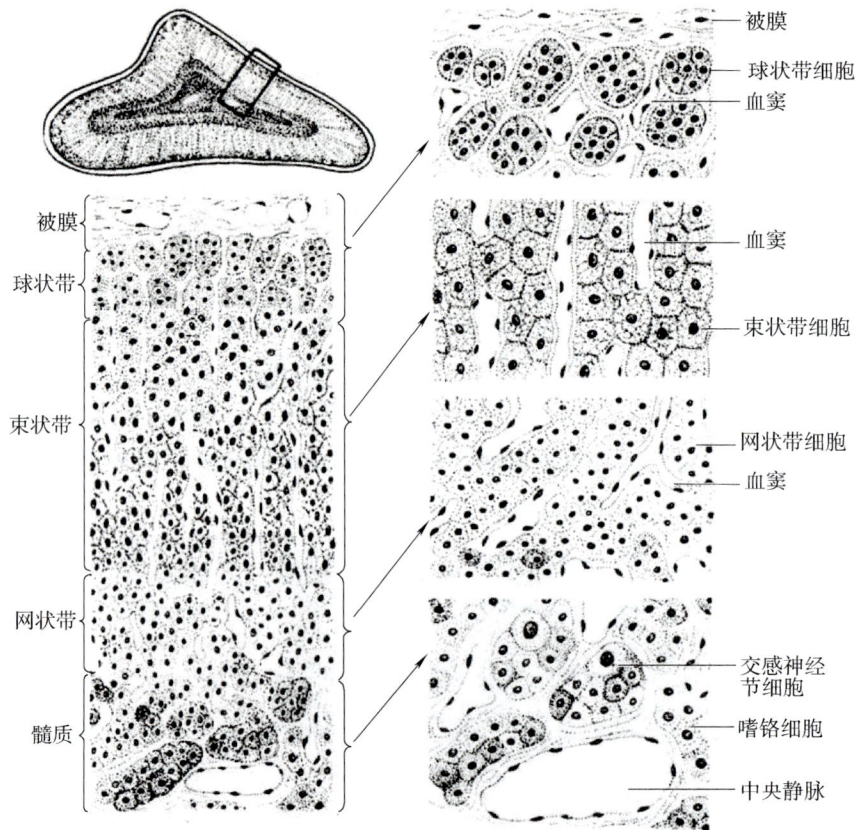

图 31 - 3　肾上腺光镜结构模式图

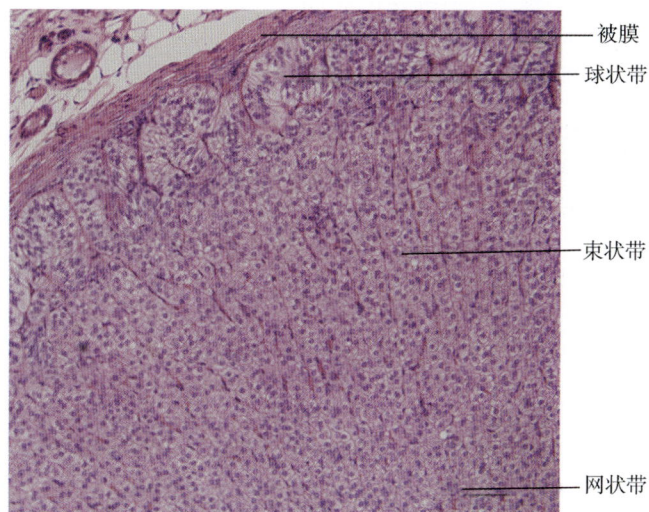

图31-4　肾上腺光镜结构

（一）球状带

球状带（zona glomerulosa）位于被膜的下方，较薄，约占皮质体积的15%。细胞排列成球团状，体积较小，呈矮圆柱状或锥形，核小染色深，胞质内含少量脂滴。球状带细胞分泌盐皮质激素（mimeralocorticoid），如醛固酮，能促进肾远曲小管和集合小管对Na^+的重吸收及K^+的排泄，同时刺激胃黏膜吸收Na^+，调节水盐代谢，维持正常血容量。

（二）束状带

束状带（zona fasciculata）位于球状带深面，是皮质中最厚的部分，约占皮质体积的78%。细胞排列成单行或双行细胞索，体积较大，呈多边形，胞核圆形，着色浅，胞质内充满脂滴，在HE染色切片中，脂滴被溶解呈空泡状。束状带细胞分泌糖皮质激素（glucocorticoid），对糖、脂肪和蛋白质的代谢有调节作用，还有抑制免疫反应及炎症反应等作用。

（三）网状带

网状带（zona reticularis）位于皮质最深面，紧靠髓质，约占皮质体积的7%。细胞排列成条索状并相互交织成网，细胞体积较小，胞核也较小，胞质内含较多脂褐素和少量脂滴。网状带细胞主要分泌雄激素、少量雌激素和糖皮质激素。

二、髓质

髓质位于肾上腺中部，约占肾上腺体积的10%～12%，主要由排列成团索状的髓质细胞组成，其间为血窦和少量结缔组织。髓质细胞胞体大，呈圆形或多边形，如用铬盐固定处理标本，胞质内可见黄褐色的嗜铬颗粒，故又称嗜铬细胞（chromaffin cell）（图31-5）。

髓质细胞分为两种：肾上腺素细胞和去甲肾上腺素细胞。肾上腺素细胞数量较多，约占髓质细胞的80%以上，分泌肾上腺素；去甲肾上腺素细胞数量较少，可释放去甲肾上腺素。肾上腺素和去甲肾上腺素为儿茶酚胺类物质，肾上腺素使心率加快，新输出量增加，肝脏和骨骼肌的血管扩张；去甲肾上腺素使血压增高，心脏、脑和骨骼肌内的血流加速。

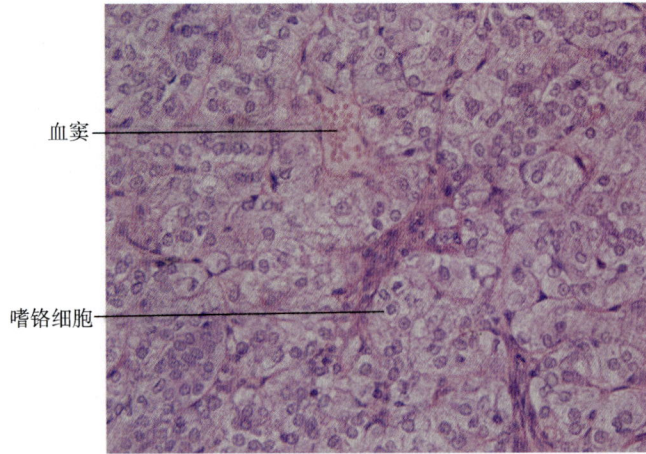

图 31 - 5　肾上腺髓质光镜图

第四节　垂　体

垂体由腺垂体和神经垂体两部分组成，表面包以结缔组织被膜（图 18 - 2，图 31 - 6）。

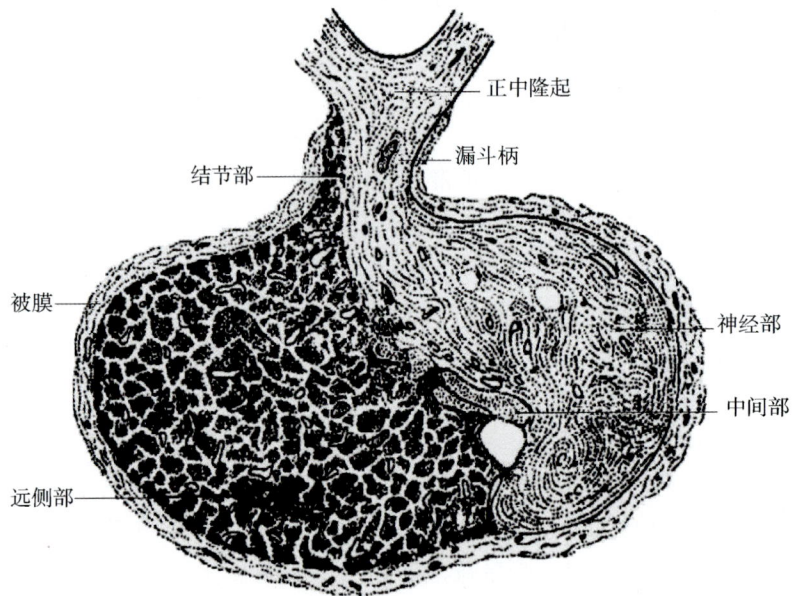

图 31 - 6　垂体

一、腺垂体

（一）远侧部

远侧部（pars distalis）腺细胞排列成团状或索状，细胞间具有丰富的血窦和少量结缔组织。在 HE 染色切片中，根据细胞对染料亲和性的不同，将其分为嫌色细胞和嗜色细胞两类，嗜色细胞又分为嗜酸性细胞和嗜碱性细胞两种（图 31 - 7），根据细胞所分泌激素的不同进行分类和命名。

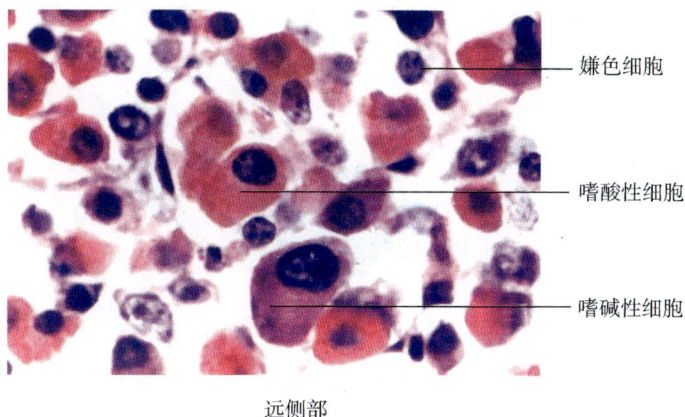

嫌色细胞

嗜酸性细胞

嗜碱性细胞

远侧部

图 31 - 7 远侧部光镜图

1. 嗜酸性细胞（acidophil） 数量较多，约占远侧部细胞总数的 40%，细胞呈圆形或卵圆形，胞质内充满了嗜酸性颗粒。嗜酸性细胞分为以下两种。

（1）生长激素细胞（somatotroph） 分泌生长激素，广泛影响机体多种代谢过程，尤其是刺激骺软骨的生长，促进骨骼增长。在幼年时期，如果生长激素分泌不足可导致垂体性侏儒症，若分泌过多可引起巨人症；成人如果生长激素分泌过多会导致肢端肥大症。

（2）催乳激素细胞（mammotroph） 男女性垂体均有，但女性较多，可分泌催乳激素，促进乳腺发育和乳汁分泌。

2. 嗜碱性细胞（basophil） 数量较少，约占远侧部细胞总数的 10%，呈椭圆形或多边形，胞质内含嗜碱性颗粒。嗜碱性细胞分为以下三种。

（1）促甲状腺激素细胞 分泌促甲状腺激素（TSH），能促进甲状腺滤泡上皮细胞合成和释放甲状腺激素。

（2）促肾上腺皮质激素细胞 分泌促肾上腺皮质激素（ACTH），能促进肾上腺皮质束状带细胞合成和释放糖皮质激素。

（3）促性腺激素细胞 分泌卵泡刺激素（FSH）和黄体生成素（LH）。卵泡刺激素在女性促进卵泡发育和卵泡细胞分泌雌激素，在男性则可以刺激生精小管支持细胞合成雄激素结合蛋白，促进精子的发生。黄体生成素在女性促进卵巢排卵和黄体形成，在男性则刺激睾丸间质细胞分泌雄激素，故又称间质细胞刺激素。当儿童促性腺激素分泌功能亢进时，可导致性早熟；若分泌功能低下，可导致肥胖性生殖无能症。

3. 嫌色细胞（chromophobe cell） 数量最多，约占远侧部腺细胞总数的 50%，体积小，着色浅，细胞轮廓不清。可能是脱颗粒的嗜色细胞，或是处于嗜色细胞形成的初级阶段。

（二）中间部

中间部（pars intermerdia）位于远侧部与神经部之间的狭窄部分。人垂体中间部退化，约占垂体 2% 左右。

（三）结节部

结节部（pars tuberalis）包围着神经垂体的漏斗的周围，含有丰富的纵行毛细血管，主要是嫌色细胞，其间有少量嗜酸性和嗜碱性细胞。

二、神经垂体

神经垂体主要由无髓神经纤维和神经胶质细胞组成，含丰富的窦状毛细血管。

下丘脑视上核和室旁核内的神经内分泌细胞的轴突下行经漏斗进入神经垂体的神经部，是无髓神经纤维的主要来源。这些神经内分泌细胞含有许多分泌颗粒，并沿轴突下行运输，在沿途和终末常聚集成团呈串珠状膨大，在 HE 染色中呈弱嗜酸性团块称之为赫令体（Herring body）（图 31 - 8）；神经部的胶质细胞又称垂体细胞（pituicyte），分布于神经纤维之间，除了对神经纤维起保护、支持和营养作用外，还具有促进神经纤维再生的功能。

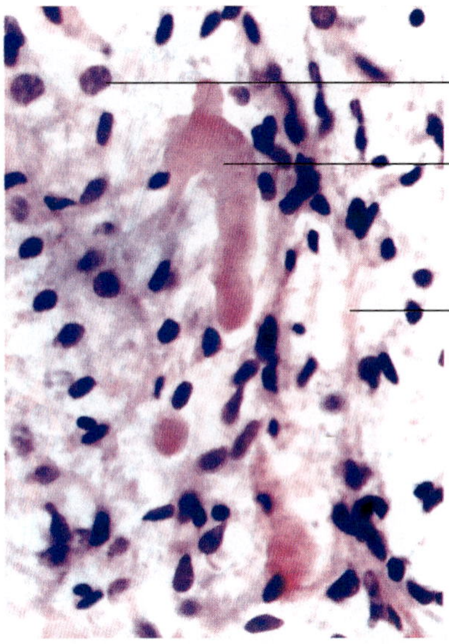

垂体细胞
赫令体
无髓神经纤维

图 31 - 8　神经部光镜图

三、下丘脑与垂体的相互关系

（一）下丘脑与腺垂体的关系

下丘脑与腺垂体通过垂体门脉系统（hypophyseal portal system）建立联系的。腺垂体主要由垂体上动脉供应血液，垂体上动脉自大脑动脉环发出后伸入漏斗部，在该处分支形成毛细血管网，称为第一级毛细血管网。这些毛细血管网进入结节部汇集形成数条垂体门微静脉，并下行进入远侧部，再次分支形成毛细血管网，称为第二级毛细血管网。两级毛细血管网及其垂体门微静脉共同构成垂体门脉系统（图 31 - 9）。

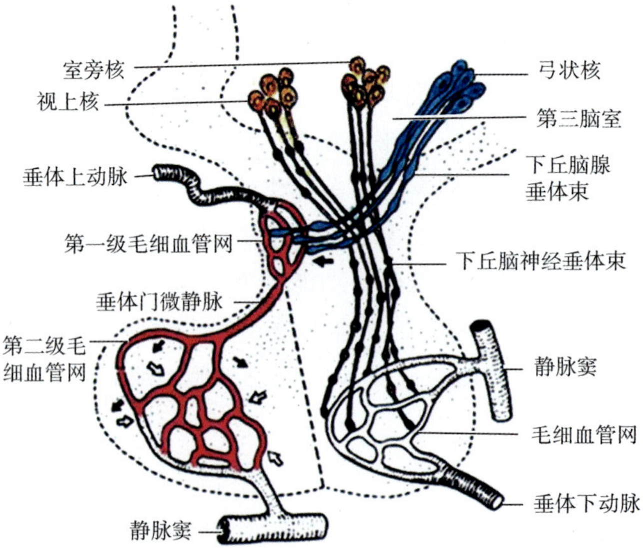

室旁核
视上核
垂体上动脉
第一级毛细血管网
垂体门微静脉
第二级毛细血管网
静脉窦

弓状核
第三脑室
下丘脑腺垂体束
下丘脑神经垂体束
静脉窦
毛细血管网
垂体下动脉

图 31 - 9　垂体门脉系统

下丘脑的弓状核等神经核的神经元能合成多种激素，经垂体门脉系统分别调节腺垂体远侧部各种腺细胞的分泌活动。其中对腺细胞分泌起促进作用的激素，称释放激素

（releasing hormone，RH），对腺细胞起抑制作用的激素，则称释放抑制激素（release inhibiting hormone，RIH）。

故下丘脑所合成的释放激素和释放抑制激素，经垂体门脉系统调节腺垂体内各种细胞的分泌活动，腺垂体分泌的各种激素又可以调节甲状腺、肾上腺和性腺等腺器官的分泌活动和功能（图31－10）。这样神经系统和内分泌系统形成一个功能整体，完成对机体的多种物质代谢及功能的调节。

（二）下丘脑与神经垂体的关系

下丘脑的视上核和室旁核神经内分泌细胞合成和分泌抗利尿激素（antidiuretic hormone，ADH）和催产素（oxytocin）。这两种激素的分泌颗粒沿下丘脑神经内分泌细胞的轴突下行，在神经垂体贮存，并在需要时释放入毛细血管（图31－9）。抗利尿激素主要促进肾远曲小管和集合管重吸收水，使尿量减少，若分泌超过生理剂量时，可导致血压升高，故也称加压素。催产素可使子宫平滑肌收缩，并促进乳腺分泌，也称缩宫素。

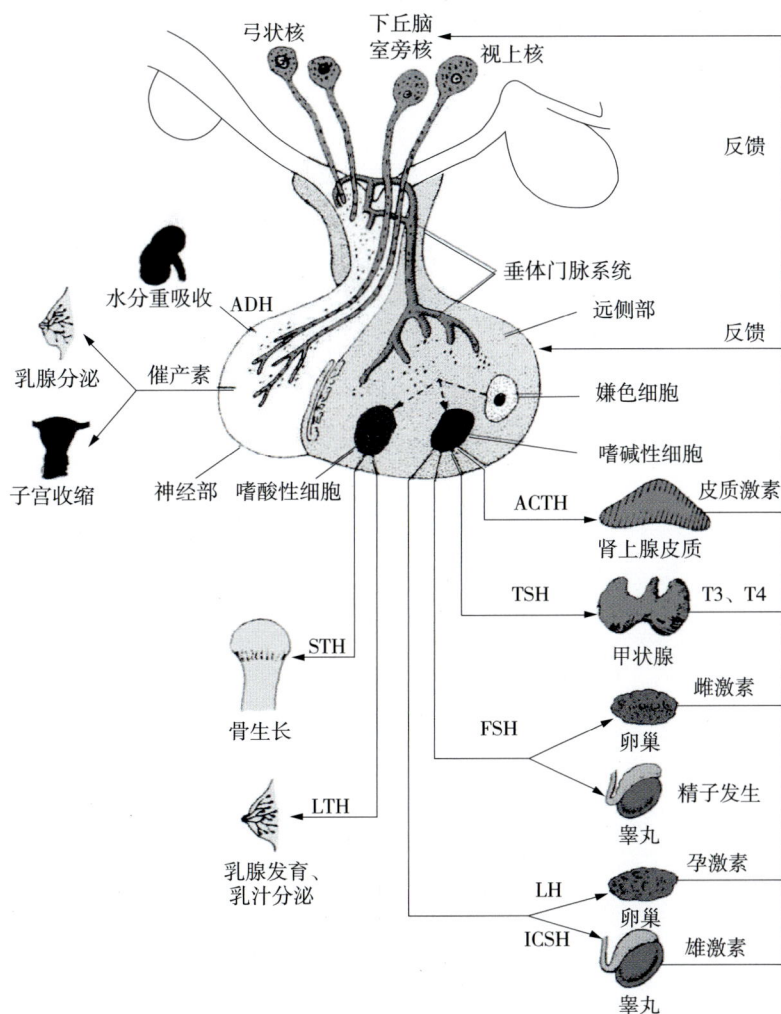

图31－10　下丘脑－垂体－靶器官示意图

思考题

1. 试述甲状腺的光镜结构及合成激素。
2. 试述腺垂体的光镜结构及合成的激素。
3. 试述肾上腺的光镜结构及合成激素。
4. 试述下丘脑与腺垂体的关系。

（方安宁）

人体胚胎发生总论

人体胚胎发生是从卵子与精子结合形成受精卵开始，在母体子宫内，经历了复杂、连续和有规律的发育过程，最终演变为成熟胎儿，由子宫娩出。

第一节 胚胎的早期发育

一、生殖细胞的成熟和受精

（一）精子的成熟与获能

从青春期开始，睾丸精曲小管内的精原细胞经过两次减数分裂形成 4 个精子，其中两个精子的染色体为 23，X，另两个染色体为 23，Y（图 32 - 1）。当精子通过女性生殖管道时，精子头部的糖蛋白被女性生殖管道分泌的酶降解，从而获得受精能力，此现象称获能（capacitation）。精子在女性生殖道中能存活 24~72 小时，但其受精能力一般仅可维持 24 小时左右。

（二）卵子的成熟

卵子在卵巢中发生，在输卵管中成熟。卵巢排出的次级卵母细胞处于第二次减数分裂中期，当其进入输卵管壶腹与精子相遇受精时，才完成第二次减数分裂，成为成熟卵子，此时卵子的染色体核型为 23，X。如果排出的卵子未受精，则在 12~24 小时内退化（图 32 - 1）。

（三）受精

成熟获能的精子与卵子结合形成受精卵的过程，称为受精（fertilization）（图 32 - 2）。

扫码"学一学"

· 357 ·

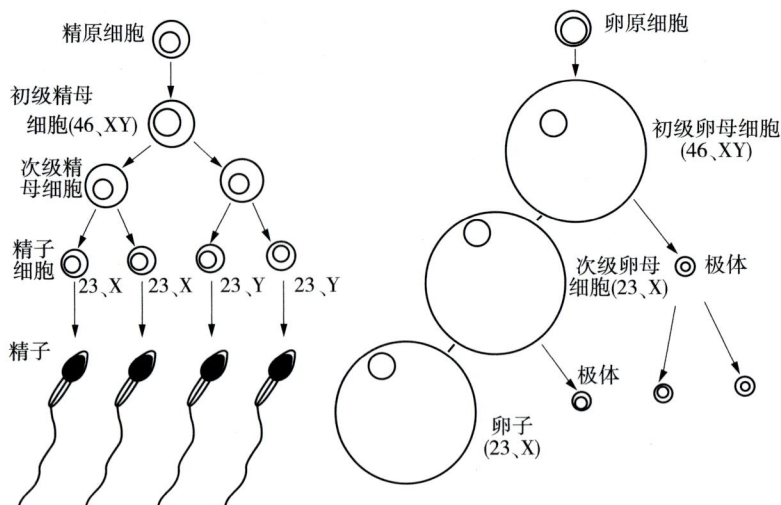

图 32 - 1　精子和卵细胞发生过程

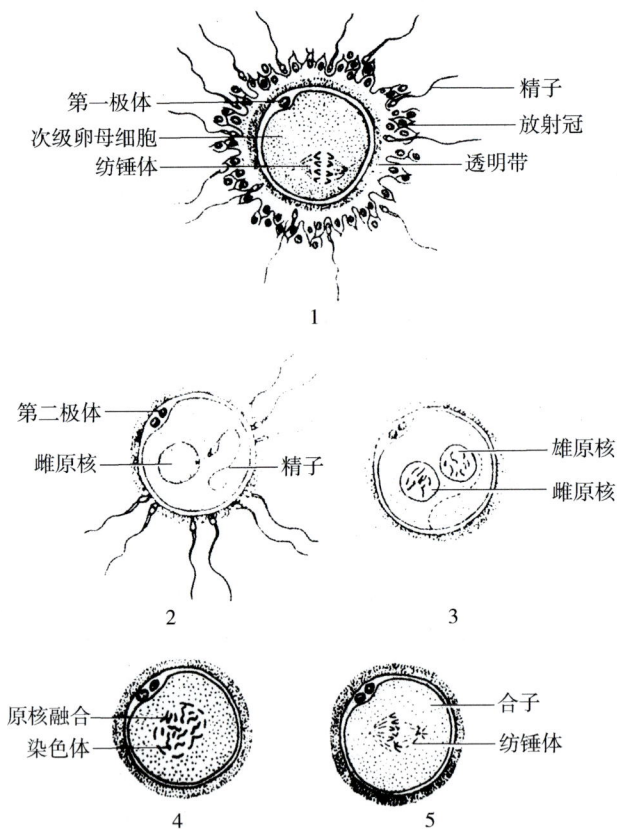

图 32 - 2　受精过程

1. 受精过程　受精过程大致可分为三步：第一步，获能精子与卵子周围的放射冠接触，释放顶体酶，溶解放射冠和透明带，从而打开进入卵细胞的通道，此过程称顶体反应（acrosome reaction）。第二步，精子头部穿越透明带后，其头部的细胞膜与卵子细胞膜相互融合，随即其细胞核和细胞质进入卵子内。透明带结构随之发生变化从而阻止其他精子的穿越，以上称透明带反应（zona reaction），此过程保证了正常的单精受精。第三步，由于精子的激发，卵细胞立即完成第二次减数分裂，形成成熟的卵，称卵原核（雌性原核）。精子的细胞核也迅速膨大成圆形的精原核（雄性原核）。两个单倍体的原核逐渐靠近，核膜消失，染色体混合，同源染色体配成 23 对，形成了二倍体的受精卵（fertilized ovum），又称合子（zygote）。

2. 受精的意义　一是受精标志新生命的开始，受精卵具有强大生命力，细胞可持续不断分裂和分化，最终形成新的个体。二是受精恢复染色体数目，受精卵染色体数目恢复到 46 条，其中 23 条来自精原核，23 条来自卵原核，使新个体既保持双亲遗传特点又具有与双亲不完全相同的性状。三是受精决定性别，如果进入卵子的精子染色体为 23，X，则受精卵的核型为 46，XX，新个体的性别为女性；如果进入卵子的精子染色体为 23，Y，则受精卵的核型为 46，XY，新个体的性别为男性。

二、卵裂和胚泡形成

（一）卵裂

受精卵在输卵管内向子宫腔移动过程中同时进行的细胞分裂称为卵裂（cleavage）。卵裂后形成的细胞叫卵裂球（blastomere）。在受精后 72 小时，形成了有 12~16 个卵裂球的实心细胞团，形似桑椹，称桑椹胚（morula），形成桑椹胚时已接近子宫腔（图 32-3）。

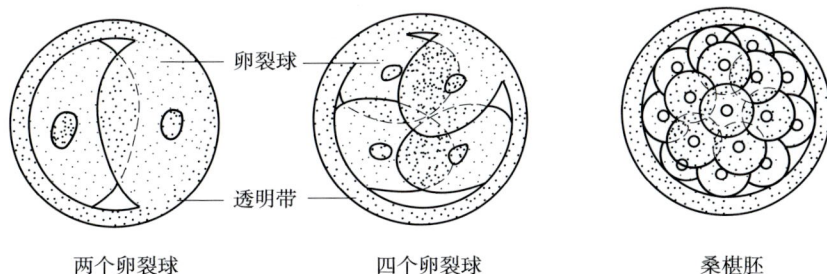

两个卵裂球　　　　四个卵裂球　　　　桑椹胚

图 32-3　卵裂示意图

（二）胚泡形成

受精后的第 4 天桑椹胚进入子宫腔，并继续进行细胞分裂，透明带逐渐消失，在细胞间开始出现一些含少量液体的小腔，以后逐渐融合成大腔，即胚泡腔。此时透明带开始溶解，胚形成囊泡状结构称胚泡（blastocyst）（图 32-4）。

胚泡由三部分构成：一是滋养层，胚泡壁的一层扁平细胞称滋养层，将来发育成绒毛膜，邻近内细胞群的滋养层叫极端滋养层。二是胚泡腔，胚泡内由滋养层围成的腔称胚泡腔。三是内细胞群，在胚泡腔一侧的一群细胞叫内细胞群，将来发育成胚体和部分胎膜。

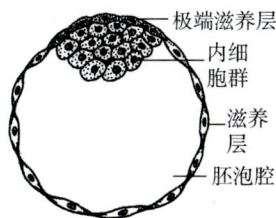

图 32-4　胚泡示意图

三、植入

植入（implantation）或称着床，是胚泡全部埋入子宫内膜的过程，受精后第 6~7 天开始，第 11~12 天完成（图 32-5）。

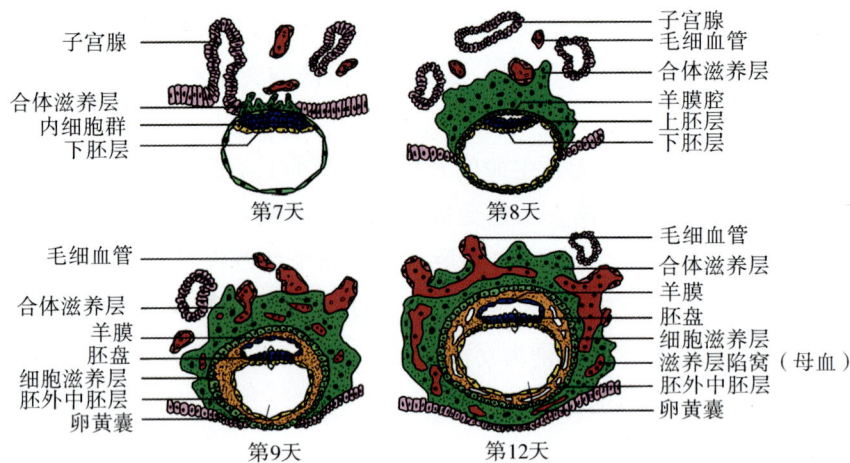

图 32 – 5　植入过程

（一）植入条件

一是母体雌激素和孕激素分泌正常；二是胚泡准时进入子宫腔，透明带及时溶解消失；三是子宫内环境正常；四是子宫内膜处于分泌期，与胚泡发育同步。如果口服避孕药，宫腔放置节育器等，都可能使植入无法完成。

（二）植入过程

植入时，胚泡的极端滋养层细胞首先接触子宫内膜，分泌蛋白水解酶溶解子宫内膜形成缺口，胚泡由此缺口逐渐埋入，至第 11~12 天整个胚泡全部埋入子宫内膜中，内膜表面的缺口迅速被修复，从而完成植入。植入过程中，滋养层细胞迅速增殖并分化为两层：外面的合体滋养层和内面的细胞滋养层。

（三）植入部位

植入部位通常在子宫体和子宫底。如果植入部位在子宫颈附近，则形成前置胎盘（placenta previa），在妊娠晚期易发生胎盘早期剥离或分娩时胎盘堵塞产道导致分娩困难（图 32 – 6）。若植入在子宫以外的部位，称宫外孕（ectopic pregnancy），常发生在输卵管，偶见于肠系膜、卵巢及腹膜腔等处。宫外孕胚胎多因营养不足早期死亡或使植入处组织破裂，引起大出血（图 32 – 6）。

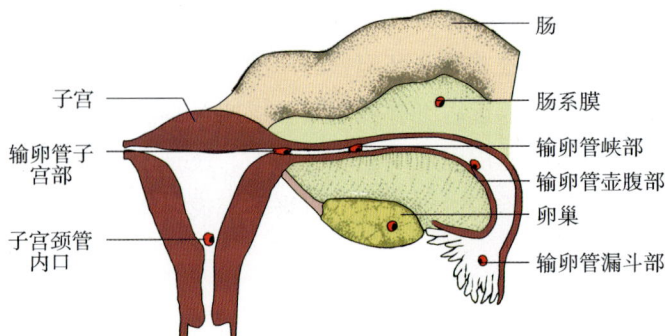

图 32 – 6　前置胎盘和宫外孕

（四）植入后子宫内膜的变化－蜕膜形成

胚泡植入时子宫内膜正处于分泌期，植入后血液供应更丰富，腺体分泌更旺盛，基质细胞肥大富含糖原和脂滴，子宫内膜进一步增厚，此时的子宫内膜称蜕膜（decidua）（图32－7）。蜕膜分为三部分：一是位于胚深部的称底蜕膜；二是覆盖在胚表面的为包蜕膜；其余部分称壁蜕膜。

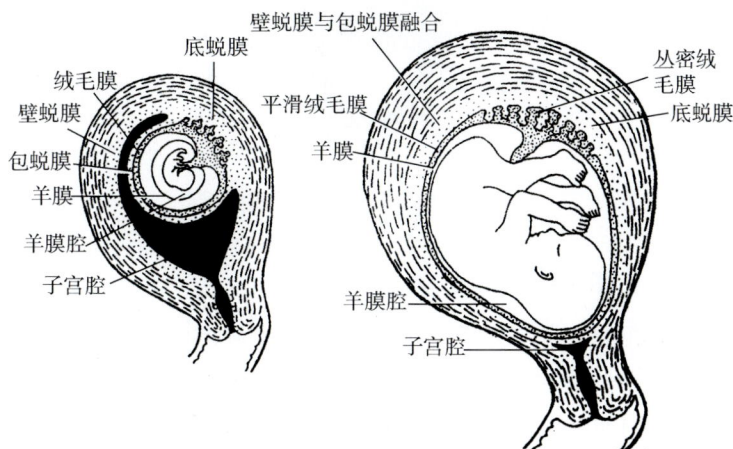

图32－7　胚胎与子宫蜕膜关系

四、胚层形成

（一）二胚层胚盘及相关结构的形成

1. 二胚层的形成　在植入过程中，第2周时胚泡内细胞群的细胞不断增殖分化，逐渐形成圆盘状的上、下两层结构的胚盘（embryonic disc）（图32－8）。靠近胚泡腔的一层立方形细胞称下胚层；邻近极端滋养层的一层柱状细胞称上胚层。随即，在上胚层与极端滋养层之间出现一个腔，称羊膜腔，羊膜腔壁称羊膜，腔内液体为羊水；下胚层周边的细胞向腹侧生长、延伸围成一个腔，称卵黄囊（图32－9）。

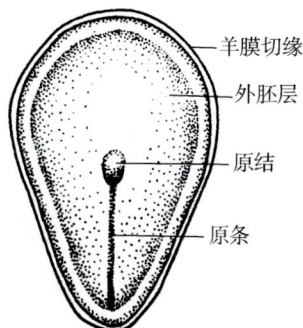

图32－8　胚盘模式图

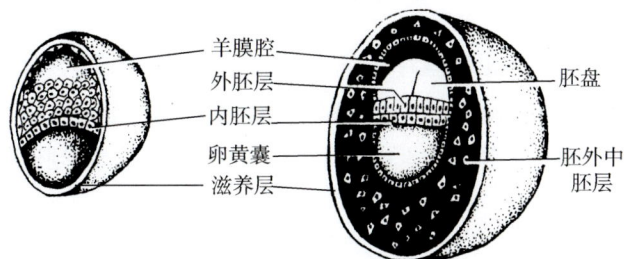

图32－9　内、外胚层模式图

2. 胚外中胚层的形成　在羊膜腔和卵黄囊形成时，由滋养层细胞向胚泡腔分化出一些星状细胞，称胚外中胚层，充填在细胞滋养层与羊膜腔、卵黄囊之间。随之在胚外中胚层细胞间出现小腔，并逐渐融合成大的胚外体腔（图32－9，图32－10）。在羊膜腔与滋养层之间，靠近胚盘尾侧的胚外中胚层形成体蒂，其未来发育为脐带的主要成分。

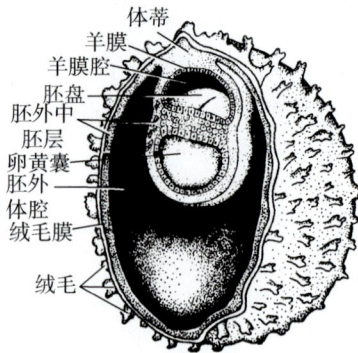

图 32 - 10　胚外体腔模式图

（二）三胚层胚盘及相关结构的形成

1. 原条的发生和中胚层的形成　第 3 周初，部分上胚层细胞分裂增殖较快，在二胚盘尾侧中轴线上形成一条纵行的增厚区，称原条。原条分头尾两端，头端略膨大，称原结（图32 - 11）。原条的出现确定了胚盘的左右和和头、尾方向，先出现原条的一端为尾端，另一端为头端。原条深部的一部分细胞逐渐迁移到上、下胚层之间，向头、尾和两侧扩展，形成中胚层（mesoderm），称胚内中胚层（图 32 - 12）。另外一部分细胞进

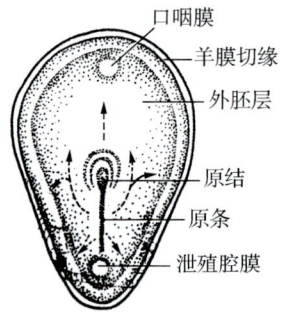

图 32 - 11　原条的发生

入下胚层，逐渐全部置换下胚层的细胞，形成一层新的细胞，形成内胚层（endoderm）。在内胚层和中胚层出现后，原上胚层改称外胚层（ectoderm）。

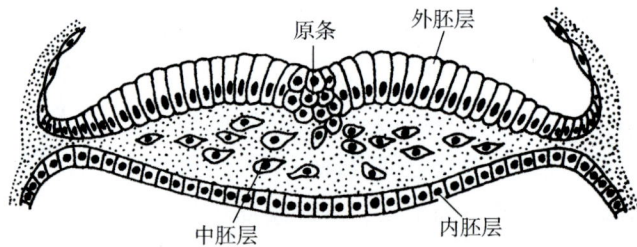

图 32 - 12　第 16 天的胚盘横切模式图

2. 脊索的形成　原结细胞沿胚盘中轴向头端增生迁移，在内、外胚层之间形成一条单独的细胞索，称脊索（notochord）（图 32 - 13），其在早期起支架作用，后期退化。

到受精第 3 周末，形成由内、外、中三个胚层构成的扁平梨形胚盘。

五、三胚层分化与胚体的形成

受精后第 4 周至第 8 周末，三个胚层逐渐分化形成各器官的原基。

（一）外胚层的分化

脊索出现后，诱导其背侧中线的外胚层迅速增厚呈板状，称神经板。继而神经板随脊索生长，中央沿长轴下陷，形成神经沟，沟两侧隆起称神经褶。两侧神经褶先在中段靠拢愈合，同时向头尾两侧延伸，形成神经管（图 32 - 13）。

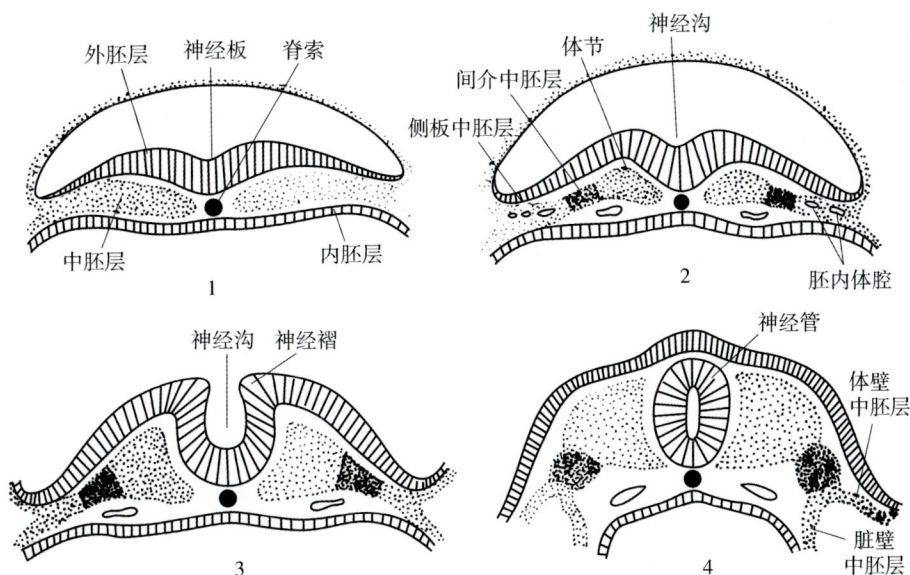

图 32 - 13　胚盘横切（示脊索、神经管形成）

知识拓展

神经管因某种原因闭合不好，如发生在头端可形成无脑畸形；发生在尾端则形成脊髓裂，可伴有脊柱裂。

在神经褶愈合的同时，其部分细胞迁移到神经管对侧，形成一条细胞索，随之分裂形成两条分布于神经管背外侧的结构，称神经嵴，其未来将发育成为周围神经系统及肾上腺髓质等结构（图 32 - 13）。而位于外胚层表面的细胞，将分化为皮肤的表皮及其衍生物、牙釉质、角膜上皮、晶状体、内耳膜迷路、腺垂体、口腔、鼻腔、肛门下段的上皮等。

（二）中胚层的分化

中胚层细胞在脊索两旁由内至外依次分化为轴旁中胚层、间介中胚层和侧中胚层（图 32 - 13，图 32 - 14）。其余分散存在的中胚层细胞统称间充质，可分化为部分结缔组织、肌组织和血管等。

1. 轴旁中胚层　紧邻脊索的中胚层细胞，分裂为块状细胞团，称体节（somite）。在受精第 5 周时，体节全部形成，约 42 ~ 44 对，其将发育成为皮肤真皮、大部分中轴骨（如椎骨、肋骨）及骨骼肌。

2. 间介中胚层　为体节外侧的纵行细胞索，其将分化成泌尿生殖系统的主要器官。

3. 侧中胚层　为中胚层最外侧部分，由其内先形成

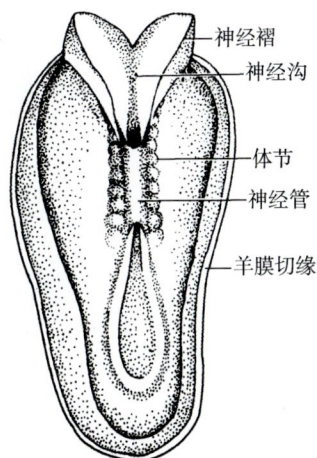

图 32 - 14　胚胎背面示意图

的胚内体腔分为两层，覆盖于由内胚层演化形成的原始消化管外面的为脏壁中胚层，将分化形成消化、呼吸系统的结缔组织、血管、平滑肌和间皮等；与外胚层相贴的为体壁中胚层，将分化形成体壁的骨骼、肌肉、血管和结缔组织等。胚内体腔将逐渐分化形成心包腔、

胸膜腔和腹膜腔。

（三）内胚层的分化

胚体形成的过程中，内胚层被卷入胚体内部形成管状的原始消化管。消化管的头端起于口咽膜，中部借卵黄管与卵黄囊相连，尾端终于泄殖腔膜。原始消化管将主要分化为消化系统与呼吸系统的上皮组织，以及中耳、甲状腺、甲状旁腺、胸腺、膀胱、阴道等处的上皮组织（图 32 – 15）。

（四）胚体的形成

受精后第 4 周初，体节及神经管逐渐生长迅速，起初扁平盘状的胚盘中央部生长速度快于边缘部，致使胚盘向羊膜腔内隆起。胚盘的头、尾端向腹侧卷折形成头褶、尾褶。两侧缘卷折称侧褶。头褶、尾褶和左右侧褶逐渐加深，继之圆盘状胚盘变成了圆柱状的胚体。第 4 周末，胚体（从头至尾）呈"C"字形。

图 32 – 15 胚胎矢状切模式图

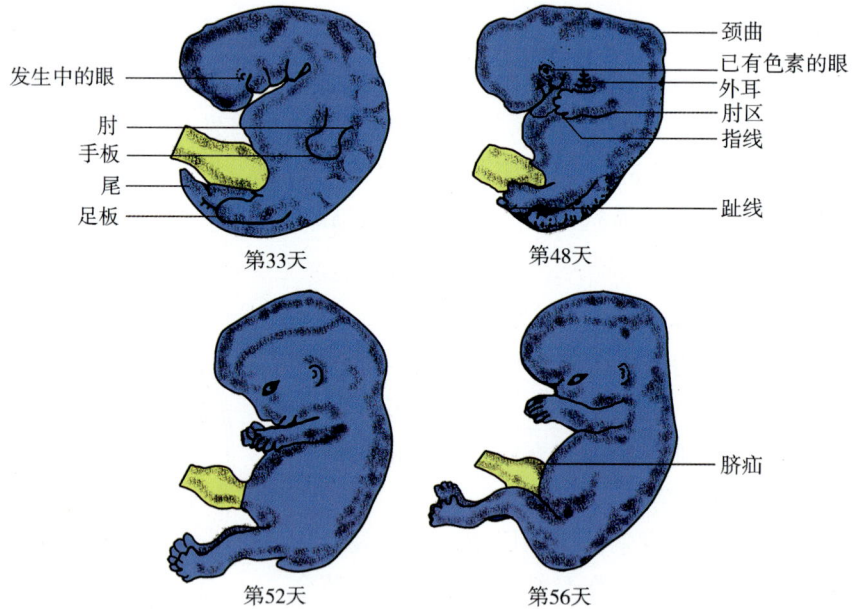

至第 8 周末，胚体外表可见眼、耳、鼻的原基及发育中的四肢，初具人形（图 32 – 16）。

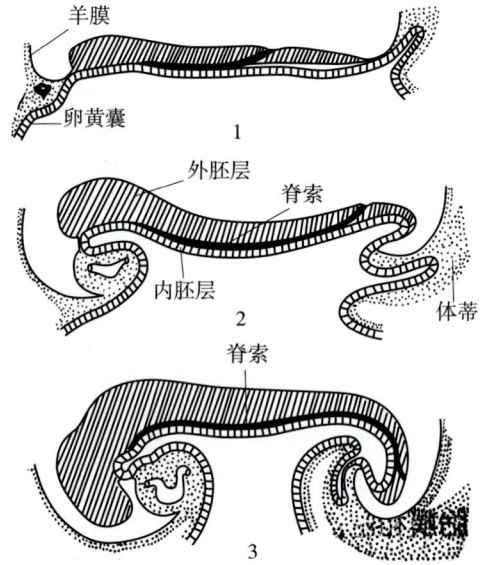

图 32 – 16 5～8 周人胚外形

第二节 胎膜与胎盘

胎膜和胎盘是对胚胎有保护、营养、呼吸和排泄等重要功能的附属结构。胎儿娩出后，胎膜、胎盘即与子宫分离并排出体外，合称衣胞（afterbirth）。

一、胎膜

胎膜包括绒毛膜、羊膜、卵黄囊、尿囊和脐带（图32－17）。

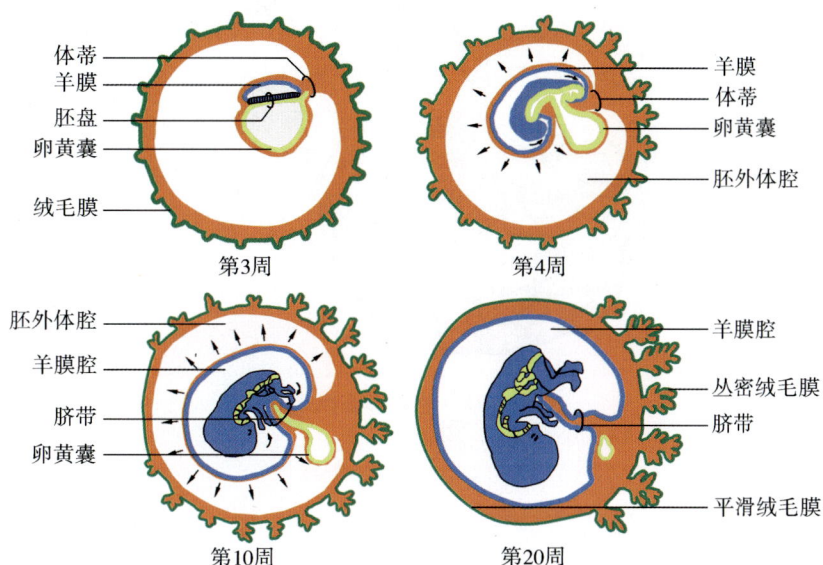

图32－17 胎膜的演变

（一）绒毛膜

绒毛膜（chorion）由滋养层和贴于其内的胚外中胚层壁层形构成。胚胎第2周，滋养层的细胞向周围生长，形成许多细小的突起，称绒毛（图32－17）。胚胎发育6周之前，绒毛膜上的绒毛均匀分布，直至第3个月时，包蜕膜与壁蜕膜融合，包蜕膜侧的绒毛因血供匮乏而退化，形成平滑绒毛膜；基蜕膜侧的绒毛血供丰富，发育良好，反复分支，形成的结构称丛密绒毛膜，其与基蜕膜组成胎盘。绒毛膜的主要功能是从母体子宫吸取营养物质供胚胎发育。绒毛周围的间隙称绒毛间隙，间隙中充满母体血液，有利于胚胎与母体间的物质交换。

知识拓展

在胚胎发育的早、中期，如滋养层细胞过度增生，绒毛内的胚外中胚层出现变性水肿，并有细蒂聚集成串，状如葡萄，称葡萄胎。如滋养层细胞癌变，则称绒毛膜上皮癌。

（二）羊膜

羊膜（amnion）为半透明膜，由羊膜上皮和少量胚外中胚层组成，包裹脐带和胎盘的胎儿面（图32－7，图32－18）。

羊膜腔充满羊水，胚胎在羊水中生长、发育。羊水主要由羊膜上皮和胚胎的分泌物组成，妊娠晚期胎儿的排泄物也参与羊水组成。羊水不断被羊膜吸收和胎儿吞饮入消化管，羊水不断更新。羊水有保护胚胎、缓冲外来冲击、防止胚胎与羊膜粘连、分娩时扩大宫颈、冲洗及润滑产道等作用。足月胎儿的羊水约1000～1500ml。羊水过多或过少均对胚胎发育不利，若多于2000ml为羊水过多，常因胎儿消化管闭锁或神经管闭合不全引起；若少于500ml则为羊水过少，常由胎儿无肾或尿道闭锁所致，易引起胚体粘连。

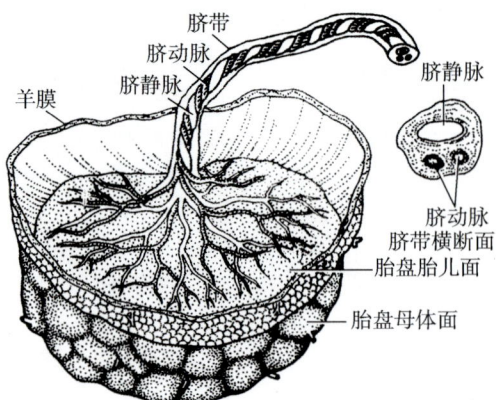

图32-18　胎盘形态模式图

（三）卵黄囊

胚胎卵黄囊（yolk sac）为原始消化管腹侧的一个囊状结构，由胚外内胚层和胚外中胚层组成。人胚卵黄囊已趋于退化。卵黄囊被包入脐带后，逐渐变细成卵黄蒂，至第6周闭锁，逐渐退化（图32-17）。卵黄囊的意义：人类造血干细胞和原始生殖细胞分别来自卵黄囊的胚外中胚层和胚外内胚层。

（四）尿囊

尿囊（allantois）为卵黄囊尾端的内胚层向体蒂内伸出的一个盲管（图32-17）。人类的尿囊不发达，缩小变细成脐尿管，不久闭锁退化。最终尿囊演变成脐动、静脉并参与膀胱的形成。

（五）脐带

脐带（umbilical cord）为连于胚胎脐部与胎盘之间的索状结构。脐带外包羊膜，内含闭锁的卵黄蒂、尿囊、两条脐动脉和一条脐静脉（图32-17）。脐动静脉的一端与胚胎血管相连，另一端与胎盘绒毛血管相连。足月胎儿的脐带常扭转呈螺旋状，长约40~60cm，粗1.5~2cm。如脐带过短，分娩时可发生胎盘过早剥离，导致出血过多；如脐带过长，可缠绕胎儿颈部或肢体，导致局部发育不良甚至窒息死亡。

二、胎盘

（一）胎盘的形态与结构

足月胎盘（placenta）呈圆盘状，直径15~20cm，厚2.5~3cm，重500~600g，中央厚，边缘较薄。胎盘分胎儿面和母体面，胎儿面因羊膜覆盖而光滑，近中央处附有脐带，脐动静脉分支以脐带附着处为中心向四周呈放射状分布；胎盘的母体面较粗糙，可见由不规则浅沟分隔的15~30个胎盘小叶（图32-18）。

胎盘由胎儿的丛密绒毛膜和母体的底蜕膜构成。胎盘的丛密绒毛膜上的绒毛发达，绒毛周围存在很多腔隙，称绒毛间隙，间隙中充满了来自母体子宫小动脉的血液，绒毛浸浴于母体的血液中，与母体血液进行物质交换（图32-19）。

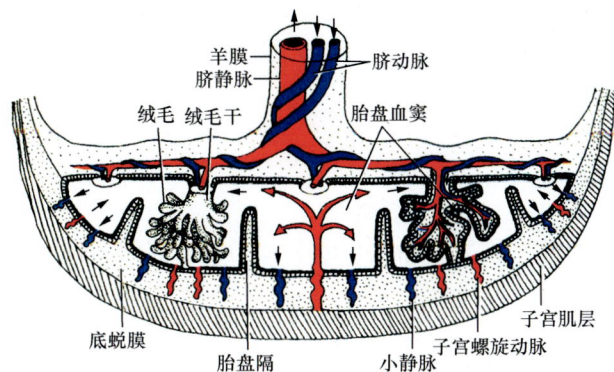

图 32 - 19 胎盘结构与血液循环

（二）胎盘的血液循环

胎盘内，母体和胎儿两套血液循环互不相通。母体动脉血由子宫内膜的螺旋动脉进入绒毛间隙，与绒毛毛细血管内的胎儿血进行物质交换后，再通过子宫静脉回流入母体。胎儿的静脉血经脐动脉及其分支流入绒毛毛细血管，与母体血进行物质交换后，再经脐静脉回流到胎儿内（图 32 - 19）。

（三）胎盘屏障

胎儿与母体的血液各自循环，互不相通，两者间隔着胎盘膜，又称胎盘屏障（placental barrier）。胎盘膜早期由合体滋养层、细胞滋养层和基膜、绒毛膜内结缔组织、毛细血管基膜及内皮构成，发育后期由合体滋养层、绒毛毛细血管内皮和两者共同的基膜组成，利于物质交换。

（四）胎盘的功能

1. 物质交换功能 胎儿与母体间的物质交换是在绒毛间隙中通过胎盘屏障来完成的。胎儿通过胎盘从母体血中获得氧和营养物质，并排出二氧化碳和代谢产物。因而胎盘是胎儿与母体间进行物质交换的场所。

2. 屏障功能 胎盘膜有阻挡母体血内的大分子物质（如细菌等）进入胎儿血液循环的作用。但某些病毒（如水痘、麻疹、流感及乙型肝炎等）可通过此膜进入，而使胎儿感染。

知识拓展

胎盘的屏障功能有限，因此在妊娠期要尽力保护孕妇免受感染。此外，少数药物也能通过胎盘屏障，可影响胎儿发育，甚至引起先天性畸形。因而，孕妇用药要慎重选择。

3. 内分泌功能 胎盘的合体滋养层细胞能分泌多种激素，对维持妊娠、保证胎儿正常发育起着重要的作用。胎盘分泌的激素主要有人绒毛膜促性腺激素（human chorionic gonadotropin，HCG）、绒毛膜促乳腺生长激素（胎盘催乳素）、孕激素和雌激素。特别是人绒毛膜促性腺激素，临床上常检测尿 HCG 的数值作为早期妊娠的辅助诊断。

第三节　双胎和多胎

一、双胎

一次分娩出生两个胎儿，称为双胎（twins）或孪生。双胎有两种，即单卵双胎和双卵双胎（图32-20）。

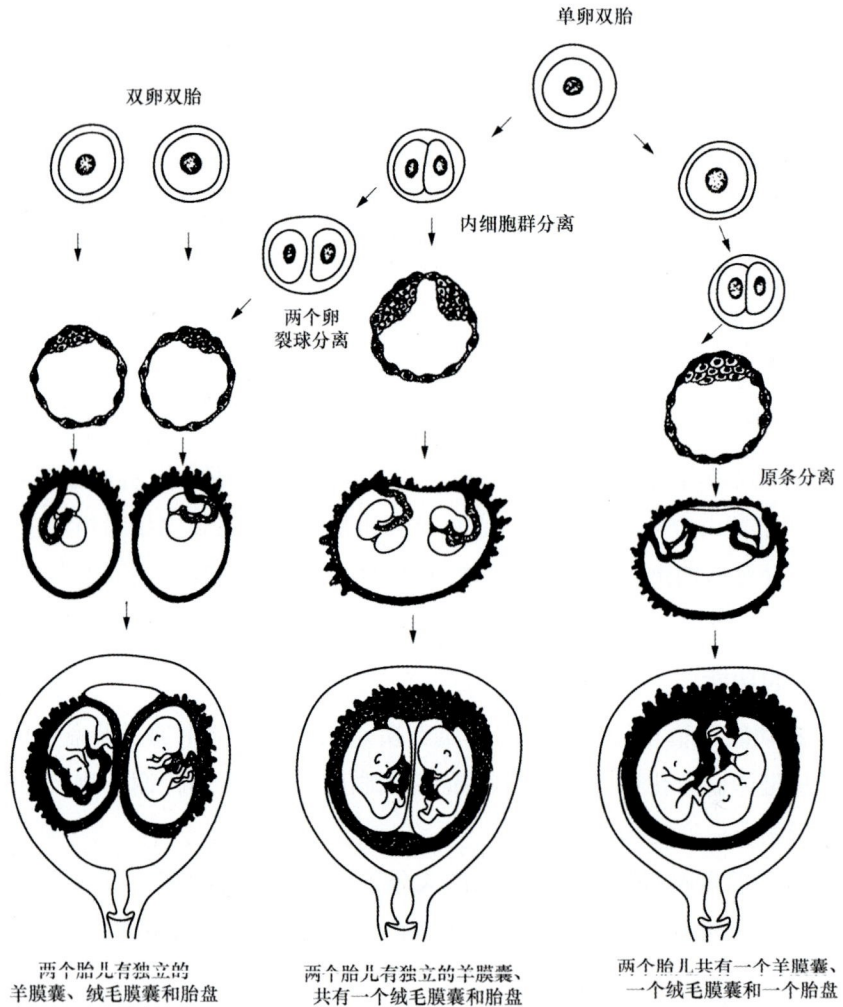

图32-20　双胎的类型

（一）单卵双胎

由一个受精卵发育成两个胎儿，称单卵双胎。单卵双胎发生的可能原因如下。

1. 卵裂球分离　通过卵裂，一分为二，形成两个胚泡，各自发育成一个完整的个体。每个个体有其独立的绒毛膜、羊膜腔、胎盘和脐带。

2. 分离形成两个内细胞群　在胚泡形成时期，胚泡分离出两个内细胞群，形成两个胚盘，各发育成一个完整的个体，有各自的羊膜腔和脐带，但它们具有共同的绒毛膜和胎盘。

3. 形成两个原条　一个胚盘形成两个原条和脊索，各自发育成一个完整的个体，具有

共同的羊膜腔、绒毛膜和胎盘，各有一条脐带。

单卵双胎，两个胎儿的遗传基因、性别、血型相同，相貌和生理特点也极为相似，两个个体之间可以相互进行组织和器官移植而不发生免疫排斥反应。

（二）双卵双胎

母体一次排两个卵，各自受精，分别发育为两个胎儿，称为双卵双胎。胎儿的性别未必相同，外貌、生理特性的差异如同一般兄弟姐妹。每个胎儿有其独立的绒毛膜、羊膜腔、胎盘和脐带。双卵双胎多有家族遗传倾向。

二、多胎

一次分娩产出三个及以上的胎儿者，称为多胎（multiplets），极为少见。发生原因可以是一卵性、多卵性或混合性多胎。

第四节 先天性畸形

由于胚胎发育紊乱导致出生时即可见的形态结构异常，称为先天性畸形（congenital malformation）。先天性畸形是死胎死产的主要原因，其形成一般是胚胎在器官形成的过程中，由于某些因素导致胚胎的形态结构发生异常，其外形的异常出生时即表现出来。器官内部的结构异常或生化代谢异常，则在出生后的一段时间或相当长时间内才发现。

一、先天性畸形的发生原因

引起先天性畸形的原因分为环境因素、遗传因素以及两者的交互作用。

（一）遗传因素

有染色体数目异常、畸形、基因突变等。

1. 染色体畸变 染色体畸变（Chromosome aberration）是指染色体数目和结构发生改变而引起的发育异常。如先天愚型（21 号染色体三体）、先天性睾丸发育不全（性染色体三体、染色体为 47，XXY）、先天性卵巢发育不全（染色体为 45，XO）、室间隔缺损及双侧唇裂等。

2. 基因突变基因突变（Genetic mutation） 是由于基因碱基的组成或位置顺序发生变化，以致影响细胞的结构蛋白或酶的结构和功能的异常，如多指（趾）、多囊肾、血友病、色盲等。

（二）环境因素

胚胎在子宫内膜中植入和发育过程中易受到各种环境因素的影响，主要包括以下因素。

1. 生物因素 妊娠早期感染病毒发生致畸率较高，主要有风疹病毒、巨细胞病毒、单纯疱疹病毒、弓形体、梅毒螺旋体等。

2. 物理因素 X 射线和放射性同位素。α、β、γ 射线有致畸作用，尤以妊娠 3 个月内最为敏感。另外，高温和机械性压迫亦可导致中枢神经系统畸形和形体畸形。

3. 化学因素 目前已知对人类有致畸作用的药物和环境污染物有：镇静剂，如反应停

扫码"学一学"

等；抗肿瘤药、抗惊厥药、抗精神病药；抗生素，如链霉素、四环素等；工业"三废"、食品添加剂和防腐剂中有致畸作用的化学物质；某些重金属，如铅、镉、汞等。

4. 其他因素 吸烟、酗酒、缺氧、营养不良等。

二、胚胎的致畸敏感期

胚胎发育过程中，最易发生畸形的发育时期，称致畸敏感期（susceptible period）。在这一时期的孕期保健最为重要。在胚期前两周受到致畸因子作用后，胚通常死亡而很少发展为畸形，临床上常把受精后的前两周称"安全期"。胚期第 3～8 周是人体外形及其内部许多器官、系统原基发生的重要时期，最易受致畸因子的干扰而发生畸形，所以处于致畸敏感期，孕妇此期应特别注意避免与致畸因子接触。各器官的发育时期不同，故致畸敏感期也不尽相同。

三、先天畸形的预防

一是用遗传学方法预防遗传性畸形。遗传工程和基因工程的兴起为遗传性畸形的根治展示了美好前景，但目前防止遗传性畸形的主要措施是预防，遗传咨询是达到这一目的重要措施。二是做好孕期保健，孕期谨慎用药是防止药物致畸的根本途径。三是戒烟戒酒。四是孕期特别是孕早期应避免和减少射线的照射，包括 X 射线 α、β 和 γ 射线。

知识拓展

人工授精（artificialinsemination，AI）是指采用非性交的方式将精子递送到女性生殖道中以达到使女子受孕目的一种辅助生殖技术（ART）。

按照其精子的来源，可分为来自第三方精子的供精人工授精（AID）和来自丈夫精子的夫精人工授精（AIH）。供精人工授精（AID）是指用非配偶关系的男子提供的健康、正常的新鲜或经冷冻保存的精液进行人工授精。夫精人工授精（AIH）是把丈夫或者供精者的精子通过非性交的人工授精注射方法送进女性生殖道内，以期精子与卵子自然结合，达到妊娠目的一种辅助生殖技术，是不孕症治疗方法之一。

思考题

1. 简述受精的定义、意义、条件。
2. 简述植入的概念、过程、部位和条件。
3. 何谓胎盘的形态、结构和功能？
4. 简述胎盘的血液循环、胎盘屏障和胎盘的功能。
5. 现代生活中如何避免胎儿畸形的发生？

扫码"练一练"

（方安宁）

参考文献

［1］谭毅，张义伟．人体形态与结构．北京：中国医药科技出版社，2018.

［2］韩中宝，苏沂萍．人体解剖学与组织胚胎学，北京：中国医药科技出版社，2018.

［3］叶维建，范真．人体解剖．北京：人民卫生出版社，2012.

［4］丁自海．人体解剖学（护理专业）．北京：中国科学技术出版社，2005.

［5］史铀，张雨生．人体解剖学与组织胚胎学．西安：第四军医大学出版社，2013.

［6］张永昌，何世洪．人体结构学．北京：中国科技医药出版社，2013.

［7］盖一峰，胡小和．人体结构学．2版．北京：中国科技医药出版社，2012.

［8］曲永松，刘斌．正常人体结构学．北京：中国科技医药出版社，2013.

［9］刘文庆，吴国平．系统解剖学与组织胚胎学．2版．北京：人民卫生出版社，2012.

［10］张光主．基础医学概论．北京：高等教育出版社，2006.

［11］顾晓松，胡兴宇．系统解剖学．北京：人民卫生出版社，2005.

［12］程田志．人体解剖学．西安：第四军医大学出版社，2006.

［13］饶立兵，董占奎，澎湃．人体解剖学．北京：北京大学医学出版社，2011.

［14］窦肇华，吴建清．人体解剖学与组织胚胎学．北京：人民卫生出版社，2013.

［15］徐静．组织学与胚胎学．北京：人民卫生出版社，2011.